中德合作双元制老年护理专业人才培养精品教材

老年中医护理

主　编	王　丹　郭　强
副主编	王智申　董莲诗　孟　磊　王艳华
编　委	（按姓氏笔画排序）
王　丹	盘锦职业技术学院
王秀琴	盘锦职业技术学院
王艳华	盘锦职业技术学院
王智申	盘锦职业技术学院
李　丽	盘锦市中心医院
李桂梅	盘锦职业技术学院
何亦宽	红河卫生职业学院
张　骞	盘锦市人民医院
张　鲫	盘锦市中心医院
郑敏娜	盘锦职业技术学院
孟　磊	盘锦职业技术学院
郭　强	盘锦职业技术学院
唐　杨	盘锦职业技术学院
董莲诗	盘锦职业技术学院

华中科技大学出版社
http://www.hustp.com
中国·武汉

内 容 简 介

本书是中德合作双元制老年护理专业人才培养精品教材。

本书共分为三个项目,包括了解中医护理基础知识、老年人常用的护理技术、老年人的中医一般护理。本书配有大量图片,附有护士执业资格考试中医护理模块模拟题,每个护理操作技术都配有详细的考核标准、工作简报。

本书可供护理等相关专业使用。

图书在版编目(CIP)数据

老年中医护理/王丹,郭强主编.—武汉:华中科技大学出版社,2020.8(2022.8重印)
ISBN 978-7-5680-6522-1

Ⅰ.①老… Ⅱ.①王… ②郭… Ⅲ.①老年人-中医学-护理学-教材 Ⅳ.①R248.9

中国版本图书馆 CIP 数据核字(2020)第 152177 号

老年中医护理
Laonian Zhongyi Huli

王 丹　郭 强　主编

策划编辑:居　颖
责任编辑:张　琴
封面设计:廖亚萍
责任校对:曾　婷
责任监印:徐　露

出版发行:华中科技大学出版社(中国·武汉)　　电话:(027)81321913
　　　　　武汉市东湖新技术开发区华工科技园　　邮编:430223
录　排:华中科技大学惠友文印中心
印　刷:广东虎彩云印刷有限公司
开　本:889mm×1194mm　1/16
印　张:14.5
字　数:453 千字
版　次:2022 年 8 月第 1 版第 2 次印刷
定　价:49.80 元

前 言

中医护理技术是中国人民长期与疾病做斗争的经验总结，为中华民族的繁衍昌盛做出了巨大贡献，是中华民族优秀文化中光彩夺目的瑰宝。将中医的各种技术、方法运用到临床护理实践，运用整体观念，对患者辨证施护，促进恢复健康，使中医护理技术在临床上的应用越来越多。在2020年新冠肺炎的治疗中，中医护理技术如艾灸、耳穴埋籽等被广泛应用。

人口老龄化是一个世界性话题，我国已经进入了老龄化社会，临床上对掌握中医护理技术的老年护理人才需求量越来越大。本教材的适用对象为护理等相关专业学生。本课程的学习可使学生具备必要的中医护理基本理论、基础知识和基本技能。

本教材注重老年患者的中医护理，遵循"理论知识够用为度，强调技术操作能力"的宗旨，依照岗位需求和护士执业标准，内容上兼顾中医特色、护理技能、临床应用、患者人群的特点进行编写。本书共设三个项目，每个项目下设置若干子项目，囊括了护士必须掌握的中医临床护理主要操作技能和必须掌握的理论知识。本书配有大量图片，附有护士执业资格考试中医护理模块模拟题，每个护理操作技术都配有详细的考核标准、工作简报，因而也可作为中医护理相关岗位考核的工具书。

本教材的编写人员均来自教学与临床一线，有着丰富的教学经验和临床实践经验，教材的编写采取分工编写、集体审定的方法进行。在本教材编写过程中，编者参阅了大量的书籍和资料，在此向原作者表示深切的感谢！虽经各位编者精心撰写，但鉴于水平有限，时间仓促，书中难免存在不足之处，恳请广大读者在使用过程中提出宝贵意见，以便修改和完善。

编者

目 录

MULU

项目一　了解中医护理基础知识

任务一　中医护理技术的发展过程

　　人类能够得以繁衍发展,需要不断适应自然环境,在这个漫长的过程中更伴随着与疾病的抗争,从而产生了各种医疗与护理的方法。如为了保护自己,他们学会了用草茎、泥土、树叶对伤口进行涂裹包扎,这是最早的外科包扎止血法;对四肢的损伤部位进行抚摸揉按,起到消肿散瘀止痛的作用,这是最原始的按摩术。在火的应用中,逐步认识到烧热的石块、砂土不仅可以给局部供热,还可以消除疼痛。原始人创造了"砭石"和"石针",以之作为解除病痛的工具。这些本能的自我保护、减轻病痛的行为即是中医护理的开始。

　　夏商西周时期中医护理理论框架初具雏形。周人凿井而饮,并制定护井公约,加强饮食护理,还采取除虫灭鼠等防病措施。《周礼》中有"食医""疾医""疡医""兽医"的记载,说明周代已有了系统的医疗组织,并已出现医的分科。

　　战国至东汉时期是中医理论逐步形成的时期,涌现出许多著名医家,并形成了许多中医药学经典著作,《黄帝内经》《伤寒杂病论》《神农本草经》在这一时期相继问世。这些经典著作的问世,不仅标志着中医药理论体系的初步形成,同时也为中医护理提供了理论依据。

　　秦汉以后,在《黄帝内经》《伤寒杂病论》等古典医著所确立的基本理论指导下,中医学取得了长足的进步,带动了中医护理学的同步提高。中医护理理论和专科护理开始全面发展。针灸学家皇甫谧根据《灵枢》并结合临证经验编著的《针灸甲乙经》,是我国第一部针灸学专著,发展了针灸疗法,阐述了针灸治疗的针刺和灸法的操作技术。王叔和所著《脉经》是我国现存最早的脉学专著。葛洪的《肘后备急方》中则收载了多种疾病,是传染病、中医急救,以及内、外、妇、伤、五官等各科护理的代表著作。《诸病源候论》是我国第一部病因病机学专著。唐代著名医学家孙思邈以高尚的医德和高明的医术流芳百世,被后人尊称为"药王",著有《备急千金要方》,书中"大医习业"与"大医精诚"两篇,专论医德,告诫医护人员一切为患者着想,对患者要有高度的同情心和责任感,要一视同仁,尤其重视妇女和小儿疾病的治疗和护理。唐代另一著名医家王焘编纂的一部综合性巨著《外台秘要》是一部综合性巨著,在对疾病的认识和治疗方面有许多新的成就,尤为突出的是对伤寒、肺结核、疟疾、天花、霍乱等传染病的论述,十分精湛。唐代苏敬等人主编的《新修本草》,是世界上最早的国家药典。

　　宋代以后,造纸术和印刷术的发展,为医学著作的整理和推广提供了有利条件,随着医学理论的不断完善,中医护理得到进一步发展。宋王朝组织编纂第一部大型方书《太平圣惠方》,全书共 100 卷,分 1670 门(类),在临床中颇为便利实用。

　　金元时期涌现出重要的医学流派——"金元四大家"。在学术上,他们各有特点,代表了四个不同学派。刘完素主张"火热致病",善用寒凉药物,故称作"寒凉学派"。张从正主张"病由邪生",善用"汗""吐""下"攻邪法,故称作"攻下学派";李东垣主张"内伤脾胃,百病由生",善用"益气升阳",故称作"补土学派"。朱震亨主张"阳有余,阴不足",善用养阴降火,故称作"养阴学派"。这一时期医家百家争鸣,各抒己见,很多著名医学著作相继问世,为中医护理学充实了许多新的内容。

明代在科学技术与文化上有较大的发展,使中医护理学得以继续向前发展,并取得了突出的成就。吴有性的《瘟疫论》在传染病病因学上有卓越创见。张景岳的《景岳全书》提出了独到的养生思想。李时珍,以毕生精力,亲历实践,广收博采,实地考察,对本草学进行了全面的整理总结,历时 27 年编成《本草纲目》。

清代叶天士的《温热论》,提出了温病卫、气、营、血四个阶段辨证论治与辨证施护的纲领,系统阐述了温病发生、发展的规律,为温病学说理论体系的形成奠定了基础。钱襄撰著的《侍疾要语》是现存古代中医文献中,最早较全面论述中医护理的专著,体现出中医护理学具有重视全面护理与辨证护理的明显特点。

近、现代时期,中医药学在坚持自身特色的同时,也积极汲取西方医学的经验。

新中国成立后,中医药事业得以快速发展,中医护理的内涵更加充实,人们对其认识更加深刻。现在,中医护理内容大体包括生活起居、情志调护、饮食调养、病情观察、预防保健、养生健身等。在实施中医护理过程中,推拿、拔罐、导尿、灌肠、敷药、热敷、坐浴、药浴、针灸、刮痧、气功、太极拳、梅花针、火针等,内容丰富,无一不因其实用性、可操作性和效果显著体现了它的价值。

21 世纪,中医护理学已逐渐形成一门独立的学科,拥有一支高素质的中医护理队伍。随着中医药事业的日益兴旺,现代科学技术的迅猛发展,中医护理学将继承和发扬祖国医药学遗产,并吸收现代护理学的新理论、新技术,向着更高的水平发展,为亿万人民的身心健康做出更大的、有益的贡献。

(王丹　郭强)

任务二　中医护理的基本特点

中医护理学在长期的医疗实践中形成了独特的理论体系。这个理论体系有两个特点,一是整体观念,二是辨证施护。以整体观念为指导思想,以脏腑经络学说为理论基础,以辨证施护为诊疗特点,来阐释人体的生理和病理,指导临床的诊断、治疗与护理。

(一)整体观念

中医学非常重视人体本身的完整性,认为人体是一个有机的整体。同时,也非常重视人体与自然界的相互关系,认为人体与外界环境是一个密切相关的整体。这种人体自身及人与自然的完整统一称为整体观念。

1. 人体是一个有机的整体　人体是由许多脏器和组织所组成的。各个脏器、组织都有着各自不同的生理功能,这些不同的生理功能又都是整体生理活动的一个组成部分。人体是一个有机的整体,这个整体在结构上不可分割,在生理上相互联系,在病理上则相互影响。

人体以五脏为中心,通过经络"内属于脏腑,外络于肢节"的连接作用,把六腑、五体、五官、九窍、四肢百骸等全身组织器官联系成有机的整体,并通过精、气、血、津液的作用,来完成机体统一的机能活动。脏腑发生病变,可以通过经络反映于体表、组织或官窍;体表、组织、官窍有病,也可以通过经络影响脏腑;脏腑之间亦可相互影响。诊断时从整体出发,采用"察外知内"的方法,通过观察五官、形体、舌脉等外在变化,了解把握内在病变。如通过舌诊、切脉、望面色、听声音等,来推测脏腑的状况,进行诊断。人体是一个有机的整体,局部是整体的一部分。因此,治疗与护理局部的病变,必须从整体出发,采取适当的措施。临床上见到的口舌糜烂的局部病变,实质是心火亢盛的表现。因心开窍于舌,心又与小肠相表里,患者除口舌糜烂的局部病变外,还可有心胸烦热、小便短赤等证候表现。在护理上除局部给药外,还需嘱患者保持情志舒畅,不食油腻、煎炸、辛辣等助热生湿之品,宜食清淡泻火之物,如绿豆汤、苦瓜等,以通过泻小肠之火而清心火,使口舌糜烂痊愈。这就是在整体观指导下确定的治疗与护理的原则。

2. 人与自然界的整体性 人类生活在自然界中,自然界存在着人类赖以生存的必要条件,同时,自然界的变化又可以直接或间接地影响人体,而机体则相应地产生反应。在四时气候变化中,春属木,其气温;夏属火,其气湿;秋属金,其气燥;冬属水,其气寒。因此,春温、夏热、长夏湿、秋燥、冬寒,就表示一年中气候变化的一般规律。生物在这种气候变化的影响下,就会有春生、夏长、长夏化、秋收、冬藏等相应的适应性变化。人体也不例外,须与之相适应。在昼夜晨昏的阴阳变化过程中,人体也必须与之相应。如"以一日分为四时,朝则为春,日中为夏,日入为秋,夜半为冬"。虽然一昼夜的寒温变化,在幅度上并没有像四时季节那样明显,但对人体也有一定的影响,故阳气者,一日而主外,平旦人气生,日中而阳气隆,日西而阳气已虚,气门乃闭。这种人体阳气白天趋于表、夜晚趋于里的现象,就反映了人体在昼夜阴阳的自然变化过程中,生理活动所发生的适应性变化。一般疾病,大多是白天病情较轻,夜晚较重。随着早晨、中午、黄昏时间的不同,人体的阳气存在着生、长、盛、衰的规律,因而病情亦随之有慧、安、加、甚的变化。地区气候的差异,地理环境和生活习惯的不同,在一定程度上,也影响着人体的生理活动。如江南多湿热,人体腠理多疏松;北方多燥寒,人体腠理多致密。一旦易地而处,环境突然改变,初期多感不太适应,即"水土不服",但经过一定时间,也就逐渐地能够适应。

(二)辨证施护

辨证施护是中医护理的又一基本特点,是中医学认识疾病和护理疾病的基本原则,是对疾病的一种特殊的研究和处理方法,也是中医护理学的基本特点之一。辨证施护不同于辨病施护和对症施护,病、症、证三者之间既有联系,又有区别。

"症"即症状,是疾病所反映的个别表面现象,既包括患者主观的异常感觉,又包括患者的某些病态变化。如失眠、头痛等。

"证"即证候,是机体在疾病发展过程中的某一阶段所出现的各种症状和体征的概括。由于它包括了病变的部位、原因、性质及邪正关系,反映出疾病发展过程中某一阶段的病理变化的本质,因而它比症状更全面、更深刻、更正确地揭示了疾病的本质。

"病"即疾病,揭示某一疾病发生、发展、变化全过程的规律及特点,包括病因、发病形式、病机、发展规律和转归这一完整的病理过程,包括"证"。如感冒、痢疾等。

辨证,就是将四诊(望、闻、问、切)所收集的资料、症状和体征,通过分析、综合,辨清疾病的原因、性质、部位,以及邪正之间的关系,然后概括、判断为某种性质的证候。施护是在辨证的基础上,从疾病的证候定性确定相应的护理原则和措施。辨证是中医治疗和护理的核心,是决定施护的前提和依据;施护是护理疾病的手段和方法。辨证和施护,是诊治疾病、护理患者过程中相互联系、不可分割的两个方面,是理、法、方、药、护在临床上的具体运用,是指导中医临床工作的基本原则。

此外,辨证施护还要非常注重因人而异的特殊性,强调个体差异,讲究辨证与辨病相结合,重视整体与局部、宏观与微观之间的辨证关系。辨证首先着眼于证候的分辨,然后才能正确地施治与施护。例如感冒,见发热、恶寒、头身疼痛等症状,病属在表,但由于致病因素和机体反应性的不同,又常表现为风寒感冒和风热感冒两种不同的证候。因此,只有把感冒所表现的症状加以分辨,是属于风寒证候还是属于风热证候,才能确定是用辛温解表还是用辛凉解表的方法治疗,才能根据治疗原则采用相应的护理措施。由此可见,辨证施护既区别于见痰治痰、见血治血、见热退热、头痛医头、脚痛医脚的局部对症护理,又区别于那种不分主次、不分阶段的固定护理。辨证施护根据疾病不同阶段的不同证候采用不同的护理措施。这就是"同病异治""异病同治""同病异护""异病同护"的基本理论在辨证施护中的具体应用。针对疾病过程中的不同情况,抓住主要矛盾,因人、因时、因地制宜,用不同的方法调整护理,才是辨证施护的实质和精髓。

(王丹 郭强)

任务三　阴阳学说

　　阴阳学说是古人用以认识自然和解释自然的世界观和方法论,是中国古代朴素的认识自然的方法及论理的工具,属于中国古代唯物辩证论的哲学范畴。《素问·阴阳应象大论》里记载:阴阳者,天地之道也,万物之纲纪,变化之父母,生杀之本始,神明之府也,治病必求于本。可见古人认为宇宙一切事物的生长、发展和消亡,都是事物阴阳两个方面不断运动和相互作用的结果。阴阳学说认为,世界是物质的,物质世界在阴阳二气的相互作用下资生、发展和变化着,因此,古代医学家借用阴阳学说来阐明人体的生理功能、病理变化,并用以指导诊断、治疗和护理,这成为中医学理论体系的基础之一和重要的组成部分。

　　(一)阴阳的基本概念

　　古人观察到一切现象都有正反两面,就用阴阳来解释自然界中两种对立和相互消长的物质势力。阴阳,是对自然界相互关联的一切事物和现象对立双方自然属性的概括,它既揭示了两类事物的对立性,又揭示了一类事物内部的对立性。

　　阴阳最初的含义是很朴素的,是指日光的向背,向阳的一方为阳,背阳的一方为阴。因此最初就以光明温暖、寒冷黑暗来判断阴阳。在长期的生产、生活实践中,不断将最初的含义引申,将自然界的所有事物和现象都用阴阳来划分。此时阴阳就成为了一个抽象的概念,被引申为气候的冷暖,方位的上下、左右、内外,运动状态的动静等。

　　1. 阴阳具有普遍性　阴阳无处不在,宇宙间的任何事物都包含了阴和阳相互对立的两个方面,如白昼和黑夜,炎热和寒冷,运动和静止等。对人体而言,具有推动、温煦、兴奋作用和功能的属于阳;具有凝聚、滋润、抑制作用和功能的属于阴(表1-1)。

表 1-1　阴阳分类

阳	运动的	外向的	上升的	温热的	明亮的	无形的	兴奋的	功能的
阴	相对静止的	内收的	下降的	寒凉的	晦暗的	有形的	抑制的	物质的

　　2. 阴阳具有相对性　事物的阴阳属性,并不是绝对的,而是相对的。一方面,阴阳之间可以相互转化,即阳可以转化为阴,阴可以转化为阳。如属阳的热证在一定条件下可以转化为属阴的寒证;属阴的寒证在一定条件下也可以转化为属阳的热证。病变的寒热性质变了,其证候的阴阳属性也随之改变。另一方面,事物具有无限可分性。例如:脏腑互为阴阳,脏在内为阴,腑在外为阳;五脏中,心、肺在上,为阴中之阳,脾、肝、肾在下,为阴中之阴。白昼和黑夜互为阴阳,白昼为阳,黑夜为阴,白昼又可分成上午和下午,上午为阳中之阳,下午为阳中之阴。

　　阴阳还具有关联性:阴阳需要同属一个范畴,不在同一范畴、不相关联时,用阴阳解释和分析,是没有意义的。如日与地、热与水等。

　　(二)阴阳学说的基本内容

　　阴和阳并不是孤立和静止不变的,而是存在着对立、互根、消长和转化的关系。

　　1. 阴阳的对立制约　阴阳学说认为自然界的一切事物都存在着相互对立的两个方面,用阴阳来说明事物的两种属性,代表矛盾对立的两个方面,是自然界相互联系的事物和现象对立双方的概括。"阴阳者,一分为二也"既说明了阴阳对立的一面,也反映了阴阳在没有分开之前,是一体的,即阴阳具有统一性。对立是阴阳二者之间相反的一面,统一则是二者之间相成的一面。没有对立就没有统一,没有相反也就没有相成。阴阳两个方面的相互对立,主要表现于它们之间的相互制约、相互斗争。阴与阳相互制约和相互斗争的结果取得了统一,即取得了动态平衡。如:如春夏之所以温热,是因为春夏阳气上升抑制了秋冬的寒凉之气,秋冬之所以寒冷,是因为秋冬阴气上升抑制了春夏的温热之气的缘故,从而产生了春、夏、秋、冬四季,有温、热、凉、寒的气候变化。由此可见,任何事物阴阳相互对立着的每一方面,总是通过消长而对另一方面起着制约作用,只有维持这种关系,事物才能正常发展变化,人体才能维持正常的生理状态;否则,事物的发展变化就会遭到破坏,人体就会患病。

2. 阴阳的互根互用 互根指相互对立的事物之间的相互依存、相互依赖,任何一方都不能脱离另一方而单独存在。阴阳双方均以对方的存在为自身存在的前提和条件。如上属阳,下属阴,没有上之属阳,也就无所谓下之属阴;没有下之属阴,也就无所谓上之属阳。昼属阳,夜属阴,没有昼之属阳,就无所谓夜之属阴;没有夜之属阴,也就没有昼之属阳。热属阳,寒属阴,没有热之属阳,也就无所谓寒之属阴;没有寒之属阴,也就没有热之属阳。正如《内经》所说"孤阴不生,独阳不长",所以说,阳依赖于阴,阴依赖于阳,每一方都以其对立的另一方为自己存在的条件。

3. 阴阳的消长平衡 阴阳对立双方不是处于静止不变的状态,而是始终处于不断的运动变化之中。阴阳的运动以它特有的方式来完成,是有一定限度的。这种运动方式就像潮水般涨落一样,有规律、有次序地向着各自的对立面递增或消减而交替进行。当阳增长时,阴必定消退,当阴增长时,阳必定消退,在一定范围内"阴消阳长""阳消阴长",总体上保持相对的稳定,这种关系称为阴阳的消长平衡。如四时气候,从冬至到夏至,气候从寒冷逐渐转暖变热,即是"阴消阳长"的过程;从夏至到冬至,气候从炎热转凉变冷,即是"阳消阴长"的过程。但从一年的总体来说,虽有"阴消阳长""阳消阴长",但还是处于相对的动态平衡状态。

4. 阴阳的相互转化 阴阳在一定条件下可以相互转化,阴可以转化为阳,阳可以转化为阴,称为"阴阳相互转化",即哲学观点中的"物极必反"。如果说"阴阳消长"是一个量变过程,那么"阴阳转化"便是在量变的基础上的质变过程。《内经》里讲"重阴必阳,重阳必阴",如某些急性热病,由于邪热极重,大量耗伤机体正气,在持续高热的情况下,可以突然出现体温下降、四肢厥冷等一派阴寒危象,这种病证变化就是由阳转阴。若抢救及时,使正气恢复,则四肢转温,阳气恢复,由阴转阳,病情好转。当寒冷的冬季结束,转而进入温暖的春季,便是阴转化为阳;当炎热的夏季结束,转而进入凉爽的秋季,则是由阳转化为阴。《内经》里讲"寒极生热,热极生寒"。极,是阴阳平衡允许波动范围的最大限度。临床上又称为"重""甚",含有两方面的意思:一是指事物内部转化的可能性,二是指促进转化的外部因素。寒在"极"的条件下,便可向热的方向转化;热在"极"的条件下,便可向寒的方向转化。没有"极"这个条件,便不能转化。

(三)阴阳学说在中医学中的应用

阴阳学说贯穿于中医理论体系的各个方面,用来说明人体的组织结构、生理功能和病理变化,并指导临床诊断和治疗。

1. 说明人体的解剖部位 人体是一个有机整体,是一个极为复杂的阴阳对立统一体,人体内部充满着阴阳对立统一现象。人的一切组织结构,既是有机联系的,又可以划分为相互对立的阴、阳两部分。大体而言,人体的上半身为阳,下半身属阴;体表属阳,体内属阴;体表的背部属阳,腹部属阴;四肢外侧为阳,内侧为阴;五脏为阴,六腑为阳。另外,每一脏又可再分阴阳,心有心阴、心阳,肝有肝阴、肝阳,肾有肾阴、肾阳等。

2. 说明人体的生理功能 人体的正常生理功能是阴阳双方保持对立统一协调关系的结果。人体健康与否,取决于阴阳是否调和,《内经》讲"阴平阳秘,精神乃治",人体的生命活动的基本现象及新陈代谢,也说明了物质与功能的对立、消长、转化关系的协调平衡。功能属阳,物质属阴,物质是产生功能活动的基础,而功能活动又不断地促进物质新陈代谢。这样,物质与功能,阴与阳共处于相互对立、依存、消长和转化的统一体中,维持着物质与功能、阴与阳的相对动态平衡,保证了生命活动的正常进行。如果阴阳不能相互为用而"阴阳离绝",阴精与阳气的矛盾运动消失,人的生命活动也就终结了。

3. 说明人体的病理变化 人体与外界环境的统一和机体内在环境的平衡协调,是人体赖以生存的基础。机体阴阳平衡是健康的标志,平衡的破坏意味着生病。疾病的发生,就是这种平衡协调遭到破坏的结果。阴阳的平衡协调关系一旦受到破坏而失去平衡,便会产生疾病。因此,阴阳失调是疾病发生的基础。

疾病的过程就是邪正斗争的过程。邪正斗争的结果必然导致阴阳失去平衡,而出现各种各样的病理变化。无论外感病或内伤病,其病理变化的基本规律不外乎阴阳的偏盛或偏衰。

(1)阴阳偏盛:即阴盛、阳盛,是属于阴阳任何一方高于正常水平的病变(图1-1)。

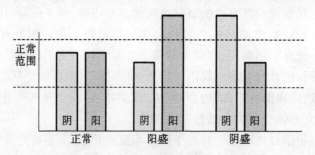

图1-1 阴阳偏盛

①阳盛则热:阳盛是病理变化中阳邪亢盛而表现出来的热的病变。阳邪致病,如暑热之邪侵入人体可造成人体阳气偏盛,出现高热、汗出、口渴、面赤、脉数等表现,其性质属热。阳邪致病,出现热象,形成热证,为实热证,所以说"阳盛则热"。

②阴盛则寒:阴盛是病理变化中阴邪亢盛而表现出来的寒的病变。阴邪致病,如纳凉饮冷,可以造成机体阴气偏盛,出现腹痛、泄泻、形寒肢冷、舌淡苔白、脉沉等表现,其性质属寒。阴邪致病,出现寒象,形成寒证,为实寒证,所以说"阴盛则寒"。

(2)阴阳偏衰:阴阳偏衰即阴虚、阳虚,是属于阴阳任何一方低于正常水平的病变(图1-2)。

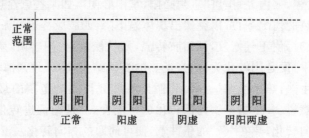

图1-2 阴阳偏衰

①阳虚则寒:阳虚是人体阳气虚损,根据阴阳动态平衡的原理,阴或阳任何一方的不足,必然导致另一方相对的偏盛。阳虚不能制约阴,则阴相对偏盛而出现寒象。如机体阳气虚弱,可出现面色苍白、畏寒肢冷、神疲蜷卧、自汗、脉微等表现,其性质亦属寒,出现寒象,形成虚寒证,所以称"阳虚则寒"。

②阴虚则热:阴虚是人体的阴液不足。阴虚不能制约阳,则阳相对偏亢而出现热象。如久病耗阴或素体阴液亏损,可出现潮热、盗汗、五心烦热、口舌干燥、脉细数等表现,其性质亦属热,形成虚热证,所以称"阴虚则热"。

(3)指导疾病的诊断:由于疾病的发生发展的内在原因在于阴阳失调,疾病的临床表现可能千变万化,错综复杂,但都可以用阴阳来概括。如色泽鲜明者属阳,晦暗者属阴;语声高亢洪亮者属阳,低微无力者属阴;呼吸有力、声高气粗者属阳,呼吸微弱、声低气怯者属阴;口渴喜冷者属阳,口渴喜热者属阴。

(4)指导疾病的治疗:由于疾病的发生发展的根本原因是阴阳失调,所以调整阴阳,补其不足,泄其有余,恢复阴阳的相对平衡,是治疗的基本原则。如阳热盛者,可损其有余之阳,用"热者寒之"的治法;阴寒盛者,可损其有余之阴,用"寒者热之"的治法。反之,若阴液不足不能制阳者,应补其阴;若阳气不足不能制阴者,就应壮其阳。

(5)指导养生:阴阳学说认为,人体的阴阳变化与自然界四时阴阳变化协调一致,就可以延年益寿。如春夏养阳,秋冬养阴,顺应自然,调节阴阳。这样不仅可以增进健康,还可以预防疾病;相反,如果不能顺应自然,就可能导致疾病的发生。

(王丹 郭强)

任务四 五行学说

五行,是指自然界中木、火、土、金、水五种物质的运动变化。"五",是指木、火、土、金、水五种物质;"行",四通八达,流行和行用之谓,是行动、运动的含义,即运动变化、运行不息的意思。五行学说与阴阳学说一样,属中国古代的一种朴素的唯物主义哲学思想范畴,是研究这五类元素的特性、运行、变化以及它们之间的相互关系,以相生相克作为解释世界事物在发生发展过程中相互联系的一门学说。

一、五行的特性

五行的特性,是古人在长期生活和生产实践中,对木、火、土、金、水五种物质的朴素认识基础之上,进行抽象而逐渐形成的理论概念。

1. 木曰曲直 曲,屈也;直,伸也。曲直,即能屈能伸之义。木具有生长、能屈能伸、升发的特性。木代表升发力量的性能,标示宇宙万物具有生生不息的功能。凡具有这类特性的事物或现象,都可归属于"木"。

2. 火曰炎上 炎,热也;上,向上。火具有发热、温暖、向上的特性。火代表生发力量的升华,光辉而热力的性能。凡具有温热、升腾、茂盛性能的事物或现象,均可归属于"火"。

3. 土爱稼穑 春种曰稼,秋收曰穑,指农作物的播种和收获。土具有载物、生化的特性,故称土载四行,为万物之母。土具生生之义,为世界万物和人类生存之本,四象五行皆藉土。五行以土为贵。凡具有生化、承载、受纳性能的事物或现象,皆归属于"土"。

4. 金曰从革 从,顺从、服从;革,革除、改革、变革。金具有能柔能刚、变革、肃杀的特性。金代表固体的性能。凡物生长之后,必会达到凝固状态。用金以示其坚固性,引申为肃杀、潜能、收敛、清洁之意。凡具有这类性能的事物或现象,均可归属于"金"。

5. 水曰润下 润,湿润;下,向下。水代表冻结含藏之意,水具有滋润、下行、闭藏的特性。凡具有寒凉、滋润、下行、闭藏性能的事物或现象都可归属于"水"。

二、对事物属性的五行分类

古代医家运用五行学说,对人体脏腑、组织、生理、病理现象和与人类生活相关的自然界事物采取"比类取象""推演络绎法"的方法,按照事物的不同性质、作用与形态分别将其归属于木、火、土、金、水五行之中,借以阐述人体脏腑组织之间的复杂联系及其与外界环境之间的相互关系(表1-2)。

表1-2 五行属性归类简表

	五行	木	火	土	金	水
自然界	五方	东	南	中	西	北
	五季	春	夏	长夏	秋	冬
	五化	生	长	化	收	藏
	五气	风	暑	湿	燥	寒
	五味	酸	苦	甘	辛	咸
	五音	角	徵	宫	商	羽
	五色	青	赤	黄	白	黑

Note

续表

	五行	木	火	土	金	水
人体	五脏	肝	心	脾	肺	肾
	五腑	胆	小肠	胃	大肠	膀胱
	五官	目	舌	口	鼻	耳
	五体	筋	脉	肉	皮	骨
	五志	怒	喜	思	悲	恐
	五声	呼	笑	歌	哭	呻

三、五行的生克乘侮

1. 相生　一类事物对另一类事物具有资生、助长、促进的作用。五行之间具有相互资生、相互助长的关系,这种关系简称为"五行相生"。其次序是:木生火,火生土,土生金,金生水,水生木。在相生关系中,任何一行都有"生我""我生"两方面的关系,"生我"者为母,"我生"者为"子",其他四行,以此类推。所以五行相生关系又称"母子关系"。

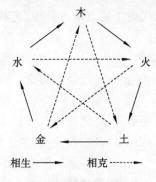

图1-3　五行相生相克

2. 相克　一事物对另一事物的生长和功能具有制约、克制的作用。五行之间具有相互制约、相互克服、相互阻抑的关系。五行相克的次序是:木克土,土克水,水克火,火克金,金克木,木克土。在相克的关系中,任何一行都有"克我""我克"两方面的关系。克我者为"所不胜",我克者为"所胜"。以木为例,"克我"者金,即金为木之所不胜,"我克"者土,即土为木之所胜。任何一行皆有"生我"和"我生""克我"和"我克"四个方面的关系。以木为例,"生我"者为水,"我生"者为火;"克我"者为金,"我克"者为土。其他四行,以此类推(图1-3)。

3. 相乘相侮　五行之间的生克制化遭到破坏后出现的不正常相克现象。相乘,即相克太过,超过正常制约的程度,使事物之间失去了正常的协调关系。五行之间相乘的次序与相克同,但被克者更加虚弱。其顺序为:木乘土、土乘水、水乘火、火乘金、金乘木。相侮,指五行中的任何一行本身太过,使原来克它的一行,不仅不能去制约它,反而被它所克制,即反克,又称反侮。其顺序为木侮金、金侮火、火侮水、水侮土、土侮木。

四、五行学说在中医学中的应用

1. 说明脏腑的生理功能及其相互关系　五行学说,将人体的内脏分别归属于五行,以五行的特性来说明五脏的部分生理功能。如:木性可曲可直,条顺畅达,有升发的特性,故肝喜条达而恶抑郁,有疏泄的功能;火性温热,其性炎上,心属火,故心阳有温煦之功;土性敦厚,有生化万物的特性,脾属土,脾有消化水谷,运送精微,营养五脏、六腑、四肢百骸之功,为气血生化之源;金性清肃,收敛,肺属金,故肺具清肃之性,肺气有肃降之能;水性润下,有寒润、下行、闭藏的特性,肾属水,故肾主闭藏,有藏精、主水等功能。

由于人体是一个有机整体,内脏之间又是相互资生、相互制约的,因而在病理上必然相互影响。本脏之病可以传至他脏,他脏之病也可以传至本脏,这种病理上的相互影响称之为传变。

2. 用于指导疾病的诊断和治疗　五脏与五色、五音、五味等都以五行分类归属形成了一定的联系,在临床诊断疾病时,就可以综合望、闻、问、切四诊所得的资料,根据五行的所属及其生克乘侮的变化规律来推断病情。如面见青色,喜食酸味,脉见弦象,可以诊断为肝病;面见赤色,口味苦,脉象洪,则可以诊断为心火亢盛。脾虚的患者,面见青色,为木来乘土;心脏病患者,面见黑色,为水来克火,等等。

任务五 藏象学说

一、藏象的基本概念

"藏"与脏器的"脏"的概念不同。"藏"是中医学特有的概念。"藏",是一个在形态性结构框架的基础上赋予了功能性结构的成分而形成的形态功能合一性结构。"脏",是西医学的一个形态学概念,是指机体内外的器官,属一个纯形态学的或实体性的结构,而其功能是通过直接对该器官的解剖分析而获得。因此,"藏"与"脏"的名称虽然大致相同,但其内涵却大不一样。藏,指隐藏于体内的脏器,即内脏。象,指脏腑的生理功能活动和病理变化表现于外的现象,有两层意思,一是指脏腑的解剖形态,二是指脏腑的生理病理表现于外的征象。

藏象学说是研究脏腑形体官窍的形态结构、生理活动规律及其相互关系的学说。脏腑是内脏的总称,由五脏、六腑和奇恒之腑组成。五脏,即心、肝、脾、肺、肾;六腑,即胆、胃、小肠、大肠、膀胱、三焦;奇恒之腑,即脑、髓、骨、脉、胆、女子胞。

二、藏象学说的特点

1. 以五脏为中心的整体观 藏象学说认为,人是一个有机的整体,它以心为主宰,以五脏为中心,以精、气、血、津液为物质基础,以经络系统为通道,将人体各脏腑形体官窍联系成五个功能系统,肝系统(肝—胆—筋—目—爪),心系统(心—小肠—脉—舌—面),脾系统(脾—胃—肉—口—唇),肺系统(肺—大肠—皮—鼻—毛),肾系统(肾—膀胱—骨髓—耳—发)。五脏与六腑、经络、形体诸窍联结成一个整体。这五个功能系统,在形态结构上不可分割,在生理功能上相互协调,在物质代谢上相互联系,在病理变化上相互影响。

2. 以"象"来考证"脏"的功能状态 藏象学说依据"有诸内,必形于外""视其外应,以知其内脏"及"取象比类"的思维方法来认识人体脏腑的机能。如鼻窍通利,呼吸平稳,嗅觉灵敏,抵御外邪侵袭的能力较强,皮毛致密,毫毛光泽,则提示卫表固,肺气宣畅,反之,如鼻塞不通,呼吸不利,嗅觉不灵,多汗,易感冒,皮毛憔悴,抵御外邪侵袭的能力低下,则提示肺气虚,卫表不固,肺失宣发。

三、五脏之心

五脏,即心、肺、脾、肝、肾,加上心包络又称六脏。但习惯上把心包络附属于心,故五脏即概括了心包络。五脏具有化生和储藏精气的共同生理功能,同时又各有专司,且与躯体官窍有着特殊的联系,形成了以五脏为中心的特殊系统。

中医研究藏象除注重人体本身的整体性外,同时还重视内脏与所通应的外界环境息息相关的联系。故中医学的心,不仅包括解剖学的心脏(古人称血肉之心),而且还包括了精神意识思维活动(古人称神明之心),是联系全身相关脏器组织及自然界和社会心理而形成的一个系统整体,又称心系统,与西医的循环系统、中枢神经系统、免疫及内分泌等系统的部分功能有关。

心者,五脏六腑之大主,君主之官,主血脉,藏神志,为生命之主宰,心位于胸中,膈膜之上,两肺之间,稍偏左,"心象尖圆,形如莲蕊",外有心包裹护,内有孔窍相通。心主血脉,心主神志(心藏神),在体合脉,其华在面,开窍于舌,在志为喜,在液为汗。手少阴心经与手太阳小肠经相互属络于心和小肠,相为表里。心与小肠、脉、面、舌等构成心系统。心为阳中之阳脏,五行属火,与四时之夏相通应。

1. 心的功能

(1)心主血脉:"主",为主持、主宰、掌管之意,血就是血液。脉,即是脉管,又称经脉,为血之府,是血液运行的通道。心主血脉,指心主管血脉和推动血液循行于脉中。心主血脉包括心主血和心主脉两个方面。

①心主血：包括心能生血、心能行血。

a.心能生血：心生血，以血为体，血富含营气和津液，蕴藏心火，循环流注全身。

b.心能行血：心气不停地推动和调节血液在脉管中运行，使其流注全身，循环无端，周流不息，成为血液循环的动力，发挥营养和滋润作用。

②心主脉：心气的推动作用，使与心相通的脉管亦随之产生有规律的搏动，称为"脉搏"。中医通过触摸脉搏来了解全身气血的盛衰，作为诊断疾病的依据之一，称为"脉诊"。

血的运行如同河中之水，要借助一定的风力、河水要充足且清纯、河道要通畅，这样水才能畅流不息。同理，心主血脉功能正常需要有三个条件作保障，即脉管中有充盈的心血、充沛的心气以及通畅的脉道。心气充沛、血液充盈、脉道通利，则心主血脉的功能正常，血液沿脉道按一定方向循环往复。若心的气血阴阳不足，推动血液循环的力量减弱，则血行迟缓或不流畅，甚则心血瘀阻、血脉阻滞，而现心悸、胸闷，甚至心前区剧烈疼痛等症（胸痹）。

心主血脉的生理意义包括：行血以输送营养物质于全身，各脏腑组织器官得血之营养才能进行正常的功能活动；血是神志活动的主要物质基础。

心主血脉是否正常，主要从五个方面进行观察，即面、舌、脉、胸部感觉、神志活动。心主血脉功能正常时，面色红润光泽，舌色淡红，脉象和缓有力，胸部感觉舒畅（无不适感）。神志清晰，精神振奋，心情愉快，喜乐有常，思维敏捷，记忆力强。若心气不足，可见面色无华，舌色淡，脉虚无力，心慌，心悸。若心血瘀阻，可见面色灰暗，唇舌青紫，脉结、代、促、涩，心憋闷疼痛、心悸等。若心血亏虚，可见面色苍白，舌色淡，脉细无力，心悸。

（2）心主神志：即心主神明，又称心藏神。《素问·灵兰秘典论》里记载：心者，君主之官也，神明出焉。"神"有广义和狭义之分，广义的神，指人体生命活动及其外在表现的总称，包括面色、眼神、言语、应答、肢体活动、姿态等。狭义的神，指人们的精神、意识、思维活动等，它归属于五脏，而为心所主。《灵枢·本神》记载：所以任物者谓之心。任，是接受、担任的意思，是指心具有接受外界事物的刺激，产生思维，并做出反应的功能。心为五脏六腑之大主，在各脏腑功能活动中居首要地位，统率、调节脏腑形体的各种功能活动，对人体生命起主宰作用。五脏六腑必须在心的统一协调下，才能进行正常的生命活动。心主神志是以心主宰精神思维活动为基础。正由于心有藏神、主神明的作用，所以才能主宰生命活动。

心主神志与心主血脉息息相关。这是因为，神的产生，与血液息息相关，血液是神志活动的物质基础。若心的气血充盛，心神得养，神志活动才能正常，则精神振奋，神志清晰，能与外界环境协调统一。若心的气血衰少，则精神萎靡，反应迟钝，失眠多梦，烦躁不安，甚至神志恍惚、神昏狂乱或昏迷、不省人事。临床验证提示：通过治疗心脏病，神志异常可随之改变；治疗神志异常的药物，大多归心经。

心主神志的生理功能正常，则精神振奋，神志清晰，思维敏捷，反应灵敏，睡眠安稳，对外界信息的反应灵敏和正常。心不主神志表现为心神不足和神明被扰。①心神不足：心的气血不足，则必然影响到心神，表现为失眠、多梦、健忘、神志衰弱，精神萎顿，反应迟钝。②神明被扰：痰火扰动心神，神志昏乱，则表现为狂躁不安，哭笑无常，打人毁物，登高而歌，弃衣而走，神昏、谵语，狂躁，举止失常。另外，"主不明则十二官危"——心动则五脏六腑皆摇，全身各脏腑功能失去协调，影响脏腑功能活动，甚至危及整个生命。

2.心的生理联系

（1）在体合脉：心与脉在结构上直接相连，心气推动脉中的血流，脉为血府，可运输血液，约束和促进血液循环，全身血脉都归属于心，心与脉相互配合，以完成血液的正常运行，故从脉象可以测知心的功能是否正常。

（2）其华在面：华，光彩的意思。面部血脉丰富，皮肤薄嫩，易于观察，故面部的色泽可以反映心功能之盛衰。心主血脉功能正常，气旺盛，心血充盈，则面部红润有光泽；心气不足，则面色㿠白、晦滞；心血亏少，则面色苍白无华；心血瘀阻，则面色青紫。

（3）开窍于舌：舌为心之外候，心经的别络、经筋上系于舌，心的气血通过经脉上通于舌，以保持舌体

Note

的正常色泽、形态并发挥其正常的生理功能。心有变化,舌能很快地发生反应,所以,察舌可以测知心的生理功能和病理变化。心的生理功能正常时可见舌质红润,运动自如,味觉正常,语言流利。血脉失常,则舌质颜色异常,如淡白、红赤、青紫、瘀斑等。神志异常,可见舌强、舌卷、语謇或失音。

(4)在志为喜:心的生理功能和情志的喜有关。喜,属于对外界刺激的良性反应,适度的喜乐,能缓和精神紧张,使人心情舒畅,血脉通利,利于心主血脉的功能,有益于身心健康。但"喜则气缓",喜志异常如喜乐过度时,可伤及心神,耗损心气,导致神志涣散而不能集中或内守,即所谓的"过喜伤心"。心功能失常也可导致喜乐无常,如心气不足,常觉悲伤欲哭,心经邪实,则笑不休。

(5)在液为汗:汗是津液通过阳气的蒸腾气化后,从玄府(汗孔)排出之液体,而津液是血的重要组成部分,血又为心所主,所以说"汗为心之液"。汗出,一般有二:一是散热性出汗,二是精神性出汗。而心主神志,故精神性出汗与心有直接关系。汗多必伤津,津伤必累及血。心阳暴脱时,可见大汗淋漓等症。

(6)心与夏季相通:自然界夏季以炎热为主,人体中心为火脏,阳气最盛,同气相求,夏季与心相通应。正常情况下,人体的阳气随自然界阴阳的升降而发生周期性变化,心之阳气在夏季最为旺盛。心阳虚衰在夏季可得到缓解,阴虚阳盛之体的心脏病和情志病,夏季加重,故治疗上提出"冬病夏治"。

3. 心包络 简称心包,是包裹在心脏外面的包膜。心为君主之官,心包像内臣,负责传达君主的一切情志变化,所以心包最能反映出心脏的一切早期变化。心包是心的外卫,正常情况下有保护心脏、"代心行令"的作用,病理上有"代心受邪"的功能。因而在温病学说中,将外感热病中出现的高热神昏、谵语等症,称为"热入心包"。

四、五脏之肺

肺位居胸中,横居膈上,左右各一,在五脏六腑中,位居最高,为五脏之长。上与气管、喉、鼻相连,与空气直接相通。喉为肺之门户,鼻为肺之外窍。肺为"相傅之官",主要功能为主气司呼吸,主宣发肃降,主通调水道,朝百脉,主治节。在体合皮,其华在毛,开窍于鼻,在志为悲(忧),在液为涕,手太阴肺经与手阳明大肠经相互属络于肺与大肠,相为表里,与大肠、皮、毛、鼻等构成肺系统。五行属金,为阳中之阴脏,肺与四时之秋相应。

1. 肺的功能

(1)肺主气、司呼吸。肺主气体现在肺主呼吸之气和肺主一身之气两个方面。

①肺主呼吸之气:肺通过呼吸运动,吸入自然界的清气,呼出体内的浊气,完成气体交换的过程。正常时表现为呼吸调匀,气息平和。若肺主呼吸之气异常,则表现为呼吸不畅,咳嗽气喘。

②肺主一身之气:肺有主持、调节全身各脏腑之气的作用,体现在气的生成和对全身气机的调节两个方面。

a.气的生成方面,肺参与一身之气的生成,特别是宗气的生成,肺通过吸入自然界的清气,与脾胃运化而成的水谷精微之气在肺中结合,积聚膻中,形成宗气。

b.对全身气机的调节方面,肺有节律地一呼一吸,对全身之气的升降出入运动起着重要的调节作用。肺主一身之气正常,则气生成充足,气的升降出入正常。肺主一身之气异常,则出现少气不足以息、声低气怯、肢倦乏力等气虚证。

(2)肺主宣发、肃降。宣即宣通、发散之意。肃即清肃、下降之意。

①肺主宣发:肺气向上、向外升宣和布散的功能。主要表现:呼出浊气,完成气体交换;宣散水谷精微和津液至全身,外达于皮毛,以温润、濡养五脏六腑、四肢百骸、肌腠皮毛;宣发卫气于皮毛肌腠,调节腠理之开合,并将代谢后的津液化为汗液,由汗孔排出体外。

②肺主肃降:肺气具有向内向下清肃和通降的作用。主要表现:吸入自然界的清气;向下布散水谷精微和津液于全身,以供脏腑组织生理功能之需要;清肃洁净,即肺能肃清肺和呼吸道内的异物,以保持呼吸道的洁净。

肺的宣发肃降,是相反相成的矛盾运动,彼此联系,不可分割。宣降正常,则肺气升降出入通畅,呼吸调匀,气、血、津液布散正常。若肺气失宣,则呼吸不利,胸闷,咳嗽,以及鼻塞,打喷嚏,无汗等;若肺失肃降,则出现呼吸短促、喘鸣、咳痰等肺气上逆之候。

(3)肺通调水道。肺的宣发和肃降对体内水液输布、运行和排泄的疏通和调节作用。由于肺为华盖,其位最高,参与调节体内水液代谢,所以说"肺为水之上源,肺气行则水行"。肺气宣发,将水液向上向外布散于皮毛周身;将废水和剩余水液排出体外(汗液、呼气);并调节汗液的排泄。肺气肃降,将水液向下向内布散;废水和剩余水液经肾、膀胱排出体外(尿液);推动大肠传导,通过大便排出水液。肺通调水道功能正常,则水液代谢正常,皮肤滋润,汗、尿等排泄正常。肺通调水道功能异常,则水液代谢障碍,出现痰饮、水肿、无汗、尿少等病理变化。

(4)肺朝百脉、主治节。肺朝百脉是指肺与百脉相通,全身血液通过血脉流注、汇聚于肺,经肺的呼吸,进行体内外清浊之气交换,将富有清气的血液通过百脉输送到全身。治节,即治理调节。肺主治节是指肺辅助心脏治理调节全身气、血、津液及脏腑生理功能,促进血液运行,生成宗气,"贯心脉"以推动血行。肺朝百脉正常,则血行正常,维持血液富含清气;心搏正常。肺朝百脉异常,则血行障碍,出现胸闷、心悸、唇舌青紫等症状。

2.肺的生理联系

(1)在体合皮,其华在毛(肺主皮毛)。"肺之合皮也,其荣毛也"。皮毛为一身之表,是人体抵御外邪侵袭的屏障。肺宣发卫气、水谷精微和津液到体表,温养肌肤,润泽皮毛。肺有调节津液代谢、调节体温和辅助呼吸的作用。肺功能正常,则皮肤致密,毫毛光泽,抗御外邪能力强,排汗正常。肺气虚,则卫表不固,抵御外邪侵袭的能力就低下,可出现多汗、自汗或皮毛憔悴枯槁,抗御外邪能力弱,易感冒等现象。

(2)开窍于鼻。鼻是呼吸出入的门户,外邪侵袭,多从鼻喉而入,故有"肺开窍于鼻"之说。鼻的嗅觉和喉的发音,也依赖于肺气的和调。肺功能正常,则呼吸通畅,嗅觉灵敏,声音能彰。"肺气通于鼻,肺和则鼻能知香臭矣。"肺功能异常,则鼻塞,流涕,打喷嚏,喉痒,音哑,失音,嗅觉不灵,甚则鼻翼扇动等。

(3)在志为忧。忧愁和悲伤属于非良性刺激的情绪反应。过度悲忧,成为致病因素,使气不断地消耗,由于肺主气,所以悲忧伤肺。肺虚时机体对外来非良性刺激的耐受性就会下降,易于产生悲忧的情绪。

(4)在液为涕。涕为宣发的津液经鼻腔分泌而成,具有润泽鼻窍的功能,并能防御外邪,有利于肺的呼吸。观察涕的变化,有助于对肺病的诊断。正常情况下,涕润泽鼻腔而不外流,若风寒犯肺,则鼻流清涕;风热犯肺,则鼻流黄稠涕;燥邪伤肺,则鼻干而少涕或无涕。

五、五脏之脾

脾位于中焦,膈膜之下的腹腔内。"散膏",系指解剖学中的胰腺组织。中医学藏象中的脾应当包括胰腺在内。脾为"仓廪之官"。脾输布水谷精微,为气血生化之源,人体脏腑百骸皆赖脾以濡养,故有"后天之本"之称。脾的主要功能是主运化、主统血,脾气主升。在体合肉、主四肢,开窍于口,其华在唇,在志为思,在液为涎。足太阴脾经与足阳明胃经相互属络于脾与胃,相为表里。脾与胃、肌肉、四肢、口等构成脾系统。五行属土,为阴中之至阴,与四时之长夏相应。

1.脾的生理功能

(1)脾主运化。运,即转运输送,化,即消化吸收。脾主运化,指脾具有将水谷化为精微,并将精微物质吸收转输至全身各脏腑组织的生理功能。脾主运化表现为运化水谷和运化水液两个方面。

①运化水谷:水谷,泛指各种饮食物。脾运化水谷,是指脾促进食物消化和吸收并转输其水谷精微的功能。胃初步腐熟消化的饮食物,经小肠的泌别清浊作用,通过脾的磨谷消食作用使之化为水谷精微(又称水谷精气);脾吸收水谷精微并将其转输至全身;脾将水谷精微上输心肺而化为气血等重要生命物质。因水谷精微由脾运化所生,是生成气血的主要物质基础,故称脾胃为后天之本、气血生化之源。若脾气健运,则消化吸收正常,肌肉丰满,精力充沛,气血充足。脾失健运,则机体的消化吸收功能因之而失常,出现食少纳呆、腹胀、便溏等症状,久之倦怠、消瘦和气血不足等。

②运化水液:指脾通过吸收、转输等对水液代谢的调节作用。在脾运输水谷精微的同时,把人体所需要的水液(津液),通过心肺而运送到全身各组织中去,以起到滋养濡润作用,又把各组织器官利用后

的水液,及时地转输给肾,通过肾的气化作用形成尿液,送到膀胱,排泄于外,从而维持体内水液代谢的平衡。脾在人体水液代谢过程中起着重要的枢纽作用。因此,脾运化水湿的功能健旺,既能使体内各组织得到水液的充分濡润,又不至使水湿过多而潴留,从而保证水液代谢平衡。脾失健运时,水液在体内发生停滞,产生湿、痰、饮、水肿等病理变化。

(2)脾气主升:升,指上升和输布。脾主升是指脾气的运动特点以上升为主,具体表现在两个方面:主升清、主升举内脏。

清,指精微物质。脾主升清是指脾将水谷精微等营养物质吸收并上输于心、肺、头、目,再通过心肺的作用化生气血,以营养全身。脾主升清,则头目清爽、营养充足。脾不升清,则倦怠乏力,头目眩晕,腹胀、便溏、泄泻等。

脾主升举内脏是指脾气具有维持内脏位置的相对恒定的功能。脾主升举内脏正常,则胸、腹腔内脏位置相对恒定。脾主升举内脏异常,则中气下陷,导致内脏下垂,如胃下垂、子宫脱垂、久痢、久泻、脱肛等。

(3)脾主统血:统是统摄、控制的意思。脾主统血,指脾具有统摄、控制血液在脉中正常运行,防止溢出脉外的功能。脾为气血生化之源,气为血帅,血随气行。脾统血的作用是气的固摄作用的体现。气足则能摄血,故脾统血与气摄血是一致的。脾的运化功能健旺,则气血充盈,气能摄血;气旺,则固摄作用亦强,血液也不会溢出脉外而发生出血现象。脾气不足,统血失常,则血溢出脉外而出血,如便血、尿血、崩漏及皮下出血等,称为"脾不统血"。

2.脾的生理联系

(1)在体合肉、主四肢。脾主运化,为气血生化之源,全身的肌肉、四肢均靠其来营养,所以说脾主肌肉、四肢。脾气健运,则肌肉丰满,四肢强劲有力;若脾失健运,则肌肉瘦削,四肢乏力,甚至痿废不用。临床治疗以四肢肌肉痿废不用为主要表现的痿证时,常从脾胃着手,称为"治痿独取阳明"。

(2)开窍于口。脾开窍于口,指食欲、口味与脾的运化功能有关。脾胃健运,则口味正常,而增进食欲;若脾失健运,则可出现口淡无味、口甜、口腻、口苦等口味异常,从而影响食欲。脾经有热时易生口疮、口糜等。

(3)其华在唇。口唇的色泽,与全身的气血是否充盈有关。脾为气血生化之源,所以口唇的色泽是否红润,实际上是脾胃运化水谷精微的功能状态的反映。脾气健运,则口唇红润光泽;若脾失健运,则口唇淡白无华,或萎黄不泽。

(4)在志为思。脾在志为思,思,即思考、思虑,"思则气结"。正常的思考问题,对机体无不良影响,但思虑过度、所思不遂时则影响脾的升清,出现不思饮食、脘腹胀满、头晕目眩等症。

(5)在液为涎。涎可保护口腔黏膜,润泽口腔,有助于食物吞咽和消化。《素问·宣明五气论》在论五脏化液时提到"脾为涎,肾为唾"。由于涎出于口,口为脾窍,故脾主涎,涎为脾液。张景岳曰:唾出于舌下,足少阴肾脉循喉咙挟舌本也。故肾主唾,唾为肾液,可见人们泛称的唾液包括涎和唾,属脾、肾所主。脾功能正常,则涎液上行于口,但不溢出口外。若脾胃不和或脾虚不摄,则出现口涎自出等现象。若脾精(气)不足,则出现口干舌燥等症状。

六、五脏之肝

肝脏位于人体腹部,横膈之下,右胁之内,胆附于肝。肝为刚脏,为"将军之官"。功能是主疏泄、主藏血。在体合筋,其华在爪,开窍于目,在志为怒,在液为泪。足厥阴肝经与足少阳胆经相互属络于肝与胆,相为表里。肝与胆、目、筋、爪等构成肝系统。五行属木,为阴中之阳。肝与四时之春相应。

1.肝的功能

(1)肝主疏泄:疏,即疏通、疏导。泄,即发泄、升发。肝主疏泄,是指肝具有疏通、舒畅、条达以保持全身气机疏通畅达,通而不滞,散而不郁的作用。肝主疏泄是保证机体多种生理功能正常发挥的重要条件。肝主疏泄在人体生理活动中的主要作用为:调畅气机、促进消化吸收、调畅情志、调节生殖功能。

①调畅气机:气机,即气的升降出入运动。升降出入是气化作用的基本形式。机体的脏腑、经络、器

官等的活动全赖于气的升降出入运动。肝的生理特点是主升、主动,这对于气机的疏通、畅达、升发非常重要。所以,肝的疏泄功能对全身各脏腑组织的气机升降出入之间的平衡协调,起着重要的疏通调节作用。肝的疏泄功能正常,则气机调畅、气血和调、经络通利,脏腑组织的活动也就正常协调。若疏泄功能不及,则肝气郁结,胸胁、两乳或少腹等部位胀痛不适等。若疏泄功能太过,则肝气上逆,头目胀痛,面红目赤,急躁易怒,或血随气逆而吐血、咯血,甚则卒然昏厥。

②促进消化吸收:肝能促进消化吸收,一方面,由于肝可以促进脾胃的升降;另一方面,肝可以分泌胆汁,助消化。肝的疏泄功能正常是保持脾胃升降枢纽能够协调不紊的重要条件。若肝失疏泄,必致脾胃升降失常,临床上除具肝气郁结的症状外,既可出现胃气不降的嗳气脘痞、呕恶、纳减等肝胃不和症状,又可出现脾气不升的腹胀、便溏等肝脾不调的症状。胆汁为肝之余气聚集而成,排泄赖于肝疏泄。故肝的功能正常,则胆汁生成排泄正常,消化正常;若胆汁生成排泄障碍,则出现胁痛、口苦、厌食油腻、纳食不化甚至黄疸等。

③调节精神情志:情志活动,要以气血为物质基础,气血的正常运行,受到肝气疏泄功能的调节。肝的疏泄功能正常,则气机调畅,气血平和,心情舒畅,精神愉快,理智清朗,思维灵敏。肝失疏泄,则易于引起人的精神情志活动异常。若疏泄功能不及,则肝气郁结,郁郁寡欢、多愁善虑等;若疏泄功能太过,则肝气上亢,烦躁易怒、面红目赤、头胀头痛等。

④调节生殖功能:冲脉为血海,其血量主要依赖于肝的疏泄来调节;任脉为阴脉之海,与肝经相通。肝的疏泄功能影响着冲任二脉的通利协调,促进男子排精与女子排卵行经。若肝功能正常,则男子精液排泄通畅有度;女子经行通畅,月经正常,并能按时排卵。若肝失疏泄,冲任失调,则男子排精不畅;女子月经周期紊乱,经行不畅,甚或痛经、闭经等。

(2)肝主藏血:肝藏血是指肝脏具有储藏血液、调节血量和防止出血的功能。故有"肝主血海"之称。肝储藏血液是指肝内储存一定的血液,制约肝的阳气而维持肝的阴阳平衡、气血和调,濡养自身。肝还能调节人体各部分的血量分配。当机体活动剧烈时,肝脏所储藏的血液向机体的外周输布,以供机体活动的需要。当人们在安静休息时,机体外周的血液需要量也相应减少,部分血液便归藏于肝。肝藏血,则两目视觉功能正常,筋脉强健有力,活动自如。若肝血不足,则目昏花、干涩、夜盲,肢麻屈伸不利,月经量少、闭经等。若肝不藏血,则出血,如呕血、咯血,妇女月经量多、崩漏等。

2.肝的生理联系

(1)在体合筋。筋即筋膜,附着于骨而聚于关节,是联结关节、肌肉,主司运动的组织。筋司关节运动的功能有赖于肝血的滋养。肝血充盈,筋得所养,则关节运动灵活有力,能耐受疲劳。若肝血亏虚,则动作迟缓,运动不灵,容易疲劳,或见肢体麻木、屈伸不利、筋脉拘急、手足震颤等症状。

(2)其华在爪。爪,即爪甲,包括指甲和趾甲,乃筋之延续,故称"爪为筋之余"。肝血的盛衰可影响爪甲的荣枯。肝血充足,则爪甲坚韧明亮、红润光泽;肝血不足,爪失所养,则爪甲薄软,枯而色夭,甚至变形脆裂。

(3)开窍于目。肝的经脉上联于目系,目的视物功能依赖肝血濡养和肝气之疏泄。肝受血而能视,肝气通于目,肝和则能辨五色矣。肝阴血不足,肝血不能上养于目,则两眼干涩、视物不清、畏光羞明。若肝阳上亢,则头晕目眩;肝火上炎,则目赤肿痛;肝风内动,则目睛上吊,两目斜视等。

(4)在志为怒。一定限度内的情绪发泄对维持心理平衡有重要的意义,但大怒或郁怒不解,对机体是一种不良的刺激。"怒则气上"。大怒、暴怒可使气血上逆,肝气亢奋,血随气涌,见面红目赤,心烦易怒,甚则吐血、衄血,卒然昏倒,不省人事等,称"过怒伤肝"。郁怒不解,则易致肝气郁结,情绪不稳,心情抑郁,闷闷不乐,称"郁怒伤肝"。

(5)在液为泪。泪有润泽和保护眼睛的功能。肝精肝血是泪液化生的基础,故说"泪为肝之液"。肝血不足,则两目干涩;肝经风热,两目红赤,羞光流泪;肝经湿热,目眵增多,迎风流泪。

七、五脏之肾

肾位于人体腰部,脊柱两旁,左右各一。肾为"作强之官"。肾的功能包括肾藏精,肾主水,肾主纳气,为人体脏腑阴阳之本,生命之源,故称为先天之本。肾主骨生髓,其华在发,开窍于耳及二阴,在志为恐,在液为唾。足少阴肾经与足太阳膀胱经相互属络于肾与膀胱,相为表里。肾与膀胱、骨、发、二阴、耳等构成肾系统。五行属水,与四时之冬相通应。

1. 肾的生理功能

(1)肾藏精:肾藏精是指肾具有储存、封藏人身精气的作用。

精,又称精气,是构成人体和维持人体生命活动的最基本物质,是生命之源,是脏腑形体官窍功能活动的物质基础。包括先天之精和后天之精。先天之精是来源于父母的生殖之精,是禀受于父母的生命遗传物质,与生俱来,藏于肾中。后天之精是来源于脾胃化生的水谷之精,是维持人体生命活动、促进机体生长发育的基本物质。先天之精和后天之精相互依存,相互为用,两者关系是先天生后天,后天养先天。先天之精依赖于后天之精的不断培育和充养,才能充分发挥其生理功能;后天之精则依赖于先天之精的活力资助。

肾精的主要生理功能是促进机体的生长、发育和逐步具有生殖能力。人出生以后,由于先天之精和后天之精的相互滋养,从幼年开始,肾的精气逐渐充盛,出现了幼年时期的齿更发长等生理现象,发育到青春时期,随着肾精的不断充盛,便产生了一种促进生殖功能成熟的物质,称作天癸。于是,男子就能产生精液,女性月经按时来潮,性功能逐渐成熟,具备了生殖能力。以后,随着肾精也由充盛而逐渐趋向亏虚,生殖能力亦随之而下降,以至消失,人也就从中年进入老年。因此,人的生长发育衰老过程,就是肾中精气盛衰的反映。若肾精不足,则出现生长发育障碍,儿童出现五迟、五软等病证;青少年出现发育迟缓、筋骨痿软、肌肉瘦削无力等;成年出现早衰,牙齿早脱,头发早白、脱落,耳聋目花,记忆力减退等。

肾中精气与肾阴、肾阳的关系:肾阴对机体各个脏腑组织器官起到滋养、濡润作用,肾阳对机体各个脏腑组织器官起到推动、温煦作用。肾阴、肾阳是人体各脏腑阴阳的根本,维持体内的阴阳平衡。肾阴虚,则内热、眩晕、耳鸣、腰膝酸软、男子遗精、女子梦交、舌质红而少津等,治疗用六味地黄丸。肾阳虚,则疲乏无力,形寒肢冷,腰膝冷痛,小便清长或不利,或遗尿失禁,舌质淡,以及性功能和生殖功能减退或水肿等。治疗用肾气丸(金匮肾气丸)。肾中精气亏损,无明显寒热现象,称为肾精不足和肾气虚。

(2)肾主水:肾主持和调节全身水液代谢,促使肺、脾、三焦、膀胱等在水液代谢中发挥各自生理作用。肾主水的功能是靠肾阳对水液的气化来实现的。肾脏主持和调节水液代谢的作用,称作肾的"气化"作用。气化失司,可引起尿少、水肿等病理现象;关门不利,可见尿多、尿频等症。

(3)肾主纳气:纳,固摄、受纳的意思。肾主纳气,是指肾气有摄纳肺所吸入的自然界清气,保持吸气的深度,防止呼吸表浅的作用。人体的呼吸运动,虽为肺所主,但吸入之气,必须下归于肾,由肾气为之摄纳,呼吸才能通畅、调匀。如果肾不纳气,就会出现呼多吸少、吸气困难、动则喘甚等。

2. 肾的生理联系

(1)肾主骨生髓,通于脑。骨的生长发育,有赖于骨髓的充盈及其所提供的营养,而骨髓为肾中精气所化。肾中精气充足,骨髓充盈,则骨骼发育正常,坚固有力;肾精不足,骨髓空虚,则骨软无力。髓,有骨髓、脊髓和脑髓之分,这三者均属于肾中精气所化生。脊髓上通于脑,髓聚而成脑,故称脑为"髓海"。肾中精气充盈则髓海得养,脑的发育就健全,人就精力旺盛,思维敏捷,耳聪目明;若肾精不足,髓海空虚,则见神疲乏力,思维迟钝,健忘等。

(2)其华在发。发的生长依赖于精血的濡养,肾藏精,精能化血,精血充足,发长而润泽,故说肾"其华在发"。老年人多精血虚衰,发白而脱落。临床上所见未老先衰,头发枯萎,早白早脱,多与肾精不足有关。

(3)开窍于耳和二阴。耳的听觉功能主要依赖于肾中精气的充养。肾中精气充盈,则听觉灵敏;肾精不足,则听力减退、耳鸣耳聋。故有"肾开窍于耳"之说。二阴,即前阴(外生殖器)和后阴(肛门)。前阴是排尿和生殖的器官;后阴是排便的器官。尿液的排泄虽在膀胱,但须依赖肾的气化才能完成;人的生殖功能,为肾所主。粪便的排泄功能虽属大肠的传化功能,但亦与肾的气化有关。故亦有"肾开窍于二阴"之说。

(4)在志为恐。恐为肾之志,"恐则气下",惊恐过度,导致肾气不固,精气下泄,出现二便失禁。

(5)在液为唾。唾为肾精所化,咽唾可滋养肾精;多唾或久唾,则耗损肾精。唾与涎一样,口腔分泌,清者为涎,稠者为唾。唾由肾精化生,咽而不吐,养生家以舌抵上腭,待津唾满口后,咽之以养肾精,称为"饮玉浆""咽津"。多唾或久唾,则易耗伤肾中精气。

八、六腑

在古代,腑写作"府","府"是中空的,是盛放物品之处,有出有入。六腑,是胆、胃、小肠、大肠、膀胱、三焦的总称。它们的共同生理功能是"传化物",不藏精气。其生理特点是"泻而不藏""实而不能满"。饮食物入口,通过食道入胃,经胃的腐熟,下传于小肠,经小肠的分清泌浊,其清者(精微、津液)由脾吸收,转输于肺,而布散全身,以供脏腑经络生命活动之需要;其浊者(糟粕)下达于大肠,经大肠的传导,形成大便排出体外;而废液则经肾之气化而形成尿液,渗入膀胱,排出体外。

1. 胆 胆居六腑之首,又隶属于奇恒之腑,位于右胁下,附于肝之短叶间,其形呈囊状。胆属阳属木,与肝相表里,肝为脏,属阴木,胆为腑,属阳木。胆为"中正之官"。主要功能包括:储藏和排泄胆汁,助消化,主决断。

(1)助消化:胆汁,味苦,色黄绿,又称"精汁",由肝脏形成和分泌出来,然后进入胆腑储藏、浓缩,故胆为"中精之府"。在肝的调控下,胆汁及时排泄于小肠,以促进饮食物的消化。由于肝胆关系密切,肝的功能正常,则胆汁化生有源,胆汁的排泄通畅,消化才能正常。若肝胆的功能失常,胆的分泌与排泄受阻,就会影响脾胃的消化功能,而出现厌食、腹胀、腹泻等消化不良症状。若湿热蕴结肝胆,以致肝失疏泄,胆汁不循常道而外溢,浸渍肌肤,则发为黄疸,以目黄、身黄、小便黄为特征。胆气以下降为顺,若胆气不利,气机上逆,则可出现口苦、呕吐黄绿苦水等。若胆汁滞留,则日久易形成砂石。

(2)胆主决断:胆性刚直、果敢,在精神意识思维活动过程中,具有判断事物、做出决定的作用。人的精神心理活动与胆之决断功能有关,胆能助肝之疏泄以调畅情志。肝胆相济,则情志和调稳定,胆气豪壮,善于应变,判断准确,当机立断。胆气虚弱的人,易于形成疾病,表现为胆怯易惊、善恐、胆怯怕事、谋虑不决,失眠、多梦等精神情志病变,常可从胆论治而获得良好疗效。

因胆藏精汁,不直接受纳水谷,故为奇恒之腑之一。

2. 胃 胃是腹腔中容纳食物的器官。其外形屈曲,上连食道,下通小肠。主受纳腐熟水谷,为水谷精微之仓、气血之海,胃以通降为顺,与脾相表里,脾胃常合称为后天之本。胃的功能包括主受纳、腐熟水谷,主通降。

(1)胃主受纳、腐熟水谷。饮食入口,经过食道,容纳并暂存于胃腑,这一过程称之为受纳,故称胃为"太仓""水谷之海"。胃接受由口摄入的饮食物并使其在胃中短暂停留,进行初步消化,下传于小肠。胃功能正常,表现为能食,食易消化;如果胃的腐熟功能低下,就会导致食少、纳呆、胃脘胀痛、嗳腐食臭等。

(2)胃主通降。胃的气机为通畅下降,将初步消化的食物下输至小肠、大肠。饮食物入胃,经胃的腐熟后,必须下行入小肠,进一步消化吸收,故胃主通降,以降为和。胃之通降是降浊,降浊是受纳的前提条件。所以,胃失通降,可以出现口臭、纳呆、脘闷、胃脘胀满或疼痛、大便秘结等;胃气上逆可出现恶心、呕吐、呃逆、嗳气等。

3. 小肠 小肠居腹中,上接幽门,与胃相通,下连大肠,包括回肠、空肠、十二指肠。主受盛化物和泌别清浊。与心相表里,属火属阳。小肠功能为主受盛化物、主泌别清浊。

(1)主受盛化物:受盛,接受,以器盛物之意,指接受由胃腑下传的食糜而盛纳之;化物指食糜在小肠内停留一定时间,对其进一步消化。小肠的受盛化物功能主要表现在两个方面:一是小肠盛受了由胃腑下移而来的初步消化的饮食物,起到容器的作用,即受盛作用;二指经胃初步消化的饮食物,在小肠内必须停留一定的时间,由小肠对其进一步消化和吸收,将水谷化为可以被机体利用的营养物质,即"化物"作用。

(2)主泌别清浊:清者(水谷精微和津液)被吸收,通过脾上输心肺;浊者(食物残渣和部分水液)被排泄,残渣经大肠粪便排出,废水经膀胱尿液排出。小肠泌别清浊是指小肠承受胃初步消化的饮食物,在进一步消化的同时,进行区分水谷精微和代谢产物的过程。分清,就是将饮食物中的精华部分,进行吸收,再通过脾运化输布全身。别浊,则体现为两个方面:其一,是将饮食物的残渣糟粕,通过阑门传送到大肠,形成粪便,经肛门排出体外;其二,是将剩余的水分经肾脏气化作用渗入膀胱,形成尿液,经尿道排出体外。因为小肠在泌别清浊过程中,参与了人体的水液代谢,故有"小肠主液"之说。

4.大肠 大肠居腹中,其上口在阑门处接小肠,其下端紧接肛门,包括结肠和直肠。大肠主传化糟粕和主津,与肺相表里,属金、属阳。

(1)大肠主传化糟粕:大肠接受小肠下移的饮食残渣,使之形成粪便,经肛门排出体外。大肠接受由小肠下移的饮食残渣,再吸收其中剩余的水分和养料,使之形成粪便,经肛门而排出体外,属整个消化过程的最后阶段。

(2)大肠主津:可将部分水液重新再吸收,使残渣糟粕形成粪便排出。大肠的主要功能是传导糟粕,排泄大便,故有"传导之腑""传导之官"之称。如大肠传导失常,就会出现大便秘结或泄泻。若湿热蕴结于大肠,大肠气滞,又会出现腹痛、里急后重、肠鸣、泄泻、下痢脓血等。大肠的传导功能还与肺、脾、肾、胃等脏有关。

5.膀胱 位于下腹部,是储尿器官。主储存尿液及排泄尿液,与肾相表里,在五行属水,其阴阳属性为阳。主要功能为储存和排泄尿液。

膀胱的储尿和排尿功能赖于肾的固摄和气化功能。水液经肾的气化作用,升清降浊,清者回流体内,浊者下输于膀胱,变成尿液,储存于膀胱,达到一定容量时,通过肾的气化作用,使膀胱开合适度,则尿液可及时地排出体外。肾气不固,膀胱失约,见遗尿、小便失禁等症;气化失司,则膀胱不利,见小便不利、尿少、癃闭等症。

6.三焦 三焦是脏象学说中的一个特有名称。三焦是上焦、中焦、下焦的合称,为六腑之一,属脏腑中最大的腑,又称外腑、孤脏。上焦,膈以上,包括心、肺;中焦,膈以下至脐,包括脾、胃、肝、胆等;下焦,脐以下至二阴,包括肾、大肠、小肠、膀胱、女子胞等。主要功能为通行元气、运行水液。在五行属火,其阴阳属性为阳。

(1)三焦整体的作用如下。

①通行元气:三焦是元气运行的通道。元气根源于下焦,发源于肾,由先天之精所化。但元气运行,只有借助于三焦之道路,方能布散、通达全身,从而激发、推动各个脏腑组织器官的功能活动,因而三焦起到了主持诸气的作用。

②运行水液:《素问》记载:三焦者,决渎之官,水道出焉。三焦具有疏通水道、运行水液的作用,是水液升降出入的道路,是参与水液代谢调节的脏腑之一。全身的水液代谢,是由肺、脾胃、肾、膀胱等许多脏腑协同完成,但必须以三焦为通道。三焦的水道通利,水液才能正常代谢;若三焦的水道不够通利,则肺、脾、肾等输布调节水液的功能难以实现。

(2)三焦各部分的作用如下。

①上焦如雾:雾,形容水谷精气轻清而弥漫的状态。上焦如雾主要指心肺输布气血。上焦有宣发精微与卫气,以雾露弥漫的状态营养于肌肤、毛发及全身各脏腑组织的作用。故上焦的功能,实际体现为心肺的气化输布作用,关系到营卫气血津液等营养物质的输布。

②中焦如沤:沤,是对水谷被消化时的状态的生动描述。主要是指脾胃的生理功能,例如水谷的受纳、消化,营养物质的吸收,体液的蒸化,化生精微为血液等。

③下焦如渎:渎,沟渠水道之意。下焦如渎是对肾、膀胱、大肠、小肠渗泄水液、泌别清浊、排泄二便作用的概括。

九、奇恒之腑

奇恒之腑,包括脑、髓、骨、脉、胆、女子胞等,它们在形态上多属中空而与腑相似,其功能是储藏精气,与脏的生理功能特点相似,故称奇恒之腑。

脑、髓、骨、脉、胆、女子胞六者之中,胆既属于六腑,又属于奇恒之腑,已在六腑中述及。

1.脑 脑,居于颅腔之中,由精髓汇集而成,故有"髓海"之称。脑的生理功能是主精神、意识、思维功能,为精神、意识、思维活动的枢纽。藏象学说将脑的生理病理统归于心而分属于五脏,认为心是君主之官,把人的精神意识和思维活动统归于心。对于精神、意识、思维、情志方面的病证,常以心为主,按照五脏功能来辨证论治。

2. 髓 髓,是骨腔中的一种膏样物质,为脑髓、脊髓和骨髓的合称。髓由先天之精所化生,由后天之精所充养,有养脑、充骨、化血之功。

髓以先天之精为主要物质基础,赖后天之精的不断充养,分布于骨腔之中,由脊髓而上引入脑,成为脑髓。髓藏骨中,骨赖髓以充养。精能生髓,髓能养骨,故曰:"髓者,骨之充也。"精血可以互生,精生髓,髓亦可化血。可见,中医学已认识到骨髓是造血器官,骨髓可以生血,精髓为化血之源。

3. 骨 骨,泛指人体的骨骼。骨具有储藏骨髓、支持形体和保护内脏的功能。骨为髓府,髓藏骨中,所以说骨有储藏骨髓的作用。骨具坚刚之性,为人身之支架,能支持形体,保护脏腑。骨是人体运动系统的重要组成部分。在运动过程中,骨及由骨组成的关节作为支点和支撑,起到了实施动作等重要作用。所以一切运动都离不开骨骼的作用。

4. 脉 脉指脉管,又称血脉、血府,是气血运行的通道。气血在人体的血脉之中运行不息,而循环贯注周身。血脉能约束和促进气血,使之循着一定的轨道和方向运行。

5. 女子胞 女子胞,又称胞宫、子宫,位于小腹部,是女性的内生殖器官,有主持月经和孕育胎儿的作用。

女子到 14 岁左右,肾中精气旺盛,天癸至,月经来潮;月经的产生,是脏腑气血作用于胞宫的结果。女子在发育成熟后,便有受孕生殖的能力。受孕之后,女子胞就成为保护胎元、孕育胎儿的主要器官。到 40 多岁,肾中精气渐衰,天癸渐绝,月经紊乱,而至绝经。

> 〔附〕精室
> 精室具有储藏精液,生育繁衍的功能。精室包括睾丸、附睾、精囊腺和前列腺等,具有化生和储藏精子等功能,主司生育繁衍。精室的功能与肾之精气盛衰密切相关。

十、脏腑之间的关系

1. 脏与脏之间的关系 脏与脏之间的关系,即五脏之间的关系。五脏各具不同的生理功能和特有的病理变化;但脏与脏之间不是孤立的,而是彼此密切联系着的。

(1)心与肺的关系:心肺同居上焦,心主血,肺主气;心主行血,肺主呼吸。这就决定了心与肺之间的关系,实际上就是气和血的关系,主要表现在血液运行与呼吸吐纳之间的协同调节关系。心主血脉,上朝于肺,肺主宗气,贯通心脉,两者相互配合,保证气血的正常运行,维持机体各脏腑组织的新陈代谢。肺朝百脉,助心行血,是血液正常运行的必要条件:只有正常的血液循环,才能维持肺主气功能的正常发挥。宗气具有贯心脉而司呼吸的生理功能,从而加强了血液循环和呼吸之间的协调平衡。若肺气虚弱,宗气不足,则运血不利,导致心血瘀阻;若心气不足,血行不畅,则肺失宣降,导致胸闷、咳喘等症。

(2)心与脾的关系:心主血而行血,脾主生血又统血,所以心与脾的关系,主要是主血与生血、行血与统血的关系。

心主血脉而又生血,脾主运化,为气血生化之源。心血赖脾气转输的水谷精微以化生,而脾的运化功能又有赖于心血的不断滋养和心阳的推动,并在心神的统率下维持其正常的生理活动。若脾虚失于健运,化源不足,可导致血虚而心失所养。劳神思虑过度,既耗心血又耗脾气,可形成心脾两虚之证,临床常见心悸、失眠、多梦、腹胀、食少、精神萎靡、面色无华等症。血液在脉内循行,既赖心气的推动,又靠脾气的统摄,方能循经运行而不溢于脉外。若心气不足,行血无力,或脾气虚弱,统摄无权,可致血行失常的病理状态,或气虚血瘀,或气虚失摄而出血。

(3)心与肝的关系:心主血,肝藏血;心主神志,肝主疏泄,调节精神情志。心与肝的关系,主要是主血和藏血,主神明与调节精神情志之间的相互关系。

①心主血,肝藏血。人体的血液,生化于脾,储藏于肝,通过心以运行全身。心之行血功能正常,则血运正常。肝有所藏,才能发挥其储藏血液和调节血量的作用,以适应机体活动的需要。人体气血不

足,常导致心无血可行,肝无血可藏,导致心肝血虚的病理变化。

②心主神志,肝主疏泄。人的精神、意识和思维活动,虽然主要由心主宰,但与肝的疏泄功能亦密切相关。病理上,心神不安与肝气郁结,心火亢盛与肝火亢逆,可并存或相互引动,前者可致精神恍惚、情绪抑郁为主的心肝气郁证的病理变化,后者则出现以心烦失眠、急躁易怒为主的心肝火旺的病理变化。

(4)心与肾的关系:心居胸中,属阳,在五行属火;肾在腹中,属阴,在五行属水。从阴阳、水火的升降理论来说,在上者宜降,在下者宜升,升已而降,降已而升。心火必须下降于肾,与肾阳共同温煦肾阴,使肾水不寒。肾水必须上济于心,与心阴共同涵养心阳,使心火不亢。肾无心之火则水寒,心无肾之水则火炽。心必得肾水以滋润,肾必得心火以温暖。心肾阴阳升降的动态平衡维持着心肾功能的协调,称为"心肾相交"。反之,若心火不能下降于肾而独亢,肾水不能上济于心而凝聚,心肾之间的生理功能就会失去协调,而出现一系列的病理表现,称为"心肾不交""水火失济"。如肾阴不足,不能上济于心,心阳偏亢,则出现失眠、心悸、健忘、耳鸣、梦遗等心肾不交之证;又如心阳不振,心火不能下温于肾,以致水寒不化,上凌于心,则出现心悸、水肿等水气凌心之证。

(5)肺与脾的关系:肺司呼吸,主一身之气;脾主运化,为气血生化之源。肺主行水,通调水道;脾主运化。所以,脾和肺的关系,主要表现在气的生成和水液输布之间的关系。

脾化生的水谷精气,上输于肺,与肺吸入的清气结合化为宗气(后天之气)。宗气是全身之气的主要物质基础。脾主运化,但脾所化生的水谷之气,必赖肺气的宣降才能输布全身。肺在生理活动中所需要的津气,又要靠脾运化的水谷精微来充养,故脾能助肺益气。若脾气虚损,常可导致肺气不足;若肺病日久,耗气过多,可致脾运化无力。

肺主宣降,通调水道,肺的宣降和通调,有助于脾的运化;脾传输水液于肺,是肺通调水道的前提,也是肺中津液的来源。脾、肺两脏互相配合,共同参与水液代谢过程。若脾失健运,水湿不化,聚湿生痰而为饮,影响及肺,则肺失宣降而喘咳,其病在肺,而其本在脾。故有"脾为生痰之源,肺为贮痰之器"之说。

(6)肺与肝的关系:肝和肺的关系主要体现于气机的协调方面。

肺居膈上,其气肃降;肝居膈下,其气升发。肝从左而升,肺从右而降,"左右者阴阳之道路也"。肝升肺降,相互协调,以维持人体气机的正常升降运动。若肝升太过,或肺降不及,则气火上逆致咳逆上气,甚则咯血,称"肝火犯肺"。

(7)肺与肾的关系:肺属金,肾属水,金水相生。肺与肾的关系,主要体现于呼吸运动和水液代谢两个方面。

肺司呼吸,肾主纳气。只有肾气充盛,吸入之气才能经过肺之肃降,而下纳于肾。肺肾相互配合,共同完成呼吸的生理活动,所以说:"肺为气之主,肾为气之根。"若肾气虚衰,摄纳无权,气浮于上;或肺气久虚,伤及于肾,而致肾不纳气,均可出现呼吸浅促、呼多吸少、气喘等症。

肾为主水之脏,肺为"水之上源"。肺的宣发肃降和通调水道,有赖于肾阳的温煦和气化。肾的主水功能,亦有赖于肺的宣发肃降和通调水道。因此,水液代谢是否正常,与肺肾两脏关系其为密切。肺病日久可累及肾,而致尿少,甚则水肿;肾的气化失司,则水泛为肿,甚则上为喘呼。

(8)肝与脾的关系:肝与脾的关系主要表现为疏泄与运化、藏血与统血之间的相互关系。

肝主疏泄,脾得肝之疏泄,则升降协调,运化功能健旺。脾气健运,水谷精微充足,才能不断地输送和滋养于肝,肝才能得以发挥正常的作用。若肝失疏泄,可引起"肝脾不和",表现为精神抑郁、胸胁胀满、腹胀腹痛、泄泻便溏等。

肝主藏血,脾主生血统血。脾之运化,赖肝之疏泄,而肝藏之血,又赖脾之化生。肝血充足,则疏泄正常,气机调畅,使气血运行无阻。若脾虚生化无源或脾不统血,可导致肝血不足。

(9)肝与肾的关系:肝与肾的关系主要表现在精血互生和相互转化的关系。

在正常生理状态下,肝血依赖肾中精气的气化,肾精又依赖肝血的濡养,肝血与肾精相互资生,相互转化,故称"精血同源""肝肾同源"。若肾精亏虚,可导致肝血不足;反之,肝血不足,也可引起肾精亏虚。

肝肾阴液息息相通,肾阴能涵养肝阴,使肝阳不致上亢,称为"水能涵木"。若肾阴不足,水不涵木,可致肝阴不足,肝阳上亢;若肝阴不足,可导致肾阴亏虚,相火上炎。

（10）脾与肾的关系：脾与肾在生理上的关系要反映在先天与后天相互资生和水液代谢方面。脾主运化水谷精微，化生气血，为后天之本；肾藏精，为先天之本。脾的运化，必须得肾阳的温煦蒸化，始能健运；肾精又赖脾运化水谷精微的不断补充，才能充盛。因此，脾与肾在生理上是后天与先天的关系，可相互资助、相互促进。若肾阳不足，不能温煦脾阳，则可见腹部冷痛、下利清谷等；若脾阳久虚，进而损及肾阳，而成脾肾阳虚。脾主运化水湿，须有肾阳的温煦蒸化；肾主水，司开合，但这种开合作用，又赖脾气的制约，即所谓"土能制水"。脾肾两脏相互协作，共同完成水液的新陈代谢。若脾虚不运或肾虚不化，均可致水肿、尿少。

2. 腑与腑之间的关系 六腑之间的关系主要体现在食物的消化、吸收和废物排泄过程中的相互联系和密切配合。

食物从口入胃，经胃的腐熟，下传小肠，胆排胆汁入小肠以助消化，小肠泌别清浊，清者即水谷精微，经脾的运化和转输，营养全身；浊者经肾的气化，形成尿液，经膀胱排出体外。食物残渣下传大肠，经大肠吸收水分和向下传导，形成粪便，排出体外。从这一整个动态过程可以看出，受纳、消化、传导、排泄不断地进行是一个虚实不断更替的过程。腑之特点是实而不能满，宜通不宜滞，故曰"六腑以通为用"或"六腑以通为顺"。

3. 脏与腑的关系 脏与腑的关系，实际上就是脏腑阴阳表里配合关系。脏属阴，腑属阳；脏为里，腑为表，一脏一腑，一表一里，一阴一阳，相互配合，组成心与小肠、肺与大肠、脾与胃、肝与胆、肾与膀胱等脏腑表里关系。

（1）心与小肠的关系：心主血脉，血液循环的动力来自心；小肠为受盛之腑，分清别浊。心火下移于小肠，则小肠受盛化物，分别清浊的功能得以正常进行。小肠泌别清浊，将清者吸收，通过脾上输心肺，化赤为血，使心血不断地得到补充。若心有实火，可下移于小肠。小肠实热亦可上熏于心。

（2）肺与大肠的关系：肺气的清肃下降，有助于大肠发挥其传导功能，使大便排出通畅。大肠的传导功能正常，则有助于肺的肃降。若肺失清肃，津液不能下达，可见大便干结；若肺气虚弱，气虚推动无力，则大便艰涩而不行，称之为"气虚便秘"；若大肠实热，可影响肺的肃降，产生胸满、喘咳等症。

（3）脾与胃的关系：胃的受纳和腐熟，是为脾之运化奠定基础；脾主运化，消化水谷，转输精微，是为胃继续纳食提供能源。两者密切合作，共同完成饮食物的消化吸收及其精微的输布，从而滋养全身，所以称脾胃为"后天之本"。

脾气主升，胃以通降为顺，相反相成。脾气升，则水谷精微得以输布；胃气降，则水谷及其糟粕才得以下行。若脾运失司，清气不升，即可影响胃的受纳与和降，出现食少、恶心、呕吐等症；若食滞胃脘，胃失和降，亦可影响脾的升清与运化，出现腹胀泄泻等症。

（4）肝与胆的关系：肝主疏泄，分泌胆汁；胆附于肝，储藏、排泄胆汁。肝胆共同合作使胆汁疏泄到肠道，以助消化。肝的疏泄功能正常，胆才能储藏排泄胆汁；胆汁排泄无阻，肝才能发挥正常的疏泄作用。肝胆在生理上密切相关，在病理上相互影响，肝病常影响胆，胆病也常波及肝，往往肝胆同病。此外，肝主谋虑，胆主决断，从情志意识过程来看，谋虑后则必须决断，而决断又来自谋虑，两者亦是密切联系的。

（5）肾与膀胱的关系：膀胱的气化功能取决于肾气的盛衰，肾气促进膀胱气化津液，司关门开合以控制尿液的排泄。肾气充足，固摄有权，则尿液能够正常地生成，并下注于膀胱储存而不漏泄，膀胱开合有度，则尿液能够正常地储存和排泄。若肾阳虚衰，气化无权，影响膀胱气化，则出现小便不利、癃闭、尿频尿多、小便失禁等。

（王丹 郭强）

任务六 气、血、津液

气、血、津液是构成人体和维持人体生命活动的基本物质。脏腑经络及组织器官的功能发挥须依靠气、血、津液的作用,而气、血、津液的生成、输布和排泄,又有赖于脏腑经络等组织器官的功能活动。因此,无论是在生理,还是病理方面,气、血、津液和脏腑经络器官之间始终存在着互为因果的密切联系。

一、气

1. 气的概念 气是构成人体和维持人体生命活动的基本物质之一,是体内活力很强、不断运动着的极细微物质(如水谷之气、呼吸之气等)。它包含着两个方面:其一,气是构成人体的最基本物质。人和万物一样,都源于自然,是自然界发展到一定阶段的产物,也就是"天地之气"的产物。其二,气又是维持人体生命活动的最基本物质。人的生命机能,依赖于"天地之气"中的营养物质的摄取,天地之气被摄入人体,通过气的不断运动变化作用,转化为五脏六腑之精气,成为人体生命活动的物质基础,并对生命活动起着推动和调控作用。如脏腑之气、经络之气等。

2. 气的生成 人体之气,按其来源有先天精气、后天精气之分。先天精气禀受于父母,后天精气包括饮食物中的水谷精气和存在于自然界的清气。

(1)先天精气:又称"元气""真气",禀受于父母,先身而后生,是构成生命的基本物质,也是生命活动的原动力,为人体之气的根本。肾中精气充盛,则气的生化泉源不竭。所以,肾有"生气之根"之说。

(2)水谷精气,来源于饮食物的摄取。脾胃为气血生化之源,脾主运化,胃主受纳腐熟,为水谷之海,二者一升一降,纳运结合,将饮食水谷中的营养物质化为水谷精气。在气的生成过程中,脾胃的运化功能尤为重要,有"生气之源"之称。

(3)自然界的清气,来源于自然界新鲜空气的吸入。人体通过肺的呼浊吸清,保证了自然界的清气源源不断地进入体内,为一身之气提供物质基础。同时,由肺所吸入的清气和由脾所转输的水谷精气结合形成宗气,参与一身之气的生成。故肺是气之生成的保障,有"生气之主"之称。

由此,先天精气、水谷精气及自然界的清气共同构成了气的生成之源。肾、脾胃、肺等脏腑生理功能正常协调,人体之气才能充沛;反之,任何环节的异常或失去协调平衡,均能影响气的生成,从而造成气虚等病理变化。气生成的基本条件主要有两个方面:一是物质来源充足,即先天精气、水谷精气和自然界的清气的供应充足;二是脏腑生理功能正常,主要是肾、脾胃、肺等脏腑参与人体的新陈代谢。

3. 气的运动 人体之气处于不断的运动中,以升降出入等运动形式时刻推动、激发人体的各种生理活动。气的运动,称作"气机",气的运动是自然界一切事物发生、发展、变化的根源,气的运动一旦止息,就会失去维持生命活动的作用,标志着生命过程的终止。气的运动形式虽有多种多样,但总体上可以归纳为升、降、出、入四种基本形式。人体的脏腑、经络等组织器官,都是气的升降出入场所。脏腑之气的升和降、出和入是对立统一的矛盾运动,有其独特规律。从局部上看并非脏腑经络等组织器官的每一种生命活动,都必须具备升降出入,而是各有所侧重,如肝、脾主升,肺、胃主降等。从整体上看,机体脏腑经络、气血津液,均赖气的升和降、出和入相互联系、相互协调平衡,以维持正常的生理功能和新陈代谢。如机体的水液代谢,就是以肺的宣发肃降、脾胃的升清降浊、肾的蒸腾气化和吸清排浊等诸脏腑之气的协调平衡共同完成的。

气的运动是有规律的,这种生理状态称之为"气机调畅",如气机失调,就会出现各种病理现象。由于气的运动形式多种多样,故"气机失调"的形式也是很复杂的,如气的上升运动太过,称"气逆";气的运动受阻,在局部发生瘀滞,称"气滞";气的出入运动受阻郁结在内,称"气郁";气的外出太过而不能内守时,称"气脱";气不能外达而郁结闭塞于内时,称"气闭"。平时听得比较多的"肝气郁结"是因为肝气上升、疏泄失司。一旦肝气的运动受阻,瘀滞不通,就会出现嗳气、喜叹息、肝区疼痛等"肝气郁结"的临床表现。

4. 气的功能

(1)推动作用:气具有激发和推动作用。气能激发和推动人体的生长、发育、生殖机能及各脏腑、经络等组织器官的生理功能。如气能推动血的生成、运行,以及津液的生成、输布和排泄等。气可激发和兴奋精神活动,当阴气不足时,宁静、抑制等作用减弱,阴不制阳,阳气相对亢盛,则脏腑机能虚性亢奋,精、气、血、津液的生成、输布、运行、代谢加快,消耗过多,精神亢奋,可见遗精、多汗、出血、烦躁、失眠等症。反之,若阳气不足,激发、兴奋等作用减退,阳不制阴,阴气相对过盛,则脏腑机能减弱,精、气、血、津液的生成、输布、运行、代谢减缓,运行不畅,消耗过多,精神抑制,可见精瘀、血瘀、痰饮、精神萎顿等症。

(2)温煦作用:气具有温煦和熏蒸的功能。气是人体产生热量的物质基础,人体正常的体温,依靠气的温煦作用来维持恒定;各脏腑、经络等组织器官,也要在气的温煦作用下进行正常的生理活动;血和津液等液态样物质,也要依靠气的温煦作用,进行正常的运行输布,如卫气、元气的功能。若阳气不足,可出现虚寒性病变,临床表现为畏寒肢冷,四肢不温,体温低下,脏腑功能减退,精、血液和津液代谢减弱,运行迟缓等现象。

(3)防御作用:气具有保卫机体、抗御邪气的作用。气的防御作用,主要体现在抵御外邪的入侵和祛邪外出两个方面。气的防御功能正常时,邪气不易侵入;或虽有邪气侵入,也不易发病;即使发病,也易于治愈。若气的防御功能减弱,全身的抗病能力必然随之下降,不但易染疾病,且病后难以治愈。

(4)固摄作用:气对体内的血、津液、精液等液态样物质进行固护、统摄和控制,以防止其无故丢失的作用。具体体现在如下三个方面:①固摄血液:使血液循环而行,以防止其无故丢失,血液溢出脉外,保证血液的正常循行。②固摄津液:对汗液、尿液、唾液、胃液、肠液等,控制其分泌量、排泄量,防止其无故丢失。③固摄精液:防止妄泄;固护脏器,使其位置固定而不下移等。若气的固摄作用减退,可见出血、自汗、流涎、遗尿、内脏下垂等。

气的固摄作用和推动作用相辅相成、相互协调,共同调节和控制着体内液态物质的正常分泌、运行和排泄。体内液态物质,既在气的推动作用下正常运行、输布和排泄;又在气的固摄作用下,防止其无故流失。两方面的作用相互协调,构成了气对体内液态物质的固护和调控,是维持人体正常血液循环和水液代谢的重要环节。

(5)气化作用:通过气的运动而产生的各种变化,具体地说,指体内精、气、血、津液各自的新陈代谢及其相互转化的过程。例如,在脾气作用下将饮食物转化成水谷精微,然后化成气、血、津液;津液经过代谢,化为汗液和尿液;饮食物吸收后的食物残渣变成糟粕等,都是气化作用的具体体现。若气化失常,则影响气、血、津液的生成及其相互转化,影响饮食物的消化吸收,影响汗液、尿液和粪便的排泄等。

5.气的分布与分类 历代医家推崇"气本一元"之说,人体的气从整体而言,是由先天精气、水谷精气和自然界的清气组成,但由于组成、分布部位和功能的不同,又可分为元气、宗气、营气、卫气等(表1-3)。

表1-3 气的对比

种类	概 念	生 成	分 布	功 能	表 现
元气	人体最基本、最重要的物质,是人体生命活动的原动力	元气根于肾,是肾中精气所化生,又依赖后天水谷精微物质不断培养	元气发于肾,通过三焦而循行全身	推动和调节人体的生长和发育,温煦和激发各个脏腑、经络等组织器官的生理活动	机体的元气充沛,则各脏腑、经络等组织器官的活力就旺盛,机体的素质就强健而少病。 若因先天禀赋不足,或因久病耗损,以致元气的生成不足或耗损太过,就会导致元气虚损而产生种种疾病
宗气	聚于胸中之气	脾胃运化的水谷之精所化生的水谷之气和肺从自然界中吸入的清气相结合	积于胸中,贯注心脉,上出于肺,下运行于脐,下丹田	走息道以行呼吸,贯心脉以行气血	宗气盛衰:心脉搏动正常。 宗气大虚:心脉搏动躁急、引衣而动。 宗气亡绝:搏动消失

种类	概　念	生　成	分　布	功　能	表　现
营气	行于脉中,富于营养作用的气	脾胃运化的水谷精气	于血脉之中循脉运行全身,内入脏腑,外达肢节,终而复始,营周不休	营养全身,化生血液	营气充盈:营养全身。营气亏少:机体血虚失养
卫气	运行于脉外而具有护卫、防御功能之气	由脾胃运化的水谷精气中最富活力的部分所化生	经脉之外,运行于皮肤、分肉之间,熏于育膜,散于胸腹	护卫肌表,防御外邪入侵;温养脏腑、肌肉、皮毛以维持体温及保证脏腑生理活动;调节控制腠理的开合、汗液的排泄,以维持体内外环境的相对恒定	卫气虚弱时,机体常易于感受外邪而发病;温煦作用减弱,易致阴邪乘虚侵袭而形成寒性病变;调控腠理失司,出现无汗或多汗等病理现象

二、血

1. 血的基本概念　血,是循行于脉中而富有营养和滋润作用的红色液态物质,是构成人体和维持人体生命活动的基本物质之一,具有营养和滋润作用。

脉是血液循行的管道,故有"血府"之称。血必须在脉中运行,才能发挥它的生理作用,如因某些原因而溢出脉外,即为出血,也称之为"离经之血"。

2. 血的生成　人体的血液,源于水谷精微和肾精,通过脾、胃、肾、心、肺等脏腑生理功能的综合作用而生成。

(1)水谷精微化血:水谷精微是血液生成的最基本的物质基础。中焦脾胃受纳运化饮食水谷,汲取其中的精微物质,其中包含化为营气的精微物质和有用的津液,二者进入脉中,变化而成红色的血液。营气和津液都是生成血的主要物质,并且都来源于饮食物经脾胃的消化吸收后而化生的水谷精微,所以饮食营养的优劣和脾胃的运化功能的强弱,直接影响着血液的化生。饮食营养的长期摄入不足,或脾胃运化功能的长期失调,均可导致血液的生成不足,而形成血虚的病理变化。

(2)精化血:肾中所藏之精也是生血的物质基础,肾藏精,肾精能化髓,髓充于骨,骨髓为生血之器,故血生于骨髓。精藏于肾,血藏于肝。肾中精气充盈,则肝有所养,血有所充;肝的血量充盛,则肾有所藏,精有所资。故《张氏医通》曰:精不泄,归精于肝而化清血。

血的生成,除了饮食物中的水谷精微以及肾精为丰富的物质来源之外,还与脾胃、肾及心肺的生理功能密切相关。首先,由于脾胃所化生的水谷精微是生成血液的基本物质,故脾胃运化功能的强弱,直接影响着血液的化生。若脾胃运化功能长期失调,可导致水谷精微化生不足,进而形成血虚的病理变化。其次,由于肾精也是血液化生的基本物质,肾藏精,精生髓,精髓充则血液化生有源,故有"精血同源"之说。

3. 血的运行　血液循行于脉中,流布于全身,环周不休,运行不息。水谷精微经脾胃吸收之后,入于脉中,散精于肝,汇聚于肺,归于心脉,然后到达全身,内而五脏六腑,外而皮毛筋骨。

血液的正常运行必须具备三个条件:一是血液充盈;二是脉管系统的完整和通畅;三是充沛的心气。

血液正常运行需要两种力量:推动力和固摄力。推动力是血液循环的动力,体现在心主血脉、肺助心行血及肝主疏泄功能方面;固摄力是保障血液不至于外溢的因素,体现在脾统血和肝藏血功能方面。这两种力量的协调平衡方可维持着血液的正常循行。若推动力量不足,则可出现血液流速缓慢、滞涩,甚至血瘀等改变。若固摄力量不足,则可导致血液外溢,出现出血证。此外,脉道是否通利,血液或寒或热等,也是直接影响血液运行速度的重要因素。

4.血的功能

(1)营养滋润全身:血液在脉管中运行于全身,为全身各脏腑组织器官的功能活动提供营养。《难经》云:血主濡之。全身各部(内脏、五官、九窍、四肢、百骸)无一不是在血液的濡养的作用下而发挥作用的。如鼻能嗅,眼能视,耳能听,喉能发音,手能摄物等都是在血液的濡养下完成的。血的濡养作用可以从面色、肌肉、皮肤、毛发等方面反映出来。血的濡养作用正常,则面色红润,肌肉丰满壮实,肌肤和毛发光滑等。当血的濡养作用减弱时,机体除脏腑功能低下外,还可以见到面色不华或萎黄、肌肤干燥、肢体或肢端麻木及运动不灵活等临床表现。

(2)神志活动的物质基础:血是神志活动的物质基础。无论何种原因形成的血虚或运行失常,均可以出现不同程度的神志方面的症状。心血虚常有惊悸、失眠、多梦等神志不安的表现,失血甚者还可以出现烦躁、恍惚、癫狂、昏迷等神志失常的改变,可见血液与神志活动有着密切关系,所以说"血者,神气也"。

三、津液

1.津液的基本概念 津液是机体一切水液的总称,包括各脏腑、组织器官的内在体液及其正常的分泌液,如唾液、肠液和涕、泪等。津液同气和血一样,是构成人体和维持人体生命活动的基本物质。

津和液同属于水液,都来源于饮食,有赖于脾和胃的运化功能而生成。由于津和液在其性状、功能及其分布部位等方面均有所不同,因而也有一定的区别。津和液之间可以相互转化,故津和液常同时并称,但在发生"伤津"和"脱液"的病理变化时,在辨证论治中,又须加以区分(表1-4)。

表1-4 津与液的区别

项 目	津	液
性状	质地清稀,流动性大	质地稠厚,流动性较小
分布	布散于体表皮肤、肌肉和孔窍	灌注于骨关节、脏腑、脑、髓等中
作用	滋润作用	濡养作用

2.津液的代谢 津液的生成、输布、排泄是一个复杂的生理过程,涉及多个脏腑的一系列生理功能。

(1)津液的生成:津液来源于饮食水谷,通过胃的受纳腐熟、脾的运化升清及小肠主液、大肠主津等生理作用生成。津液的生成取决于饮食物的充足,以及脾胃、大小肠功能的正常、协调。其中任何一方因素的异常,都可以影响津液的生成,出现津液不足的病理变化(表1-5)。

表1-5 津液的生成

分 类	作 用	
脾胃运化	胃主受纳腐熟,游溢精气,上输于脾	胃、小肠、大肠吸收水谷精微及水液,上输于脾生成津液
小肠主液	泌别清浊,吸收水谷精微	
大肠主津	吸收食物残渣中的水液	

(2)津液的输布:主要是依靠脾的"散精"与肺的宣降和通调水道、肾的蒸腾气化、三焦为通道输布于全身(表1-6)。

表1-6 津液的输布

脏 腑	作 用	机 制
脾	脾气散精	脾将津液上输于肺
		直接将津液向四周布散

续表

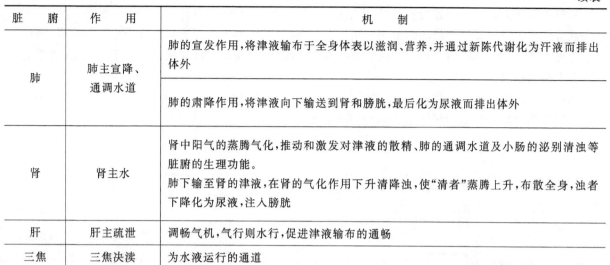

脏 腑	作 用	机 制
肺	肺主宣降、通调水道	肺的宣发作用,将津液输布于全身体表以滋润、营养,并通过新陈代谢化为汗液而排出体外
		肺的肃降作用,将津液向下输送到肾和膀胱,最后化为尿液而排出体外
肾	肾主水	肾中阳气的蒸腾气化,推动和激发对津液的散精、肺的通调水道及小肠的泌别清浊等脏腑的生理功能。 肺下输至肾的津液,在肾的气化作用下升清降浊,使"清者"蒸腾上升,布散全身,浊者下降化为尿液,注入膀胱
肝	肝主疏泄	调畅气机,气行则水行,促进津液输布的通畅
三焦	三焦决渎	为水液运行的通道

(3)津液的排泄:津液的排泄是通过肺、脾、肾等脏腑生理功能综合作用来实现的。其排泄途径主要有以下几种。①汗、呼气:肺主宣发,将津液输布于体表皮毛,使其被阳气蒸腾而形成汗液,并由汗孔排出体外。肺主呼吸,肺在呼气的同时也带走部分津液(水气)。②尿:尿液的形成与脾、肺、肾等脏腑的生理功能密切相关。脾气散精,将水谷精微(津液)上输于肺;肺通调水道,将津液下输肾和膀胱;肾蒸腾气化,将代谢后的废气及多余水液化为尿液并排出体外。③粪便:粪便是人体饮食水谷代谢后排出的糟粕,其排泄时能带走一些水液。腹泻时,大便中含水多,导致丢失大量的津液,易引起伤津脱液(表1-7)。

表1-7 脏与津液的排泄

脏 腑	机 制
肺	肺气宣发,形成汗液
	肺主呼吸,呼出水气
肾	肾气蒸化,生成尿液
大肠	传化糟粕,带走部分水分

《景岳全书·肿胀》曰:盖水为至阴,故其本在肾;水化于气,故其标在肺;水惟畏土,故其制在脾。若三脏任何一个环节病变,均可影响津液的生成、输布、排泄,破坏津液的代谢平衡,从而导致津液不足或水湿停滞等病理变化。

3.津液的功能

(1)滋润濡养:津液源于水谷精微,含有丰富的营养物质,且本身又是液态物质,故津液具有滋养和濡养脏腑组织器官的作用。一般来说,津的质地清稀,其滋润作用较明显;液的质地稠厚,其濡养效果较显著。如津液布散于肌表,则滋润肌肤毛发;流注于孔窍,则滋养和保护眼、鼻、口等;灌注于脏腑,则滋养内脏;渗入骨脑,则充养骨髓、脑髓和脊髓等;渗透于血脉,则充养血液,滑利脉道;流注于关节,则润滑关节。

(2)化生血液:津液经孙络渗入血脉之中,成为化生血液的基本成分之一,并起着濡养和滑利血脉的作用。当血液浓度增高时,津液就渗入脉中稀释血液,并补充血量。当机体的津液亏少时,血中之津液可以从脉中渗出脉外以补充津液。由于这种脉内外的津液互相渗透,机体可以根据生理、病理变化来调节血液的浓度,保持正常的血量。

(3)调整阴阳:津液代谢对调节机体的阴阳平衡,起着十分重要的作用,津液的代谢常常随着机体的生理状况和外界环境的变化而变化,通过这种变化来调节机体的阴阳之间的动态平衡。

(4)排泄废物:津液在其代谢过程中,能把机体的代谢产物通过汗、尿等方式不断地排出体外,使机体各脏腑的气化活动正常。若这一作用发生障碍,就会使代谢产物潴留体内,而形成痰、饮、水、湿等多种病理变化。

4.气、血、津液之间的相互关系　气、血、津液的性状及其功能,均有各自的特点。但是,这三者又均是构成人体和维持人体生命活动的最基本物质。三者的生成,均离不开脾胃运化而生成的水谷精气;三者在生理功能上,又相互依存、相互制约和相互为用。因此,无论在生理或病理情况下,气、血、津液之间均存在着极为密切的关系。

(1)气与血的关系:气主动,主温煦,属阳;血主静,主濡养,属阴。气和血,一阴一阳,互相维系存在着,包括"气为血之帅""血为气之母"两个方面(表1-8)。

表1-8　气与血的关系

项　目	功　能	机　理	表　现
气为血之帅	气能生血	营气生血;气化促进生血;脏腑之气生血	气旺,则血足;气虚,则血亏
	气能行血	气直接推动血行 脏腑之气推动血行	气行则血行;气虚、气滞,则血行不利,导致血瘀。气机逆乱,则血行妄乱:血随气升,可见面红目赤,甚则吐血;血随气陷,可见脘腹坠胀,甚则下血等
	气能摄血	血液正常循行于脉中离不开气的固摄作用	见脾统血的生理功能之中。脾气摄血则血行脉中;脾气虚而固摄无力,则血不循常道而溢出脉外,出现各种血证
血为气之母	血能载气	血运载营气、清气	若血不载气,则气无所依附而发生气脱
	血能养气	血液化生营气,血促进脏腑化气	血盛则气旺,血衰则气少

(2)气与津液的关系:气属阳,津液属阴。津液在体内的代谢,全赖于气的运动变化,而气在体内的存在,也赖于津液的承载。两者在生理、病理上都存在着密切的关系(表1-9)。

表1-9　气与津液的关系

项　目	功　能	机　理	表　现
气对津液	气能生津	脾胃化生津液,气可推动脾胃生津	脾胃之气健旺,则津液充足;脾胃之气虚衰,则津液亏少
	气能行(化)津	脾、肺、肾、三焦等脏腑的气化功能,促使津液的输布和排泄	气虚则推动无力,气滞则气化受阻,均可致津液停滞,即所谓"气不行水";而津液停聚也可致气机不利,即所谓"水停气滞";两者互为因果,可形成内生水湿、痰饮等病理变化
	气能摄津	肺、肾之气可调控汗、尿液	气虚则气的固摄作用减弱,可致体内津液无故流失,发生多汗、漏汗、多尿、遗尿等气不摄津证
津液对气	津能载气	津液是气的载体,气必须依附于津液,才能存于体内而不散失	津液的丢失,必致气的耗损。如因多汗、多尿和吐泄使大量津液流失时,可出现"气随津脱"之证

(3)血与津液的关系:血液和津液都是液态物质,均有滋润和濡养的作用,与气相对而言,二者皆属阴。因此,血和津液之间存在着生理上相互补充、病理上相互影响的关系。在生理上,血与津液的关系,主要表现为津血同源。在病理上,血与津液之间相互影响,常常形成津血同病、津血互损的病理变化(表1-10)。

表 1-10　血与津液的关系

功　能	机　理	表　现
津能生血	津液渗注于脉中,成为血液的重要成分	津血共同滋养濡润人体,若津不生血,则口干咽燥,皮肤干燥,尿少
血能化津	运行于脉中的血液,渗于脉外,则化生为津液	夺血者无汗,夺汗者无血

（王丹　郭强）

任务七　经　络

经络学说是研究人体经络系统的构成、循行分布、生理功能、病理变化及其与脏腑形体官窍等相互关系的学说,是中医学特有的重要组成部分。明代著名医家喻嘉言说:凡治病不明脏腑经络,开口动手便错。可见经络学说的重要地位。

一、经络的概念

经络,经络是经脉和络脉的总称,是运行全身气血,联络脏腑形体官窍,沟通表里上下,感应传导信息的通路,是人体结构的重要组成部分。

经者,径也。经脉贯通上下、沟通内外,是经络系统中纵行的主干,多循行于人体的深部。支而横出者为络。络脉是经脉别出的分支,多循行于较浅的部位,纵横交错,网络全身,无处不至。经络相贯,形似网络,遍布全身,内联脏腑,外络肢节,把人体脏腑与各个组织器官紧密地联结成一个统一的有机整体,使全身处于协调、平衡的健康状态。这种平衡一旦遭到破坏,就会导致疾病的发生(表 1-11)。

表 1-11　经与络的比较

项　目	经　脉	络　脉
意义	路径	网络
特点	主干,粗大	分支,细小
方向	纵行(个别横行)	纵横交错
分布	线状,有固定路线	网状,无固定路线,遍布全身
深浅	多行于深部	多行于表浅
数量	少,有一定数目	除十五络脉外多无具体数目
功能	主导作用,是气血运行的通道	补充作用、纽带作用,起渗濡灌注气血的作用

二、经络系统的组成

经络在内,连属于脏腑,在外联络于筋肉、官窍、皮毛。经络系统由经脉、络脉、经筋、皮部等组成(图1-4)。

1. 经脉　包括正经、奇经和经别。

(1)正经:有十二条,包括手、足三阴经和手、足三阳经,合称"十二经脉",它们是经络系统的主体,是气血运行的主要通道,所以又称为"正经"。和奇经八脉、十二经别、十五络脉等相互沟通配合而发挥相应的功能。十二经脉的主要特点是有阴阳表里的配合关系,共 6 组;经脉与脏腑直接联系;有比较完整的病候记载;均有本经自己的腧穴。

$$
\text{经络系统} \begin{cases} \text{经脉} \begin{cases} \text{十二经脉} \begin{cases} \text{手三阴经：手太阴肺经、手厥阴心包经、手少阴心经} \\ \text{手三阳经：手阳明大肠经、手少阳三焦经、手太阳小肠经} \\ \text{足三阳经：足阳明胃经、足少阳胆经、足太阳膀胱经} \\ \text{足三阴经：足太阴脾经、足厥阴肝经、足少阴肾经} \end{cases} \\ \text{奇经八脉：督脉、任脉、冲脉、带脉、阴维脉、阳维脉、阴跷脉、阳跷脉} \end{cases} \\ \text{络脉} \begin{cases} \text{十二经别、十二经筋、十二皮部：分手足三阴、三阳，与十二经脉相同} \\ \text{十五络脉} \begin{cases} \text{十二经脉、督脉、任脉之络} \\ \text{脾之大络} \end{cases} \\ \text{孙络：遍布全身} \\ \text{浮络：遍布全身} \end{cases} \end{cases}
$$

图 1-4　经络系统的组成

十二经脉有一定的起止、循行部位和交接顺序，在肢体的分布和走向有一定的规律，与体内脏腑有直接的络属关系。十二经脉对称分布于人体左右两侧，循行于上肢或下肢，每一经属于一脏或一腑。上下肢的内侧属阴，外侧属阳；脏属阴，腑属阳。因此，十二经脉的名称与手足、阴阳、脏腑三个要素相关。根据阴阳的盛衰，阴气初起为少阴，阴气较盛为太阴，两阴相交，阴气消尽为厥阴；阳气初起为少阳，阳气较盛为太阳，两阳相合，阳气极盛为阳明。故阴经分为少阴、太阴、厥阴；阳经分为少阳、太阳、阳明。三阴、三阳之间有对应关系，即太阴与阳明（位于身体前线）、少阴与太阳（位于身体后线）、厥阴与少阳（位于身体中线）。循行于上肢的有六条经，即手三阴经、手三阳经；循行于下肢的也有六条经，即足三阴经、足三阳经。十二经脉与内部脏腑有特定的联系，用"属""络"来概括，一条阴经属于一脏，一条阳经属于一腑，组成六对"表里相合"关系。凡是有表里关系的两条经脉，都在四肢末端交接，均循行分布于四肢内外相对应的前、中、后线的位置上，并各自属络于相为表里的脏或腑，即阴经属脏络腑，阳经属腑络脏。如手太阴肺经属肺络大肠，手阳明大肠经属大肠络于肺。互为表里的经脉在生理上密切联系，在病理上相互影响，在治疗时相互为用（表 1-12）。

表 1-12　十二经脉的命名规律及表里络属关系

位置	手		足	
	属脏为里	属腑为表	属脏为里	属腑为表
前线	手太阴肺经 ↔	手阳明大肠经	足太阴脾经 ↔	足阳明胃经
中线	手厥阴心包经 ↔	手少阳三焦经	足厥阴肝经 ↔	足少阳胆经
后线	手少阴心经 ↔	手太阳小肠经	足少阴肾经 ↔	足太阳膀胱经

注：内踝上 8 寸以下，厥阴经在前，太阴经居中，少阴经在后。

经络是人体气血运行的通道，而十二经脉则为气血运行的主要通道。气血在十二经脉内循环灌注，周而复始，环流不息，分布于全身内外上下，构成了十二经脉的气血流注。十二经脉循行方向是：手三阴经从胸走手，手三阳经从手走头，足三阳经从头走足，足三阴经从足走腹胸。十二经脉的交接规律是：相表里的阴经与阳经在手足末端交接；同名的阳经与阳经在头面部交接；相互衔接的阴经与阴经在胸中交接。十二经脉的气血循环流注是从手太阴肺经开始到足厥阴肝经为止，再由肺经逐经相传。这样，十二经脉之间构成一个"阴阳相贯，如环无端"的循行径路。十二经脉衔接、流注具体规律如图 1-5 所示。

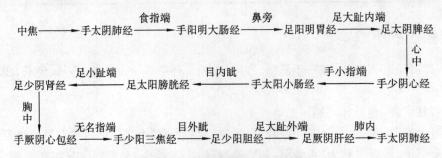

图 1-5　十二经脉衔接、流注规律

①十二经脉与脏腑的联络关系：联系脏腑最多的经脉是肾经（属肾，络膀胱，上贯肝，入肺中，络心）；

与胃有关的经脉有胃经(属胃)、脾经(络胃)、肺经(还循胃口)、小肠经(抵胃)、肝经(夹胃),共 5 条;与肺有关的经脉有肺经(属肺)、大肠经(络肺)、心经(上肺)、肾经(入肺中)、肝经(注肺),共 5 条;与心有关的经脉有心经(属心)、小肠经(络心)、脾经(流注心中)、肾经(络心),共 4 条。

②十二经脉与五官的联络关系:a. 到达眼部的经脉有 6 条:心经、小肠经、膀胱经、胆经、肝经、三焦经。b. 到达舌部的经脉有 2 条:脾经、肾经。c. 到达耳部的经脉有 3 条:膀胱经、三焦经、胆经。

(2)奇经:奇,有"异""不同"的意思,与"正"相对,有"别道奇行"的特点,有别于"十二正经",故称为奇经,有 8 条,即任脉、督脉、冲脉、带脉、阴跷脉、阳跷脉、阴维脉、阳维脉,合称"奇经八脉"。这 8 条经脉与十二经脉的循行路线不同,不像十二经脉那样有规律,也不像十二经脉那样存在必然的左右对称关系,大部分是左右对称、纵行的;也有横行的,如带脉;还有循行于人体中线的,例如任脉、督脉。奇经八脉无十二经脉之规则,除任、督二脉外,无自己的专穴,与脏腑不发生直接络属联系,也无阴阳表里配合关系,但却阴阳互根,与奇恒之腑有密切联系,沟通了十二经脉之间的联系,有统率、联络和调节十二经脉,主持生殖,以及影响衰老的作用。

(3)经别:有十二条,是从十二经脉别出的经脉,它们分别起自四肢,循行于体内脏腑深部,上出于颈项浅部。经别能加强十二经脉中相表里两经之间的联系并补正经之不足。阳经的经别从本经别出循行于体内后,仍回到本经;阴经的经别由本经别出循行于体内后,不回本经而与其相表里的阳经相合。

2. 络脉 是经脉的分支,有别络、浮络、孙络之分,循行部位较浅。别络:是较大的和主要的络脉。十二经脉与任脉、督脉各有一支别络,再加上脾之大络,合为"十五络脉"。浮络是循行于浅表部位而常浮现的络脉。孙络是最细小的络脉。它们主要是加强各部联系和网络经脉不及的部分。

三、经络的作用

1. 说明病理变化 说明病邪传注途径和疾病发展规律,在病理情况下,许多外感病的病邪均是由浅入深沿经络途径向里传变,并引起相应的临床症状;说明脏腑之间在病理上的相互影响和传变途径;阐明体表各种病理变化的发生机制,体表各种病理变化是有关经络脏腑病变的反映。

2. 指导辨证归经 由于经络系统各部的循行分布各有分部,脏腑官窍络属各有差异,所以可根据体表病变发生部位与经络循行分布的关系,推断疾病所在的经脉,此即"明部定经"。

3. 指导针灸治疗 临床上的一切病候,无不是脏腑经络的病理反应。因此,中医辨证论治必须以脏腑、经络理论为指导。特别是经络学说,对针灸治疗的指导作用更为直接而重要。

(王丹 郭强)

任务八 腧 穴

腧穴,俗称穴位,是脏腑经络气血输注出入体表的特殊部位,也是疾病的反应点和针灸、拔罐、推拿等治法的刺激点。"腧"与"输"同义,有输注、转输之意;"穴"即孔隙。腧穴既是疾病的反应点,又是护理操作的部位。通过各种方法刺激腧穴可以防治疾病,同时,也能反映脏腑器官的病证,即腧穴具有防治和诊断疾病的双重作用。

一、腧穴的分类

人体上的腧穴可分为十四经穴、经外奇穴和阿是穴三类。

1. 十四经穴 十二经脉和任督二脉,共计十四条,这些经脉的循行路线上均分布有固定的腧穴,称为"十四经穴",简称"经穴"。十四经穴共有 361 个穴名,全身共计 670 个。这些经穴具有固定的名称、固定的位置,具有反映、治疗所属经脉、脏腑病证的作用。

2. 经外奇穴 凡未归入十四经穴范围,而有具体的位置、名称和主治的腧穴,称为"经外奇穴",简称"奇穴"。奇穴有具体的穴名,可一名一穴,也可一名多穴,例如,十宣、八邪等;有固定的位置,但分布较分散;有的在十四经(十二经脉和任脉、督脉)循行路线上,有的不在十四经循行路线上,但与经络系统有密切联系;主治范围比较单一,但有特殊疗效,如四缝治小儿疳积,百劳穴治瘰疬等,因此在临床上奇穴被广泛应用。

3. 阿是穴 阿是穴是指既无具体名称,亦无固定位置,而是以压痛点或其他反应点作为针灸施术部位的腧穴。《黄帝内经》中讲的"以痛为腧"就是指阿是穴。阿是穴分布多在病变附近,补充了经穴和奇穴的不足。脏腑病变时,往往在体表有反应点,即阿是穴,通过一定的方法刺激该穴位,就能起到治疗脏腑疾病的功效。

二、腧穴的作用

1. 近治作用 腧穴均具有治疗其所在部位局部及邻近组织、器官病证的作用。这是一切腧穴主治作用所具有的共同的和最基本的特点,是"腧穴所在,主治所在"规律的体现。如睛明治疗眼病,迎香治疗鼻病,四肢的穴位均可治半身不遂、关节疼痛等证,阿是穴能治疗所在部位的疼痛等。

2. 远治作用 腧穴具有治疗与其距离较远部位的脏腑、器官、组织病证的作用,是"经脉所及,主治所及"的规律反映。这是十四经穴主治作用的基本规律。在四肢肘、膝以下的腧穴,不仅能治疗局部病证,还能治疗本经循行所过处的远隔部位的脏腑、组织器官的病证。如足三里,不仅能治疗下肢的病证,还可治疗胃肠病。

> **千金四总穴歌**
> 面口合谷收,头项寻列缺
> 肚腹三里留,腰背委中求

3. 特殊作用 某些穴位具有相对的特异治疗作用,并且疗效显著。针刺某些腧穴时,对机体的不同状态起着双向的良性调整作用。如:心动过速时,针刺内关能减慢心率;心动过缓时,针刺内关可加快心率。大便秘结时针刺天枢,能通便;腹泻时针刺天枢,能止泻。另外,腧穴的治疗作用还具有相对的特异性,如:至阴能矫正胎位不正,大椎能退热,胆囊能治疗胆绞痛等。

三、腧穴的定位方法

1. 体表标志定位法 该法以人体解剖学的体表标志为依据确定腧穴的具体位置。可分为固定标志定位和活动标志定位两种。

(1)固定标志定位:利用不受人体活动变化影响而固定不移的标志定位。如五官、发际、指(趾)甲、乳头、肚脐等,作为取穴标志。例如,脐下 3 寸定关元;两乳头连线中点定膻中(图1-6);两眉中间定印堂(图1-7)等。

(2)活动标志定位:利用关节、肌肉、肌腱、皮肤等随着适当的活动而出现的关节的空隙、肌肉的隆起或凹陷、皮肤的皱纹等来取穴的方法。例如:张口时在耳屏前凹陷处取听宫;咀嚼时咬肌隆起处取颊车等。

2. 骨度折量定位法 以体表骨节为主要标志,测量周身各部的长度和宽度,定出分寸,用于腧穴定位的方法。无论男女、老幼、高矮、胖瘦,均可按此标准在其自身测量。

3. 指寸定位法 依据患者本人手指所规定的分寸量取腧穴的方法,也称同身寸(有中指同身寸、拇指同身寸和一夫法等)。

(1)中指同身寸:以患者中指屈曲时中节内侧两端纹头之间的距离为 1 寸。

(2)拇指同身寸:以患者拇指指间关节横纹处的宽度为 1 寸(图1-8)。

(3)横指同身寸(一夫法):让患者将食指、中指、无名指和小指并拢,以中指中节横纹为标准,四指的宽度为 3 寸(图1-9),食指、中指宽度为 1.5 寸(图1-10)。

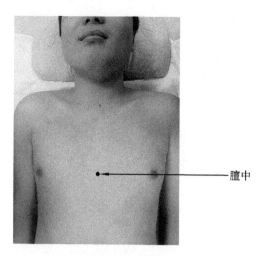

图 1-6　膻中

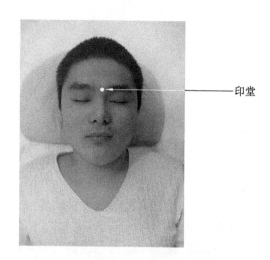

图 1-7　印堂

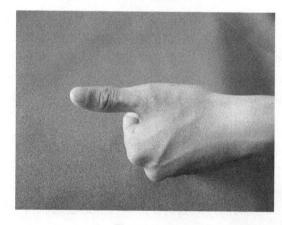

图 1-8　1 寸

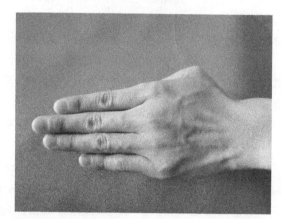

图 1-9　3 寸

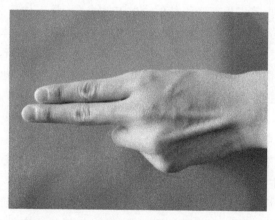

图 1-10　1.5 寸

4. 简便取穴法　从临床实践中总结出来的简便易行的取穴法。例如,两手虎口相对交叉,一手食指指腹按到另一手腕部桡骨茎突上,食指尖下取列缺;两耳尖直上连线的中点取百会;站立时双手自然下垂,中指尖处取风市。

(王丹　王智申)

Note

任务九　病因、病机

一、病因

病因是导致疾病发生的原因。病因种类繁多,根据病因的来源、形成、发病途径及致病特点的不同,将病因分为外感致病因素(六气异常、疠气传染)、内伤致病因素(七情内伤、饮食失宜、劳逸失度)、继发致病因素(痰饮、瘀血、结石)以及其他致病因素(持重努伤、跌仆、金刃、外伤及虫兽所伤)等。

1. 外感致病因素

(1)六淫:风、寒、暑、湿、燥、火(热),是六种外感病邪的统称。人类长期生活在六气交互更替的环境中,对其产生了一定的适应能力,一般不会致病。但在自然界气候异常变化,超过了人体的适应能力,或人体的正气不足,抵抗力下降,不能适应气候变化而发病时,六气则成为病因。此时,伤人致病的六气便称之为"六淫""六邪"。六淫致病,除气候因素外,还包括了生物(细菌、病毒等)、物理、化学等多种病因。

(2)疠气传染:疠气,指一类具有强烈致病性和传染性的外感病邪。在中医文献中,疠气又称为"疫毒""疫气""异气""戾气""毒气""乖戾之气"等,是有别于六淫而具有强烈传染性的外感病邪。疠气可以通过空气传染,经口鼻侵入致病;也可随饮食、蚊虫叮咬、虫兽咬伤、皮肤接触等途径传染而发病。疠气侵入,导致多种疫疠病,又称疫病、瘟病,或瘟疫病。

2. 内伤致病因素

(1)七情内伤:七情,是指喜、怒、忧、思、悲、恐、惊七种正常的情志活动,是人体的生理和心理活动对内外界环境变化产生的情志反应,属人人皆有的情绪体验,一般情况下不会导致或诱发疾病。

七情内伤是引起脏腑精气功能紊乱而致疾病发生的一类病因。七情内伤致病,因其直接损伤内脏精气,故可导致或诱发多种情志病和身心疾病。

(2)饮食失宜:饮食是人类赖以生存和维持健康的基本条件,是人体后天生命活动所需精微物质的重要来源,但饮食要有一定的节制。如果饮食失宜,可成为病因而影响人体的生理功能,导致脏腑机能失调或正气损伤而发生疾病。由于饮食物主要是依赖脾胃的纳运作用进行消化吸收,故饮食失宜,主要是损伤脾胃,因而称"饮食内伤"。但在病理过程中,还可导致食积、聚湿、化热、生痰、气血不足等病变。因此,饮食失宜是内伤病的主要致病因素之一。饮食失宜包括饮食不节、饮食不洁和饮食偏嗜三个方面。

(3)劳逸失度:劳动与休息的合理调节,也是保证人体健康的必要条件。如果劳逸失度,或长时间过于劳累,或过于安逸静养,都不利于健康,可导致脏腑经络及精、气、血、津液的失常而引起疾病发生。因此,劳逸失度也是内伤病的主要致病因素之一。

3. 继发致病因素　在疾病过程中,原因和结果相互作用,在某一病理阶段中是结果,在另一阶段又能作用于人体,干扰机体的正常机能,可加重病理变化,或引起新的病变发生,成为新的致病因素,如痰饮、瘀血、结石等,故将其称为"继发性病因",或"内生有形实邪"。

4. 其他致病因素　除六淫、疠气传染、七情内伤、饮食失宜、劳逸失度、病理产物之外的致病因素,统称为其他致病因素,主要有外伤、诸虫、药邪、医过、先天因素等。

二、病机

病机,即疾病发生、发展与变化的机理。临床上疾病多种多样,但不同病证的病理发展过程都离不开邪正盛衰、阴阳失调和精、气、血、津液的病理变化。

1. 邪正盛衰　正气,是指人体的生理功能及其对外界环境的适应能力、抗邪能力及康复能力,简称为"正"。邪气,则泛指各种致病因素,简称为"邪"。邪气对机体的正气起着损害作用,而正气有康复机能及对邪气的抗御、驱除作用。邪正双方不断斗争的态势和结果,不仅关系着疾病的发生,而且直接影响着疾病的发展和转归,同时也决定病证的虚实变化。从一定意义上来说,疾病的发生是机体正气与致病邪气之间相互斗争,发生盛衰变化的反映。

2.阴阳失调 在疾病的发生发展过程中,各种致病因素的影响,导致机体的阴阳双方失去相对的平衡协调而出现的阴阳偏胜、偏衰、互损、格拒、亡失等一系列病理变化。

3.精、气、血的失常 精、气、血是构成人体的基本物质,也是人体各种生理活动的物质基础。人体的精、气、血失常,会影响机体的各种生理机能,而导致疾病的发生。精、气、血又是脏腑机能活动的产物,因此脏腑发生病变,也会引起精、气、血的病理变化。精、气、血失常,包括精、气和血的不足及其各自生理功能的异常,精、气、血互根互用关系失常等病理变化。

4.津液代谢失常 津液的代谢,是津液不断生成、输布和排泄的过程。津液代谢是一个复杂的生理过程,必须由多个脏腑的相互协调才能维持正常,以肺、脾、肾三脏的作用尤为重要,而其核心是气对津液的作用。因此,如果肺、脾、肾等有关脏腑生理机能异常,气的升降出入运动失去协调,气化过程失序,均能导致津液生成、输布或排泄的失常,包括津液不足及津液在体内滞留的病理变化。

（王丹　王智申）

任务十　预防与治则

一、预防

预防是指采取一定的措施,防止疾病的发生与发展。《素问·四气调神大论》曰:圣人不治已病治未病,不治已乱治未乱。中医护理的预防原则是未病先防和既病防变。

1.未病先防 正气不足、邪气侵犯可导致疾病的发生。未病先防,就是在疾病未发生之前,采取各种措施,防止疾病的发生。具体措施如下。

(1)调养正气,增强体质:精、气、血充足,则脏腑功能健全,阴阳平衡,正气充足,抗病力强;精、气、血亏乏,则脏腑功能低下,阴阳失衡,正气不足,抗病力弱。调养正气应做到:①调畅情志:神为形之主,得神者生,失神者死。突然、强烈、持久的精神刺激可致脏腑气机紊乱,气血阴阳失调,而致疾病。心情舒畅,保持良好的心理状态,避免外界环境对人体的不良刺激,可使气机调畅,气血平和,正气充沛,抗邪有利。②坚持锻炼:流水不腐,户枢不蠹,动也,形气亦然。坚持锻炼应形神兼练、协调统一、循序渐进、有张有弛。③顺应自然:天人相应,春夏养阳,秋冬养阴。④注意饮食起居:全面膳食;日出而作,日落而息;劳逸适度。

(2)防止病邪的侵害:病邪是导致疾病发生的重要原因。防止病邪侵害是指平时要讲究卫生,保护环境,防止空气、水源和食物不受污染;注意气候的变化,提倡"虚邪贼风,避之有时";注意患者的消毒隔离,以避其传染。

(3)药物预防和人工免疫:①药物预防:如大蒜、板蓝根、大青叶、茵陈、栀子等。②人工免疫:人痘接种法预防天花。

2.既病防变 疾病已经发生,应该争取早期诊断,早期治疗,防止病情的进一步发展和传变,达到早日治愈疾病的目的。

(1)早期诊治:《素问·阴阳应象大论》指出:故邪风之至,疾如风雨,故善治者治皮毛,其次治肌肤,其次治筋脉,其次治六腑,其次治五脏。治五脏者,半死半生也。

(2)控制传变:阻截病传途径,先安未受邪之地。《金匮要略》指出:见肝之病,知肝传脾,当先实脾。

(3)预后防复:疾病愈后,要防止反复发作,即为预后防复。

二、治则

治则是治疗(护理)疾病时所必须遵守的法则,是在中医学理论指导下,根据辨证的结果,确立指导治疗(护理)疾病的总原则。包括施护求本、扶正祛邪、相因制宜、调整阴阳。

1. 施护求本 治疗疾病时,必须寻求疾病的本质,并针对其本质进行治疗。治病求本的"本",是指疾病的病因病机。如头痛多由外感、血虚、血瘀、痰湿、肝阳上亢等原因引起,可采用解表、养血、活血化瘀、燥湿化痰、平肝潜阳等方法。就正邪而言,正气是本,邪气是标;就病因与症状而言,病因是本,症状是标;就病变部位而言,内脏是本,体表是标;就发病先后而言,旧病、原发病是本,新病、继发病是标。

(1)护标与护本:

①急则治其标:标病危急,当先治其标,否则危及患者生命或者影响对本病的治疗。如对于大出血患者,给予止血,以治其标。

②缓则治其本:标症不急,当采用治本的办法,找出疾病的本质,解除病证的根本,则标症自愈。如肺痨咳嗽,阴虚为本,咳嗽为标,滋阴润肺治其本,咳嗽自然消除。

③标本同治:疾病标本俱急,不允许有先后,则标本同治。如患者发热心烦、腹胀满硬,疼痛拒按、大便燥结、小便短赤、口干渴、舌苔黄燥等;实热内结为本,阴液受伤为标;标本兼顾,清泻实热以治本,滋阴润燥以治标。

(2)正护与反护:

①正护(逆护):逆其疾病证候性质而治的一种治疗法则。适用于疾病征象与疾病的本质相一致的病证。主要内容如下。

a. 寒者热之:寒证表现为寒象,用温热性质方药治疗,如用生姜散寒。

b. 热者寒之:热证表现为热象,用寒凉性质方药治疗,如用金银花清热。

c. 虚则补之:虚证表现为虚象,用补益性质的方药治疗,如用人参补气。

d. 实则泻之:实证表现为实象,用攻邪泻实的方药治疗,如用大黄通便。

②反护(从护):顺从疾病证候假象而治的一种治疗原则。适用于疾病临床表现与疾病的本质相反的病证。主要内容如下。

a. 寒因寒用:用寒凉性质药物,治疗假寒症状的病证。如真热假寒证。

b. 热因热用:用温热性质药物,治疗假热征象的病证。如真寒假热证。

c. 塞因塞用:用补益药物,治疗闭塞不通症状的虚证。如脾虚脘腹胀满。

d. 通因通用:用具有通利作用药物,治疗通泻症状的实证。如食积泄泻。

(3)病护异同:

①同病异护:对同一种疾病发生发展过程中所表现出的不同证候,采用不同的护理方法。

②异病同护:对不同疾病发生发展过程中所表现出的相同证候,采取同样的方法进行护理。

2. 扶正祛邪

(1)扶正:扶助机体正气,增强体质,以提高机体抗病能力的一种治则。适应证为虚证,如补气、温阳、养血、滋阴等。

(2)祛邪:祛除邪气,以排除或减弱病邪的侵袭和损害的一种治则。适应证为实证,如解表、清热、散寒、利湿、化瘀等。

(3)祛邪与扶正并用:扶正使正气加强,有助于机体抵御或祛除病邪;祛邪能够排除病邪的侵害和干扰,使邪去正安,则有利于正气的保存和恢复。适应证为虚实夹杂证。根据主次、先后不同,分别运用。原则为"扶正而不留邪,祛邪而不伤正"。

3. 相因制宜 治疗和护理时,针对疾病发生发展的具体情况,因时、因地、因人制宜。

(1)因时制宜:根据不同季节的气候特点决定治疗原则。四时气候变化,对人体生理病理有一定影响,而反常的气候则更是诱发疾病的重要条件。根据不同季节气候特点来确定保健、养生、用药、护理的原则,称为因时制宜。如夏天人体肌腠疏泄,汗出较多,受风寒而外感时,在用药上不宜过于辛温,以防开泄太过,损伤津气,在护理上应尤其重视补充津液、清降暑热;冬天则腠理致密,不易发汗,外感风寒时可适当重用辛温,以利病从汗解,在护理上尤为重视保暖防风,饮食热粥以助汗,使寒从汗解。

(2)因地制宜:根据不同的地理环境,来确定治疗原则。不同的地理环境与生活习惯,可以直接影响到人体的生理与病理变化,因此,根据地理环境与生活习惯的特点来确定临床护理的原则、保健和用药,称因地制宜。如西北地高气寒,病多风寒,温热药的用量及对风寒的护理就有侧重,而寒凉之剂就必须慎用;东南地区地处卑湿,气候潮湿温暖,病多温热、湿热,在护理上,清凉与化湿护理法就应侧重,温热与助湿之剂必须慎用。

(3)因人制宜:根据患者年龄、性别、体质、生活习惯等确定治疗原则。根据患者的不同年龄、性别、生活习性、体质强弱、文化修养以及精神状态的特点,进行辨证施护,称为因人制宜。在药量上成人用量大于儿童;在同一条件下,不同体质的人患同样疾病,男、女、老、少用量不尽相同。强壮的人药量宜稍大,虚弱之体药量宜稍轻。因每一个人的身体素质有阴、阳、虚、实之别,对阴虚之体者慎用温燥药,阳虚之体者慎用苦寒药,脾虚之体者慎用滋腻药,而妇女又因有经、产、胎、带的生理与病理变化,在护理中都应予以注意。

4.调整阴阳 疾病的发生,其本质是机体阴阳相对平衡遭到破坏,出现体内阴阳偏盛、偏衰的结果。所以,调整阴阳,补偏救弊,恢复阴阳的相对平衡,是护理疾病的根本法则之一。

(1)损其有余:对阴阳偏盛,阴或阳一方过盛、有余的病证,采用"损其有余"的护理方法(实则泄之)。如对阳热偏盛的实热证,以"热者寒之"的方法,清泻其阳热。对阴寒偏盛的寒实证,以"寒者热之"的方法,温散其阴寒。

(2)补其不足:对阴或阳的某一方不足或偏衰的病证,采用"补其不足"的护理方法(虚则补之)。如采用阴虚以滋阴、阳虚以补阳、阴阳两虚则阴阳双补的方法,以补其不足。

由于阴阳具有互根互用关系,故阴阳偏衰亦可互损。因此,在调整阴阳盛衰时,还应兼顾其另一方面,做到"阳中求阴"或"阴中求阳"。此外,从阴阳的广义来讲,解表攻里、升清降浊、寒热温清、补虚泻实、调和营卫等方法均属调整阴阳的范围。

(王丹 王智申)

任务十一 推拿手法

一、推拿疗法

推拿疗法是在中医的脏腑、经络学说的指导下,通过各种推拿手法,作用于人体一定部位或穴位上,以达到防治疾病目的的一种传统治疗方法。推拿疗法可疏通经络、调和气血、滑利关节、松解粘连、扶伤止痛、祛邪扶正、平衡阴阳、调理脏腑等,作为一种非药物的自然疗法、物理疗法,广泛应用于疾病的治疗与预防。

1.适用范围 推拿疗法适用范围广泛,涉及各科疾病。同时亦用于保健、美容、减肥等方面。

2.禁忌证

(1)烈性和急性传染病,各种感染性疾病(如脓肿、骨结核、蜂窝织炎、化脓性关节炎等)。

(2)皮肤病的病变部位、烧烫伤处,开放性创伤、骨折或关节脱位及出血部位。

(3)各种恶性肿瘤,严重肺、心、肾、肝等脏器疾病。

(4)精神病患者,久病、年老体弱、幼儿经不起手法者。

(5)妇女妊娠期、经期、产后。

(6)酒醉、饥饿、剧烈运动后。

Note

3.注意事项

(1)过饱、过饥、过劳、精神紧张时,不宜立即治疗。

(2)治疗中如有头晕等不适,应当停止推拿,予以卧床休息;老年人和儿童应有专人陪护。

(3)注意安排好患者体位,嘱咐其放松,操作者根据患者的体位和施术部位选择好合适的位置、步态、姿势,以有利于发力和持久操作,并避免自身劳损。

(4)推拿时间:一般实证宜选用重手法,操作时间短;虚证宜选用轻柔的手法,操作时间长。急性病操作时间短些,慢性病操作时间要长些。

二、常用推拿基本手法

推拿手法是指医者运用自己的双手或肢体其他部位在患者的体表、受伤部位、不适所在处、特定的腧穴、疼痛的地方等,运用手法,以期达到疏通经络、推行气血、调和阴阳的疗效。推拿手法多样,常用的有推、擦、滚、揉、摩、按、拿、捏、拍等。

1.推法 推法是用指、掌或肘后鹰嘴部着力于一定的部位上,缓缓地做单方向的直线推动。推法中按作用部位不同可分为三种:有以拇指为力点的,称拇指推法;有以手掌为力点的,称掌推法;有以用肘尖为力点的,称为肘推法。按照推的方向不同,又可分为直推法、分推法和合推法。根据用力的大小可分为轻推法和重推法,全掌重推法时,四指并拢,拇指分开,掌根着力,虎口稍抬起,必要时可用另一手掌面重叠按压于手背上,双手同时向下加压推动。

(1)动作要领:推法要求指、掌等着力部分紧贴皮肤,用力要平稳而着实,做直线的单向运动,推动时速度要缓慢而均匀,不可强硬用力,以免损伤皮肤或引起不适感。

(2)临床应用:实施推法时体表受力较大,但推行速度相对缓慢。其意是推动气血的运行。推法可以在全身各部位使用,轻推法具有镇静止痛、缓和不适感等作用;重推法具有疏通经络、理筋整复、缓解痉挛、加速静脉血和淋巴液回流等作用。具有调和气血、温经活络、健脾和胃、活血止痛等功能,适用于头晕头痛、肩背酸痛、胁肋胀满、脘腹胀痛等病证,临床上小儿推拿中此手法用得比较多。

2.擦法 擦法是用手掌掌面或大、小鱼际着力,紧贴皮肤,做直线往返的快速摩动。

(1)动作要领:擦法在操作时要求沉肩、垂肘、腕部平伸,以肩关节为支点,带动肘关节屈伸,使前臂与腕、手部保持一致,做前后或左右直线往返摩擦,不可歪斜。术者手掌向下的压力要均匀适中,以擦动时皮肤不起褶皱为宜;速度一般要快,往返距离要长,动作要均匀而连贯,但不宜久擦,以局部皮肤充血潮红为度,防止擦伤皮肤。

(2)临床应用:擦法是一种柔和温热的刺激,具有温经通络、行气活血、消肿止痛的作用,常用于虚寒证候,可以提高局部皮肤与组织温度,增强机体抗寒能力。根据不同的推拿部位,可采用不同的手形,如四肢关节部宜用大鱼际擦,背腰骶部宜用掌或小鱼际擦,肌腱与小关节处用拇指指腹擦。

推擦法都可用于推拿的开始和结束,或手法转换的间隙,以缓和疼痛或不适感。

3.滚法 用手背近小指部位或小指、无名指和中指的掌指关节着力于一定部位,通过腕关节的连续伸屈和前臂的旋转协调运动,带动小指掌指关节背侧及部分小鱼际在体表一定部位反复往返滚动的一种手法。

(1)动作要领:小指掌指关节背侧及部分小鱼际要紧贴体表,肩、臂放松,肘关节微屈,约120°,前臂的内、外旋及腕关节的伸屈运动要协调,压力、频率、腕臂摆动幅度要均匀,动作要有节律,动作过程中不可有移动或跳动现象,每分钟来回摆动120次左右。

(2)临床应用:滚法特点是接触面广,压力较大,渗透力较强。本法多用于颈项、肩背、腰臀等肌肉较丰厚部位。具有舒筋活血、通络止痛、滑利关节、消除疲劳等作用,主治风湿酸痛、肌肤麻木、肢体瘫痪、运动功能障碍等症。

4.揉摩法 揉摩法是用指、掌、肘等部位着力于体表一定的部位上,做圆形或螺旋形的活动的方法。着力部位吸定皮肤并带动该处的皮下组织活动者,称为揉法;不吸定皮肤而着力部位在体表环旋滑动者,称为摩法;二者结合或介于二者之间者,称为揉摩法。揉法常用全手掌、掌根、大鱼际、小鱼际、拇指或四指指腹等着力,分别称为掌揉法、指揉法等;摩法常用食、中、无名指指面或手掌面着力,分别称为指摩法、掌摩法。

(1)动作要领:二者操作时都需要手腕放松,指掌关节自然伸直,随动作自然地屈伸。揉法要"吸定",是指手指或掌要紧贴在皮肤上,不与皮肤之间产生摩擦。揉摩时动作要缓和、协调,可沿顺时针或逆时针方向操作,每分钟约 120 次。

(2)临床应用:揉摩法能促进血液循环,改善局部组织的新陈代谢,具有和中理气、活血散瘀、缓和肌紧张及强手法刺激等引起的疼痛不适的作用。揉法与按法结合,称按揉法,可以深入肌筋深部,缓解痉挛、软化瘢痕、松解粘连,主治脘腹胀满、胸闷胁痛、便秘泄泻、头痛眩晕、口眼歪斜、耳聋耳鸣、疳积等病证。摩法具有益气和中,消积化滞,疏肝理气,调节肠胃,活血散瘀,消肿止痛等作用,适用于全身各个部位。主治外伤肿痛、脘腹胀满、消化不良、泄泻便秘、月经不调等病证,常用于消化道疾病及软组织急性损伤者。

5.按法 用指、掌、肘或肢体其他部分着力,由轻到重、由浅到深地逐渐按压人体一定的部位或穴位,达到作用层次时,停留一段时间(10～30 秒),再由重到轻地缓缓放松,可反复多次。用指端或屈曲的指间关节突起部着力者,称为点法,用指腹、掌根或全掌着力者称为按法(指按法、掌按法);用肘后尺骨鹰嘴突起部着力重按者,常称为(肘)压法,用指甲着力则称为掐法。

(1)动作要领:按压时方向要与体表垂直;着力部位要紧贴体表,不可在皮肤上滑动;用力要由轻到重,缓缓增加;动作要稳而持续,使力量达到组织深部;点按穴位要准确;用力以患者有酸、胀、热、麻等感觉为度。

(2)临床应用:按法是刺激性较强的一种手法,适用于全身各个部位,可以解痉散结、通经活络、镇痛移痛、整形复位,具有良好的放松肌肉、消除疲劳等作用。点法多用于穴位与压痛点,有"点穴疗法"和"以指代针"之称。肘压法常用于肌肉丰厚的部位或体质壮实的人。掐法常用拇指指甲掐刺穴位,适用于四肢、头面部,有开窍醒脑、回阳救逆、镇惊安神、行气通络等作用,主治惊厥、昏迷、中暑、惊风等危急病证,如急救昏迷患者时掐人中、掐十宣。临床应用按法后常用揉法辅助,以缓和刺激。

6.拿法 用单手或双手的拇指与其他手指指面相对用力,在一定的穴位或部位上进行有节律的拿捏。一般拿法作用较深,一直可到肌肉层;捏法作用只到皮下组织,二者合称为拿捏法。拿捏住肌肉或皮下组织后,向上提起,称为拿提法。捏法也可以用半握拳屈曲的食指第二节的桡侧面与拇指指腹相对操作,尤其当皮下组织较丰厚时。

(1)动作要领:拿捏法操作时注意肩臂放松,手腕灵活,前臂发力,以掌指关节活动为主,以五指掌面为接触面,与体表皮肤吸定拿捏。用力要先由轻到重,再由重到轻,动作要缓和而连贯。

(2)临床应用:拿捏法具有疏通经络、解表发汗、镇静止痛、开窍提神、缓解痉挛等作用。常配合其他手法用于颈项、肩背、四肢等部位。一个部位拿 1～3 次即可。

7.拍法 五指自然并拢,掌指关节微屈,使掌心空虚,然后以虚掌节律地拍击治疗部位。

(1)动作要领:本法要求指实掌虚,利用气体的振荡,虚实结合。要做到拍击声"声声清脆"而不甚疼痛。操作时要以腕力为主,灵活自如,一般拍打 3～5 次即可;对肌肤感觉迟钝麻木者,可拍打至表皮微红充血为度。

(2)临床应用:本法适用于肩背、腰骶、股外侧、小腿外侧诸部,具有行气活血、舒筋通络的功效,也常作为推拿结束时的手法。

8.拔伸法 拔伸即牵拉或牵引,固定肢体或关节的一端,牵拉关节的另一端使包绕关节的肌肉、韧带、筋膜等软组织发生不同长度的延长。

(1)动作要领:

①颈部拔伸法:患者正坐,医者站于其后,用双手拇指托于枕骨隆凸的侧下方,食、中指托于被推拿者两侧下颌骨,然后逐渐用力向上拔伸。也可用一手肘弯部托患者下颌,手扶住其对侧头部,另一手托住其枕后部,两手同时用力向上拔伸,牵引颈脊柱。

②肩部拔伸法:患者坐位,患肢放松,医者站于后外侧,用双手握住其腕部慢慢向上牵拉。动作要缓

和,向下拔伸时坐低凳。

③腕部拔伸法:患者坐位,医者对面而会,用双手握住患手腕掌部,逐渐用力拔伸,与此同时嘱患者上身略向后仰,形成对抗牵引。

④指间关节拔伸法:用一手握住患者腕上部,另一手捏住患指端,两手同时向相反方向用力,拔伸。

⑤踝关节拔伸法:患者仰卧位,医者双手分别握住足跟和足掌,逐渐用力拔伸踝关节。

拔伸应顺势而行,因势利导,操作时要与患者配合密切,嘱患者注意放松。用力要持久、稳定、均匀,缓缓用力拔伸,由轻到重。拔伸时用力与拔伸强度要恰如其分,适可而止,切忌粗暴,以免发生损伤。

(2)临床应用:拔伸法的作用主要是拉宽关节间隙,调整有关的肌肉、韧带等软组织,理顺筋骨、松解粘连、滑利关节。

9.叩击法 用十指、手掌、空拳或桑枝棒叩击拍打体表。击法力重,常用拳背、掌根、小鱼际或桑枝棒以单手操作,叩法力轻。"轻击为叩",常用半握拳或伸开手掌的尺侧面操作,双手上下交替进行叩打。若用单手虚掌叩击,则称拍法。

(1)动作要领:击法力重,动作要快速而有弹性,一击即起,方向要与体表垂直,动作要均匀而有节奏,一般3～5次即可。叩法操作时腕部要放松,自由屈伸,使动作轻快、柔和而有节奏。

(2)临床应用:运用叩击时的冲击力,使组织发生震动,具有良好的舒筋通络、行气活血作用。叩法轻柔,能够缓解肌肉痉挛、紧张,消除肌肉酸痛,恢复运动后疲劳;击法还有兴奋作用,提高肌肉兴奋状态。

10.抖法 抖法分肢体抖动和肌肉抖动两种。肢体抖动时,用单手或双手握住患者的肢体远端,在轻微的持续牵引下,稍用力做连续小幅度的上下快速抖动。肌肉抖动时,用手轻轻拿住肌肉,进行短时间的左右快速振动。

(1)动作要领:抖法动作要连续、均匀;频率由慢到快,再由快到慢;抖动的幅度要小,频率要快,用力不要过大。抖动波要沿肢体向远端方向传导。

(2)临床应用:本法适用于四肢部,可调和气血,顺理筋脉,疏筋通络,滑利关节,放松肌肉,加速疲劳的消除,提高肌肉的工作能力,适用于肩臂疼痛、腰腿疼痛等症。搓抖法往往联合应用,作为上肢推拿的结束手法。

任务实施

一、运用基本手法按摩常用穴位

操 作 步 骤	操 作 内 容
制订计划	确定具体按摩部位运用何种按摩手法
推法	推项部韧带(指推法)

续表

操作步骤	操作内容
推法	推背部足太阳膀胱经（掌推法）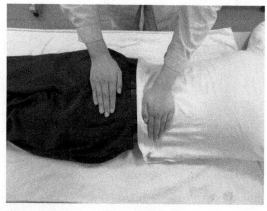
擦法	搓擦命门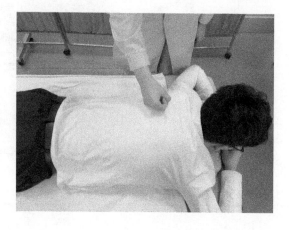
揉法	揉脊柱两侧肌肉

操作步骤	操作内容
揉摩法	点揉风池 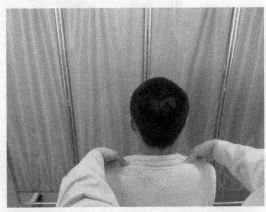
按法	按揉肩井（指按法） 按背部足太阳膀胱经（肘按法）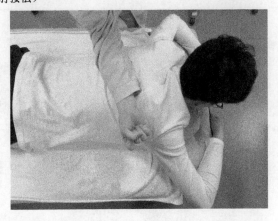

操作步骤	操作内容
按法	按背部足太阳膀胱经（掌按法）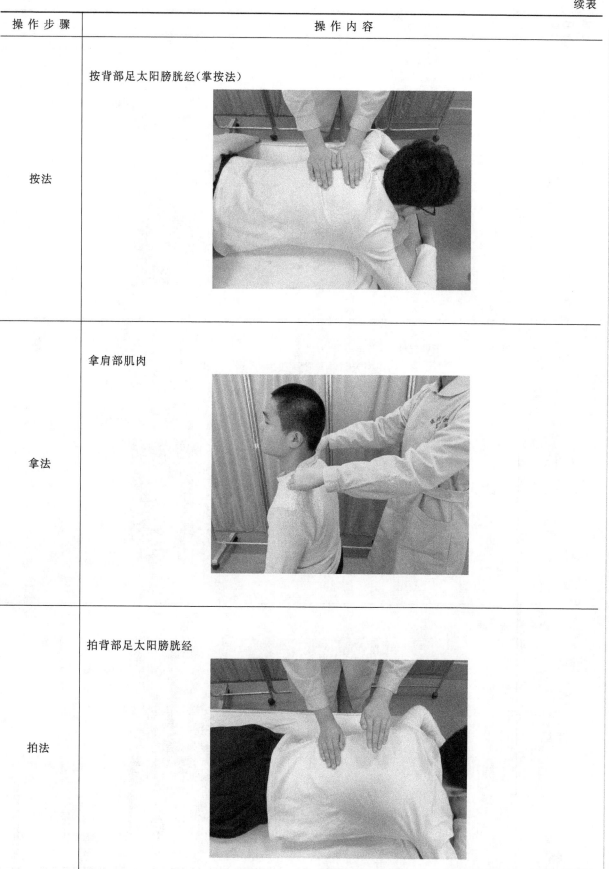
拿法	拿肩部肌肉
拍法	拍背部足太阳膀胱经

操 作 步 骤	操 作 内 容
拔伸法	牵拉颈项部 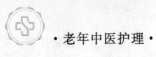
叩击法	叩击背部足太阳膀胱经
抖法	抖上肢

任务十二　对患者进行适当的健康宣教

随着人类社会的不断进步,以及生活水平的逐步提高,人们尤其是住院患者迫切需要了解有关促进健康和维持健康的知识,从而能够形成健康的行为。人们不但要求医生会看病,护士会护理患者,而且要求医护人员会解释病情;不但要求看好病、治好病,而且希望得到保健知识,得到精神安慰和心理抚慰;不但有病时靠医生诊治,也希望无病时自己会预防、会保养。这就对护理工作者提出了新的工作要求,即健康宣教。它既是护理实践的重要环节,也是探索整体护理、实现优质临床护理效果不可或缺的一部分,对建立良好和谐的护患关系有很好的促进作用,同时,对患者病情的康复也有积极的影响。

有效的健康宣教不仅可以使患者对疾病有正确的认识,还能告知患者如何对疾病正确地预防。健康宣教实质贯穿于疾病的预防、治疗、护理整个过程。它作为心理护理手段的优越性体现在防病于初始,断患于未然。其重要性不言而喻。健康宣教是建立良好护患关系的良方。健康宣教之一的入院宣教是建立良好护患关系的基础。护理人员有效的入院宣教可协助患者积极调整好心理状态,较快适应医护环境,不仅可以为后期的治疗与护理奠定良好的基础,同时也在患者心中留下了护理人员的亲切感和专业感。这些良好的基础情绪的建立能够有效保证良好的护患关系。

老年人常见病的健康宣教方法如下。

1. 颈椎病

(1)注意平时颈部功能锻炼,经常锻炼可缓解疲劳。

(2)合理调整睡枕高度,避免高枕睡眠的不良习惯。

(3)预防颈部外伤,工作或生活中要注意防止颈部的挫伤。

(4)长期伏案工作者,应定时活动颈部以防劳损。

(5)注意颈肩部保暖,避免风寒刺激,避免反复落枕。

(6)饮食上可经常食用胡桃、山茱萸、熟地、黑芝麻、当归等强壮筋骨、补肾益髓的药膳,延缓骨刺生成。

2. 糖尿病

(1)经检验查尿糖及血糖,能了解自己的血糖与症状之间的联系,调节掌握胰岛素剂量,能做必要的记录。

(2)饮食以低糖为主,超重者需低脂饮食。多吃粗粮和蔬菜,保证蛋白质营养。可常吃些南瓜、苦瓜。

(3)戒烟限酒,保证睡眠。

(4)正确的医疗指导,不要轻易更换降糖药。

(5)着鞋宽松、舒适,太窄的鞋易磨损足部皮肤。

3. 支气管哮喘

(1)气雾治疗,缓解症状,控制哮喘的发作。

(2)避免诱因,找出过敏原,使患者避免接触。

(3)饮食:平衡饮食能够预防感染。

(4)采取舒适的体位,如半坐卧位。保持情绪稳定,可减少哮喘发作次数。

(王丹　王智申)

项目评价

一、简答题

1.简述中医护理发展过程中的医家、思想及著作。

2.简述中医护理的基本特点。

3.简述阴阳学说、五行学说、藏象学说内容。

二、护考原题及解析

1.中医五行学说中最基本的概念是(　　)。

A.生、长、化、收、藏　　　　　　B.青、赤、黄、白、黑　　　　　　C.金、木、水、火、土

D.心、肝、脾、肺、肾　　　　　　E.阴、阳、精、气、血

[答案]C。

2.中医五脏指的是(　　)。

A.脾、胆、胃、肺、女子胞　　　　B.肝、胆、胃、大肠、小肠　　　　C.心、肝、脾、肺、膀胱

D.心、肝、脾、肺、肾　　　　　　E.心、肝、脾、胆、胃

[答案]D。解析:中医藏象学说根据脏腑的生理特点,将其分为五脏、六腑、奇恒之腑。五脏是指心、肝、脾、肺、肾;六腑指胆、胃、大肠、小肠、膀胱、三焦;奇恒之腑指脑、髓、骨、脉、胆、女子胞。

3.在中医五行归类中,人体五官是(　　)。

A.筋、脉、肉、皮毛、骨　　　　　B.筋、骨、肉、气血、脉　　　　　C.目、舌、鼻、唇、耳

D.目、舌、鼻、唇、喉　　　　　　E.目、舌、鼻、口、耳

[答案]E。

三、自测题

(一)判断题

1.《黄帝内经》一书的问世,标志着中医学理论体系的形成。(　　)

2.《伤寒杂病论》即后世的《伤寒论》。(　　)

3.刘完素倡"相火论",用药以寒凉为主,后世称之为"寒凉派"。(　　)

4.明代吴又可在《温疫论》中指出,瘟疫传染的途径是从口鼻而入。(　　)

5.中医学的基本特点是唯物观和辩证观。(　　)

6.温病学理论渊源于《温疫论》。(　　)

7.人体是一个有机的整体,治疗局部的病变,也必须从整体出发。(　　)

8.证,是机体在疾病发展过程中的病理概括。(　　)

9.证比症状能更全面、更深刻、更正确地揭示疾病的本质。(　　)

10.中医认识并治疗疾病,着眼于辩证而不辩病。(　　)

11.温病的三焦辨证是吴又可创立的。(　　)

12.除人的精神意识思维活动外,人的生命活动和自然界物质变化的功能也是"神"的概念。(　　)

13.中医学是研究人体生理、病理及疾病的诊断和治疗的一门科学。(　　)

(二)选择题

1.中医学是产生于哪个国家的传统医学?(　　)

A.古罗马　　　B.古希腊　　　C.中国　　　D.埃及　　　E.印度

2.下列哪部著作的成书标志着中医学理论体系的形成?(　　)

A.《伤寒杂病论》　B.《黄帝内经》　C.《千金要方》　D.《中藏经》　E.《诸病源候论》

3.我国现存医学文献中最早的一部典籍是(　　)。

A.《难经》　　　　B.《伤寒杂病论》　C.《黄帝内经》　　　D.《神农本草经》　E.《中藏经》

4. 中医学中成功地运用辨证论治的第一部专著是（　　）。

A.《神农本草经》　B.《伤寒论》　　　C.《难经》　　　　　D.《黄帝内经》　　E.《中藏经》

5. 我国现存医学文献中最早的一部药学典籍是（　　）。

A.《难经》　　　　B.《伤寒杂病论》　C.《黄帝内经》　　　D.《神农本草经》　E.《中藏经》

6. 中医学中第一部病因病机学专著是（　　）。

A.《神农本草经》　B.《伤寒论》　　　C.《难经》　　　　　D.《黄帝内经》　　E.《诸病源候论》

7. 下列著名医家中被后人称为"寒凉派"代表的是（　　）。

A. 朱丹溪　　　　B. 张从正　　　　C. 王清任　　　　D. 叶天士　　　　E. 刘完素

8. 下列著名医家中被后人称为"养阴派"代表的是（　　）。

A. 朱丹溪　　　　B. 刘完素　　　　C. 叶天士　　　　D. 吴鞠通　　　　E. 薛生白

9. 下列著名医家中被后人称为"补土派"代表的是（　　）。

A. 李中梓　　　　B. 李东垣　　　　C. 陈无择　　　　D. 叶天士　　　　E. 刘完素

10. 下列著名医家中被后人称为"攻邪派"代表的是（　　）。

A. 王清任　　　　B. 吴又可　　　　C. 李杲　　　　　D. 张从正　　　　E. 朱丹溪

11. 中医学理论体系的哲学基础是（　　）。

A. 阴阳学说　　　B. 五行学说　　　C. 藏象学说　　　D. 唯物观　　　　E. 唯物辩证观

12. 中医学整体观念的内涵是（　　）。

A. 人体是一个有机的整体

B. 自然界是一个统一的整体

C. 昼夜晨昏对人体的影响

D. 人体是一个整体，人和自然界是统一的

E. 脏腑官窍联结成一个整体

13. 成书于汉之前，系秦越人所著者为（　　）。

A.《难经》　　　　B.《黄帝内经》　C.《温疫论》　　　D.《医林改错》　　E.《温病条辨》

14. 成书于明代，系吴又可所著者为（　　）。

A.《难经》　　　　B.《黄帝内经》　C.《温疫论》　　　D.《医林改错》　　E.《温病条辨》

15. 地域对人体生理的影响可反映为（　　）。

A. 我国江南人体腠理多稀疏　　　　　　　　　B. 天暑衣厚则腠理开，故汗出

C. 平旦人气生，日中阳气隆　　　　　　　　　D. 旦慧，昼安，夕加，夜甚

E. 日西而阳气已虚，气门乃闭

16. 季节气候对人体生理的影响可反映为（　　）。

A. 我国江南人体腠理多稀疏　　　　　　　　　B. 天暑衣厚则腠理开，故汗出

C. 平旦人气生，日中阳气隆　　　　　　　　　D. 旦慧，昼安，夕加，夜甚

E. 日西而阳气已虚，气门乃闭

17. 中医学独特理论体系的特征是（　　）。

A. 深受阴阳五行学说的影响，并以此为其主要内容之一

B. 以整体观念为主导思想

C 以脏腑经络的生理和病理为基础

D. 以辨证论治为诊疗特点

E. 在血液循环方面，首先提出"心主身之血脉"

18. "金元四大家"指的是（　　）。

A. 刘完素　　　　B. 朱丹溪　　　　C. 李东垣　　　　D. 张景岳　　　　E. 张从正

19. 中医学的基本特点是（　　）。

Note

A. 唯物观　　　　B. 辨证论治　　　　C. 望闻问切　　　　D. 整体观念　　　　E. 三焦辨证

20. 整体观念的基本内容是(　　)。

A. 人体内部的统一性　　　　　　　　　　B. 自然界事物的协调性

C. 人与自然界的统一性　　　　　　　　　D. 人体局部与整体的统一性

E. 季节气候与地区的协调性

21. 阴阳属性的征兆是(　　)。

A. 动静　　　　B. 水火　　　　C. 上下　　　　D. 晦明　　　　E. 寒热

22. 阴阳比较完整而简要的概念是(　　)。

A. 事物的对立　　　　　　　　B. 事物的对立统一　　　　　　　　C. 事物的一分为二

D. 事物内部的一分为二　　　　E. 事物特定属性的一分为二

23. "动极者镇之以静,阴亢者胜之以阳"说明阴阳的(　　)。

A. 交互感应　　　　B. 对立制约　　　　C. 互根互用　　　　D. 消长平衡　　　　E. 相互转化

24. "阴者,藏精而起亟也;阳者,卫外而为固也"说明阴阳的(　　)。

A. 制约　　　　B. 交感　　　　C. 消长　　　　D. 互根　　　　E. 互用

25. "无阳则阴无以生,无阴则阳无以化"说明阴阳的(　　)。

A. 交互感应　　　　B. 对立制约　　　　C. 互根互用　　　　D. 消长平衡　　　　E. 相互转化

26. 根据阴阳属性的可分性,五脏中属于阴中之阳的脏是(　　)。

A. 心　　　　B. 肺　　　　C. 肝　　　　D. 脾　　　　E. 肾

27. 根据阴阳属性的可分性,五脏中属于阳中之阴的脏是(　　)。

A. 心　　　　B. 脾　　　　C. 肝　　　　D. 肺　　　　E. 肾

28. 根据阴阳属性的可分性,五脏中属于阳中之阳的脏是(　　)。

A. 心　　　　B. 肺　　　　C. 肝　　　　D. 脾　　　　E. 肾

29. 根据阴阳属性的可分性,五脏中属于阴中之至阴的脏是(　　)。

A. 心　　　　B. 肺　　　　C. 肝　　　　D. 脾　　　　E. 肾

30. 根据阴阳属性的可分性,五脏中属于阴中之阴的脏是(　　)。

A. 心　　　　B. 肺　　　　C. 肝　　　　D. 脾　　　　E. 肾

31. 根据阴阳属性的可分性,一日之中属于阴中之阴的是(　　)。

A. 上午　　　　B. 下午　　　　C. 前半夜　　　　D. 后半夜　　　　E. 以上均非

32. 根据阴阳属性的可分性,一日之中属于阳中之阴的是(　　)。

A. 上午　　　　B. 下午　　　　C. 前半夜　　　　D. 后半夜　　　　E. 以上均非

33. 根据阴阳属性的可分性,一日之中属于阴中之阳的是(　　)。

A. 前半夜　　　　B. 后半夜　　　　C. 上午　　　　D. 下午　　　　E. 以上均非

34. 可用阴阳互根互用来解释的是(　　)。

A. 阳胜则阴病　　　　B. 阳病治阴　　　　C. 阴损及阳　　　　D. 重阴必阳　　　　E. 阴虚则阳亢

35. "阳病治阴"的方法适用于下列何证?(　　)

A. 阳损及阴　　　　B. 阳盛伤阴　　　　C. 阴虚阳亢　　　　D. 阳气暴脱　　　　E. 阳虚阴盛

36. "阴病治阳"的方法适用于下列何证?(　　)

A. 阴胜阳虚　　　　B. 阳胜阴虚　　　　C. 阴虚阳亢　　　　D. 阳虚阴盛　　　　E. 阴阳两虚

37. 言人身脏腑之阴阳,心为(　　)。

A. 阳中之阴　　　　B. 阳中之阳　　　　C. 阴中之阴　　　　D. 阴中之至阴　　　　E. 阴中之阳

38. 言人身脏腑之阴阳,肾为(　　)。

A. 阳中之阳　　　　B. 阳中之阴　　　　C. 阴中之阳　　　　D. 阴中之阴　　　　E. 阴中之至阴

39. 言人身脏腑之阴阳,肝为(　　)。

A. 阳中之阳　　　　B. 阳中之阴　　　　C. 阴中之阳　　　　D. 阴中之至阴　　　　E. 阴中之阴

40. 言人身脏腑之阴阳,肺为(　　)。

A. 阳中之阴　　　B. 阳中之阳　　　C. 阴中之阴　　　D. 阴中之阳　　　E. 阴中之至阴

41. 言人身脏腑之阴阳,脾为(　　)。

A. 阳中之阴　　　B. 阴中之阳　　　C. 阳中之阳　　　D. 阴中之至阴　　　E. 阴中之阴

42. 属于阳中之阴的时间是(　　)。

A. 上午　　　　B. 前半夜　　　C. 下午　　　D. 后半夜　　　E. 以上都不是

43. 属于阳中之阳的时间是(　　)。

A. 上午　　　　B. 前半夜　　　C. 下午　　　D. 后半夜　　　E. 以上都不是

44. 属于阴中之阳的时间是(　　)。

A. 上午　　　　B. 前半夜　　　C. 下午　　　D. 后半夜　　　E. 以上都不是

45. 属于阴中之阴的时间是(　　)。

A. 上午　　　　B. 前半夜　　　C. 下午　　　D. 后半夜　　　E. 以上都不是

46. "一阴一阳之谓道"旨在说明(　　)。

A. 事物运动的对立性　　　　　B. 事物运动的统一性　　　　　C. 事物的双重性

D. 事物的对立统一性　　　　　E. 对立统一是一切事物运动和发展变化的根源及规律

47. 根据阴阳学说,下列属阳的是(　　)。

A. 寒凉　　　　B. 凝聚　　　C. 兴奋　　　D. 向下　　　E. 沉降

48. 五行学说中"木"的特性是(　　)。

A. 炎上　　　　B. 稼穑　　　C. 润下　　　D. 从革　　　E. 曲直

49. 下列五行生克关系中哪项是错的?(　　)

A. 木克土　　　　B. 火生土　　　C. 土克水　　　D. 金生木　　　E. 金克木

50. 藏象的基本含义是(　　)。

A. 五脏六腑的形象　　　　　　　　　　B. 内在组织器官的表象

C. 五脏六腑和奇恒之腑　　　　　　　　D. 内脏及表现于外的生理病理现象

E. 以五脏为中心的整体观

51. 五脏、六腑及奇恒之腑的主要区别依据是(　　)。

A. 解剖形态的差异　　　　　B. 分布部位的不同　　　　　C. 功能特点的不同

D. 经脉阴阳属性不同　　　　　E. 以上都不是

(王丹　郭强　王智申)

扫码看答案

Note

项目二　老年人常用的护理技术

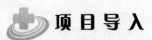 **项目导入**

张爷爷,65岁,肩部疼痛,渐进性加重,昼轻夜重,并向颈、耳、肩胛及前臂和手放射。肩关节上举、后伸时疼痛加剧,肩部活动受限,不能做穿衣、梳头、洗脸动作,肩部肿胀不明显,肩周围有广泛性压痛。

医生诊断:肩凝症。

医嘱:穴位按摩。

取穴:肩贞、肩井、肩髃、肩髎、天宗。

你是当班护士,现把医嘱交给你,你该如何处置?

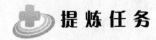 **提炼任务**

如情境所述,患者为65岁老爷爷,诊断为肩凝症,医嘱为穴位按摩,涉及若干穴位。所以护士应掌握相应穴位定位方法。在掌握穴位之前,应了解中医常用经络。肩凝症还可用拔罐、刮痧等其他护理手段进行治疗。另外,在临床上,也会用到其他的护理技术,所以护士应掌握相关的护理技能。故将任务分解如下。

任务一:推拿护理

任务二:艾灸护理

任务三:拔罐护理

任务四:刮痧护理

任务五:穴位注射

任务六:敷药护理

任务七:熏洗护理

任务八:熨烫护理

任务九:中药超声雾化吸入疗法

任务十:贴药护理

任务十一:中药保留灌肠

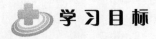 **学习目标**

1.会进行相应的护理操作。

2.会正确处理操作过程中出现的突发状况。

Note

任务一 推 拿 护 理

任务导入

中医生诊断为肩凝症,如医嘱单所示,医嘱为穴位按摩,取穴部位在头部、肩部,这些穴位分属不同经络。护理操作为穴位按摩,护士应掌握推拿基本手法,常用肩、颈部按摩及背部按摩、四肢按摩等按摩手法,同时要求对穴位进行正确的定位。在穴位定位之前需要了解相关理论知识。可将任务具体分解如下:

子任务一:掌握推拿的基本手法
子任务二:会进行穴位按摩

子任务一 掌握推拿的基本手法

任务分析

一、中医护理常用经络及穴位

(一)手少阴心经

1.经脉循行 起于心中,向下穿过横膈,联络小肠。其支脉:从心系,挟着食管上行,连于目系。直行经脉:从心系上行于肺,再向下出腋窝,循上臂内侧缘下行,行于手太阴和手厥阴经的后面,过肘中,经掌后豌豆骨部入掌内,经第四、五掌骨之间到手小指桡侧末端(少冲),交手太阳小肠经(图 2-1)。

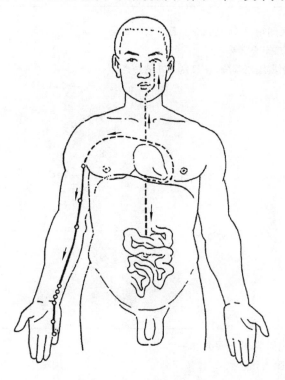

图 2-1 手少阴心经循行

2.主要病候

(1)心胸病:心痛,心悸,怔忡,心烦,胸痛。

(2)神志病:不寐,健忘,癫狂痫。

(3)外经病:通里治舌咽病。肘臂痛,掌心热。

3.主治概要 本经腧穴主治心、胸、神志病以及本经脉循行部位的其他病证。

4.腧穴 本经起于极泉,止于少冲,单侧9个腧穴:极泉、青灵、少海、灵道、通里、阴郄、神门、少府、少冲。常用腧穴如表2-1所示。

> 手少阴心经穴歌
>
> 手少阴心起极泉,青灵少海灵道全,
>
> 通里阴郄神门下,少府少冲小指边。

表 2-1 手少阴心经常用腧穴

腧　　穴	定位、作用、快速取穴
极泉 HT 1	定位:腋窝顶点,腋动脉搏动处。 作用:通络止痛,宽胸宁心
少海 HT 3	定位:屈肘,肘横纹内侧端与肱骨内上髁连线中点。 作用:清心宁神,化痰通络
通里 HT 5	定位:腕横纹上1寸,尺侧腕屈肌腱的桡侧。 作用:利咽开窍,宁心通络
阴郄 HT 6	定位:在腕横纹上0.5寸,尺侧腕屈肌腱的桡侧缘。 作用:宁心安神,清心除烦
神门 HT 7	定位:腕横纹尺侧端,当尺侧腕屈肌腱的桡侧凹陷中。 作用:安神定志,宁心清热。 快速取穴:将腕横纹三等分,在尺侧1/3的中点 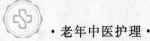 阴郄—　　　—神门 　　　　　　 通里
少冲 HT 9	定位:手小指桡侧端,距指甲角0.1寸。 作用:醒脑开窍,清热息风

5.小结 循行路径和取穴要点如表2-2所示。

表 2-2 手少阴心经循行与取穴要点

项 目	内 容
循行	起于心中,出属心系,下络小肠,上挟咽喉,连目系。 体表路径:从腋窝循上肢内侧后缘下行,经手掌,至小指桡侧端与手太阳小肠经相接。 本经腧穴起于极泉,止于少冲,共 9 穴。 本经联系的脏腑器官有心、小肠、肺、膈、咽、目
取穴要点	腋窝顶点取极泉;肘横纹内侧端与肱骨内上髁连线中点取少海;腕横纹尺侧端取神门

(二)手厥阴心包经

1. 经脉循行　起于胸中,属心包络,向下通过横膈,从胸至腹依次联络上、中、下三焦。

胸中支脉,沿着胸内出于胁部,当腋下 3 寸处向上到腋下,沿上臂内侧,行于手太阴和手少阴之间,进入肘窝中,向下行于前臂两筋之间,进入掌中,沿着中指到指端。

掌中支脉,从掌中分出,沿无名指到指端,与少阳三焦经相接(图 2-2)。

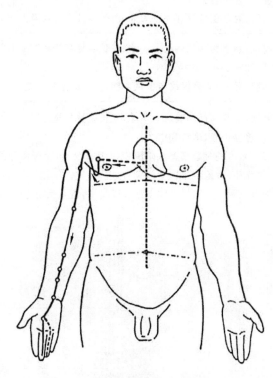

图 2-2 手厥阴心包经循行

手厥阴心包经与手少阴心经、手太阴肺经循行的比较如表 2-3 所示。

表 2-3 手厥阴心包经与手少阴心经、手太阴肺经循行比较

项 目	手太阴肺经	手厥阴心包经	手少阴心经
起于	中焦	胸中	心中
联系脏腑	下络大肠,返循胃口,上膈属肺	属心包络,下膈,历络三焦	属心系,下络小肠
体表支从	胸前壁外上方	胸前壁外侧	腋窝
经肢内侧	前缘	正中	后缘
止于	拇指桡侧端	中指端	小指桡侧端

2. 主要病候　心痛、胸闷、心悸、心烦、癫狂、腋肿、肘臂挛急、掌心发热等症。

3. 主治概要　本经腧穴主治心、胸、胃、神志病,以及经脉循行部位的其他病证。

4.腧穴 本经起于天池,止于中冲,单侧9个腧穴:天池、天泉、曲泽、郄门、间使、内关、大陵、劳宫、中冲。常用腧穴如表2-4所示。

> **手厥阴心包经穴歌**
>
> 九穴心包手厥阴,天池天泉曲泽深,
>
> 郄门间使内关对,大陵劳宫中冲寻。

表2-4 手厥阴心包经常用腧穴

腧 穴	定位、作用、快速取穴
天池 PC 1	定位:在胸部,第4肋间隙,乳头外侧1寸,前正中线旁开5寸。 作用:清心安神,缓急止痛。 快速取穴:仰卧,自乳头沿水平线向外侧旁开1横指,按压有酸胀感处
曲泽 PC 3	定位:在肘前区,肘横纹上,肱二头肌腱的尺侧缘凹陷中。 作用:清心安神,缓急止痛。 快速取穴:肘微弯,肘弯里可摸到一条大筋,内侧横纹上可触及凹陷处
间使 PC 5	定位:在前臂前区,腕掌侧远端横纹上3寸,掌长肌腱与桡侧腕屈肌腱之间。 作用:宁心安神,和胃祛痰。 快速取穴:微屈腕,握拳,从腕横纹向上量4横指,两条索状筋之间
内关 PC 6	定位:在前臂前区,腕掌侧远端横纹上2寸,掌长肌腱与桡侧腕屈肌腱之间。 作用:宁心安神,镇静止痛,理气和中。 　　现代研究表明,内关对心率有双向调节作用;对心功能有良好的调整作用;能缓解心绞痛;对胃酸分泌有抑制作用;对抢救过敏性休克有显著疗效。 快速取穴:微屈腕,握拳,从腕横纹向上量3横指,两条索状筋之间 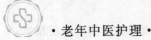
大陵 PC 7	定位:在腕前区,腕掌侧远端横纹中,掌长肌腱与桡侧腕屈肌腱之间。 作用:清心安神,宽胸理气。 快速取穴:微屈腕,握拳,掌根第1腕横纹正中,两条索状筋之间
劳宫 PC 8	定位:在掌区,横平第3掌指关节近端,第2、3掌骨之间偏于第3掌骨,握拳时中指尖接触处。 作用:清心安神。 快速取穴:握拳屈指,中指尖所指掌心处,按压有酸胀感处
中冲 PC 9	定位:在手指,中指末端最高点。 作用:清热,开窍,利喉舌。 快速取穴:俯掌,在手中指尖端的中央取穴

5. 小结 循行和取穴要点如表 2-5 所示。

表 2-5 手厥阴心包经循行与取穴要点

项 目	内 容
循行	体内:起于胸中,属心包,络三焦。 体表:从胸部抵腋下,沿上肢内侧正中下行,止于中指端。支脉从掌中至无名指尺侧端,与手少阳三焦经相接。 本经腧穴起于天池,止于中冲,共 9 穴。联系的脏腑有心包、三焦
取穴要点	肱二头肌腱尺侧缘取曲泽;腕横纹上 2 寸取内关;握拳时中指尖接触处取劳宫;腕横纹中央取大陵;手中指末节尖端中央取中冲

(三)手太阴肺经

1. 经脉循行 起于中焦,下络大肠,回绕过来沿胃上口,过横膈,属于肺,由肺与喉咙相连处横出腋下(中府),沿上臂内侧,行手少阴、厥阴经之前,下行到肘窝中,沿前臂内侧前缘,入寸口,过鱼际,沿其边缘,出拇指桡侧端(少商)。其支脉:从腕后桡骨茎突上分出,走向食指桡侧端(商阳),与手阳明大肠经相接(图 2-3)。

2. 主要病候 本经腧穴主治咳嗽、气喘、少气不足以息、咯血、伤风、胸部胀满、咽喉肿痛、缺盆部和手臂内侧前缘痛,肩背部寒冷、疼痛,以及本经循行部位的病证。

3. 主治概要 本经腧穴主要治疗肺系疾病(如咳嗽、气喘、咽喉肿痛、咳血、胸痛等)和经脉循行部位的其他病证(如肩背痛、肘臂挛痛、手腕痛等)。

4. 腧穴 本经起于中府,止于少商,单侧 11个腧穴:中府、云门、天府、侠白、尺泽、孔最、列缺、经渠、太渊、鱼际、少商。常用腧穴如表 2-6 所示。

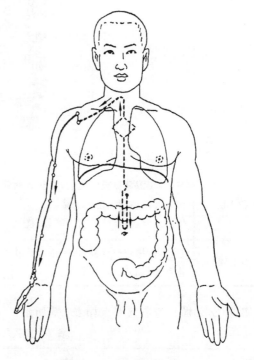

图 2-3 手太阴肺经循行

> 手太阴肺经穴歌
> 手太阴肺十一穴,中府云门天府列,
> 次则侠白下尺泽,又次孔最与列缺,
> 经渠太渊与鱼际,抵指少商如韭叶。

表 2-6 手太阴肺经常用腧穴

腧 穴	定位、作用、快速取穴
中府 LU 1	定位:在胸前壁外上方,前正中线旁开 6 寸,平第 1 肋间隙。锁骨下窝凹陷处(云门)下 1 寸。 作用:泄胸中热,调理肺气
尺泽 LU 5	定位:肘横纹中,肱二头肌腱桡侧凹陷处。 作用:清肺降气,和肠舒筋。 快速取穴:仰掌,微屈肘,在肘横纹中可摸到

Note

腧　　穴	定位、作用、快速取穴
孔最 LU 6	定位:在前臂掌面桡侧,尺泽与太渊连线上,腕横纹上 7 寸处。 作用:降气止血。 快速取穴:尺泽与太渊连线中点上 1 寸
列缺 LU 7	取法:桡骨茎突上方,腕横纹上 1.5 寸,当肱桡肌与拇长展肌腱之间。 作用:祛风宣肺,通络止痛。 快速取穴:两手虎口交叉,一手食指按在桡骨茎突上,指尖所至凹陷处 列缺
太渊 LU 9	定位:在腕掌侧横纹桡侧,桡动脉搏动。 作用:清宣肺气,复脉通络。 快速取穴:腕横纹分为三等分,桡侧 1/3 中点为穴
少商 LU 11	定位:拇指末节桡侧,指甲角旁约 0.1 寸。 作用:醒脑开窍,清热利咽

5. 小结　循行与取穴要点如表 2-7 所示。

表 2-7　手太阴肺经循行与取穴要点

项　　目	内　　容
循行	起于中焦,下络大肠,回绕过来沿胃上口,过横膈,属于肺,由肺与喉咙相联处横出腋下(中府),沿上臂内侧,行手少阴、厥阴经之前,下行到肘窝中,沿前臂内侧前缘,入寸口,过鱼际,沿其边缘,出拇指桡侧端(少商)。 其支脉:从腕后桡骨茎突上分出,走向食指桡侧端(商阳),与手阳明大肠经相接。 联系的器官是气管和喉
取穴要点	第 1 肋间隙,前正中线旁开 6 寸取中府;肘横纹上,肱二头肌腱桡侧凹陷取尺泽;尺泽与太渊连线上取孔最;桡骨茎突上方取列缺;腕横纹桡动脉搏动处取太渊;拇指桡侧指甲角旁取少商

(四)足太阴脾经

1. 经脉循行　起于足大趾内侧端(隐白),沿大趾内侧赤白肉际,上行至踝前,沿小腿内侧正中上行,至内踝高点上 8 寸处,交出足厥阴肝经之前,经膝大腿内侧前缘进入腹部,属于脾,络于胃,上行穿过膈肌,沿食道两旁,挟食管两旁,连系舌根,散舌下。

腹部支脉:向上过膈,流注于心中,交手少阴心经(图 2-4)。

2. 主要病候　胃脘痛、食则呕、嗳气、腹胀、便溏、黄疸、身重无力、舌根强痛、下肢内侧肿胀、厥冷等症。

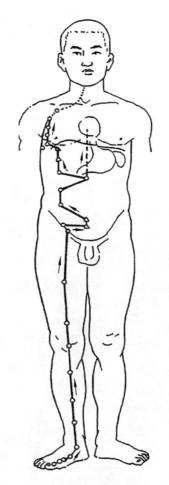

图 2-4 足太阴脾经循行

3. 主治概要 本经腧穴主治脾胃病、妇科病、前阴病和经脉循行部位的其他病证。

4. 腧穴 本经起于隐白，止于大包，单侧 21 个腧穴：隐白、大都、太白、公孙、商丘、三阴交、漏谷、地机、阴陵泉、血海、箕门、冲门、府舍、腹结、大横、腹哀、食窦、天溪、胸乡、周荣、大包。常用腧穴如表 2-8所示。

> 足太阴脾经穴歌
>
> 足太阴脾由足踇，隐白先从内侧起，
>
> 大都太白继公孙，商丘直上三阴交，
>
> 漏谷地机阴陵泉，血海箕门冲门前，
>
> 府舍腹结大横上，腹哀食窦天溪连，
>
> 胸乡周荣大包尽，二十一穴太阴经。

表 2-8 足太阴脾经常用腧穴

腧 穴	定位、作用、快速取穴
隐白 SP 1	定位：足大拇指内侧，距趾甲角 0.1 寸。 作用：健脾安神，调经统血。 快速取穴：足大趾趾甲内侧缘与下缘各作一垂线，交点处即是
太白 SP 3	定位：在第一跖骨小头后缘，赤白肉际处。 作用：摄血宁神。 快速取穴：大脚趾根部往脚背方向下有一块凸起的骨头，太白在这块骨头的后面

腧　穴	定位、作用、快速取穴
公孙 SP 4	定位:足内侧缘,第一跖骨基底的前下方。 作用:健脾化湿,和胃行气。 快速取穴:垂足,足大趾内侧后方,第一跖骨基底部的前下方
商丘 SP 4	定位:在内踝前下方凹陷中,舟骨结节与内踝高点连线的中点处。 作用:健脾化湿,和胃行气。 快速取穴:足内踝前下方凹陷处 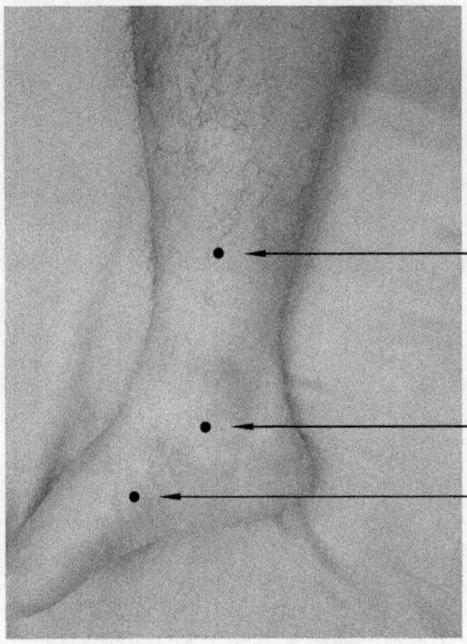 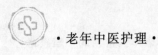 商丘
三阴交 SP 6	定位:内踝高点上 3 寸,胫骨内侧缘后方。 作用:健脾化湿,疏肝补肾。 快速取穴:正坐或仰卧,胫骨内侧面后缘,内踝尖直上 4 横指
地机 SP 8	定位:在内踝尖与阴陵泉穴的连线上,阴陵泉穴下 3 寸。 作用:健脾理血。 快速取穴:阴陵泉直下 4 横指
阴陵泉 SP 9	定位:胫骨内侧髁后下方凹陷处。 作用:健脾化湿,利尿消肿。 快速取穴:拇指沿小腿内侧骨内缘向上推,抵膝关节下,胫骨向内上弯曲凹陷处。 三阴交与阴陵泉穴位主治鉴别表见表 2-9
血海 SP 10	定位:大腿内侧,髌底内侧端上 2 寸,股四头肌内侧头的隆起处。 作用:调理营血,清热祛风。 快速取穴:屈膝 90°,手掌伏于膝盖上,拇指与其他 4 指成 45°,拇指尖处
大横 SP 15	定位:在腹中部,脐中旁开 4 寸。 作用:通调肠腑。 快速取穴:肚脐水平旁开 4 寸
大包 SP 21	定位:在腋中线上,第 6 肋间隙处。 作用:理气通络。 快速取穴:正坐侧身或仰卧,沿腋中线自上而下摸到第 6 肋间隙处

图中标注:三阴交　商丘　公孙

表 2-9　三阴交与阴陵泉穴位主治鉴别表

穴　位	共　性	特　性
三阴交	健脾	偏于补益肝肾,调经止带。治疗月经不调、阳痿、遗精
阴陵泉	和胃	偏于通利下焦、利湿,治疗小便不利、水肿

5. 小结　循行与取穴要点如表 2-10 所示。

表 2-10　足太阴脾经循行与取穴要点

项　目	内　容
循行	起于足大趾内侧端(隐白),沿大趾内侧赤白肉际,上行至踝前,沿小腿内侧正中上行,至内踝高点上 8 寸处,交出足厥阴肝经之前,经膝大腿内侧前缘进入腹部,属于脾,络于胃,上行穿过膈肌,挟食管两旁,连系舌根,散舌下。 腹部支脉:向上过膈,流注于心中,交手少阴心经
取穴要点	足大趾内侧甲角旁 0.1 寸取隐白;内踝尖上 3 寸取三阴交;胫骨内侧髁后下方凹陷取阴陵泉;髌底内端上 2 寸取血海;腋中线第 6 肋间隙取大包

(五)足厥阴肝经

1. 经脉循行　起于足大趾外侧端(大敦),行足背第 1、2 趾骨间上行,经过内踝前 1 寸处,向上行小腿内侧,至内踝上 8 寸处交出足太阴之后,沿膝内缘、大腿内侧上行,环绕阴器,达小腹,挟胃旁,属于肝,络于胆,向上通过横膈,分布于胁肋,沿着喉咙的后面,上至鼻咽部,连接于目系,上出前额,与督脉会合于巅顶。

目系支脉:从"目系"下行面颊里,环绕口唇内。

肝部支脉:从肝分出,通过横膈,上注于肺,交手太阴肺经(图 2-5)。

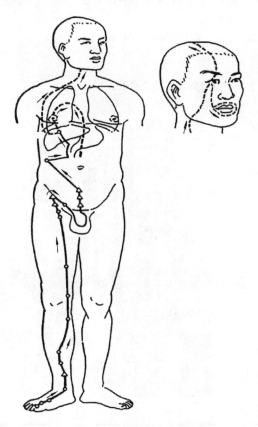

图 2-5　足厥阴肝经循行

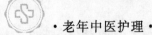

2.主要病候 腰痛,胸满,呃逆,遗尿,小便不利,月经不调、崩漏、带下,疝气,少腹肿等。

3.主治概要 本经腧穴主治肝病,妇科、前阴病,以及经脉循行部位的其他病证。足三阴经主治比较见表2-11。

表2-11 足三阴经主治比较

经名	本经主治特点	三经相同主治
足太阴脾经	脾胃病	
足厥阴肝经	肝病	前阴病,妇科病
足少阴肾经	肾病、肺病、咽喉病	

4.腧穴 本经起于大敦,止于期门,单侧14个腧穴:大敦、行间、太冲、中封、蠡沟、中都、膝关、曲泉、阴包、足五里、阴廉、急脉、章门、期门。常用腧穴如表2-12所示。

足厥阴肝经穴歌
足厥阴经一十四,大敦行间太冲是,
中封蠡沟伴中都,膝关曲泉阴包穴,
五里阴廉上急脉,章门过后期门至。

表2-12 足厥阴肝经常用腧穴

腧　穴	定位、作用、快速取穴
大敦 LR 1	定位:在足趾,大趾末节外侧,趾甲根角侧后方0.1寸(指寸)。 作用:理气调血,泻热解痉。 快速取穴:坐位,足大趾趾甲外侧缘与下缘各作一垂线,交点处即是
行间 LR 2	定位:足背,第1、2趾间,趾蹼缘的后方赤白肉际处。 作用:清肝明目,息风调经。 快速取穴:正坐垂足,足背第1、2趾缝端凹陷处
太冲 LR 3	定位:足背第1、2跖骨结合部前方的凹陷处。 作用:调气理血,平肝息风。 快速取穴:足背,第1、2趾间横纹向足背上推,感到有一凹陷即是

（足部穴位图：大敦、行间、太冲、中封）

续表

腧 穴	定位、作用、快速取穴
曲泉 LR 8	定位：在膝内侧，屈膝，当膝关节侧面横纹内侧端，股骨内侧髁的后缘，半腱肌、半膜肌止端的前缘凹陷处。 作用：疏肝行气，利湿调经。 快速取穴：膝内侧，屈膝时可见膝关节内侧面横纹端，其横纹头凹陷处
章门 LR 13	定位：在侧腹部，当第 11 肋游离端的下方。 快速取穴：正坐，屈肘合腋，肘尖所指处，按压有酸胀感处
期门 LR 14	定位：乳头直下，第 6 肋间隙，前正中线旁开 4 寸。 作用：健脾疏肝，理气活血。 快速取穴：正坐或仰卧，自乳头垂直向下推 2 个肋间隙，按压有酸胀感处

5.小结 循行与取穴要点如表 2-13 所示。

表 2-13 足厥阴肝经循行与取穴要点

项 目	内 容
循行	体表：起于足大趾外侧端，从足背经内踝前，沿胫骨内侧上行，在内踝上 8 寸交到脾经的后面，再沿大腿内侧中间上行，绕阴器，经小腹，止于乳头下第 6 肋间。 体内：属肝，络胆，连目系，与督脉会于巅顶。支脉从目系下颊部，环口唇。肝部支脉上膈，注入肺中。 联系脏腑：肝、胆、胃、肺、阴器、目、唇
取穴要点	在足大趾末节外侧，距趾甲角侧后方 0.1 寸取大敦；当第 1、2 趾间，趾蹼缘的后方赤白肉际处取行间；当第一跖骨间隙的后方凹陷处取太冲；乳头直下，第 6 肋间隙，前正中线旁开 4 寸取期门

（六）足少阴肾经

1.经脉循行 起于足小趾之下，斜向足心，出于舟骨粗隆下，沿内踝后，分支进入足跟，再向上行于小腿内侧，出腘窝内侧，向上行大腿内后缘，通向脊柱，属于肾脏，联络膀胱。（腧穴通路：还出于前，浅出腹前，上行经腹、胸部，终止于锁骨下缘）

肾脏部直行的经脉，从肾向上，通过肝和横膈，进入肺中，沿喉咙挟舌根旁；肺部支脉，从肺部出来，联络心脏，流注于胸中，与手厥阴心包经相接（图 2-6）。

2.主要病候 咯血、气喘、舌干、咽痛、水肿、便秘、泄泻、腰痛、下肢内后侧痛、痿弱无力、足心热等症。

3.主治概要 本经腧穴主治妇科、前阴病和肾、咽喉病，以及经脉循行部位的其他病证。

4.腧穴 本经起于涌泉，止于俞府，单侧 27 个腧穴：涌泉、然谷、太溪、大钟、水泉、照海、复溜、交信、筑宾、阴谷、横骨、大赫、气穴、四满、中注、肓俞、商曲、石关、阴都、腹通谷、幽门、步廊、神封、灵墟、神藏、或中、俞府。常用腧穴如表 2-14 所示。

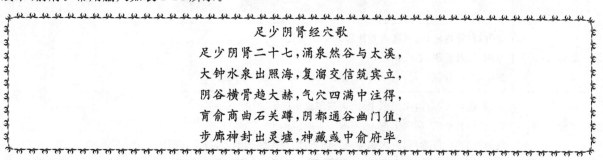

足少阴肾经穴歌
足少阴肾二十七，涌泉然谷与太溪，
大钟水泉出照海，复溜交信筑宾立，
阴谷横骨趋大赫，气穴四满中注得，
肓俞商曲石关蹲，阴都通谷幽门值，
步廊神封出灵墟，神藏或中俞府毕。

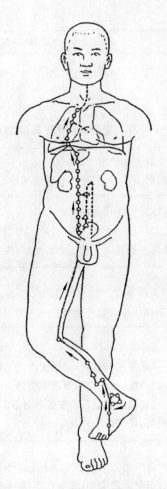

图 2-6 足少阴肾经循行

表 2-14 足少阴肾经常用腧穴

腧　　穴	定位、作用、快速取穴
涌泉 KI 1	定位:足底(去趾)前 1/3,卷足时足前部凹陷处。 作用:滋阴降火,醒脑安神。 快速取穴:卷足,足底前 1/3 处可见有一凹陷处 涌泉
太溪 KI 3	定位:在足内侧,内踝高点与跟腱之间凹陷处。 作用:补肾滋阴,纳气调经。 快速取穴:坐位垂足,由足内踝向后推至与跟腱之间凹陷处
照海 KI 6	定位:在足内侧,内踝尖下 1 寸,内踝下缘边际凹陷中。 作用:补肾滋阴,利咽宁神。 快速取穴:坐位垂足,由内踝尖垂直向下推,至下缘凹陷处,按压有酸胀感处

续表

腧　　穴	定位、作用、快速取穴
复溜 KI 7	定位:在小腿内侧,内踝尖上 2 寸(太溪穴直上 2 寸),跟腱的前缘取穴。 作用:补肾滋阴,通调水道。 快速取穴:太溪直上 3 横指,跟腱前缘处,按压有酸胀感处 复溜 太溪 照海
筑宾 KI 9	定位:在小腿内侧,当太溪与阴谷的连线上,太溪上 5 寸,腓肠肌肌腹的内下方。 作用:调补肝肾,清热利湿。 快速取穴:太溪直上 5 寸,按压有酸胀感处
阴谷 KI 10	定位:在膝后区,腘窝内侧,屈膝时当半腱肌腱与半膜肌腱之间。 作用:益肾壮阳,通络止痛。 快速取穴:微屈膝,在腘窝横纹内侧可触及两条筋,两筋之间凹陷处
大赫 KI 12	定位:在下腹部,当脐中下 4 寸,前正中线旁开 0.5 寸。 作用:补益肾气,调理下焦。 快速取穴:横骨向上 1 横指处
俞府 KI 27	定位:锁骨下缘,前正中线旁开 2 寸。 作用:补益肾气,调理下焦。 快速取穴:仰卧,锁骨下可触及一凹陷处,在此凹陷中,前正中线旁开 3 横指处

5. 小结　循行和取穴要点如表 2-15 所示。

表 2-15　足少阴肾经循行与取穴要点

项　　目	内　　容
循行	体表:起于小趾下,斜走足心,循内踝,沿下肢内侧后缘上行,经腹胸第一侧线,止于锁骨下。 体内:属肾,络膀胱,贯肝入肺,循咽喉,挟舌本,支脉从肺联络心脏,流注胸中,与手厥阴心包经相接。 本经起于涌泉,至于俞府,单侧 27 穴。 本经联系的脏腑器官包括肾、膀胱、肝、肺、心、喉咙、舌
取穴要点	足底第 2、3 趾缝纹端与足跟连线的前 1/3 与后 2/3 交点上取涌泉;足舟骨粗隆下方,赤白肉际取然谷;当内踝尖与跟腱之间凹陷处取太溪;内踝尖下方凹陷中取照海;太溪穴直上 2 寸,当跟腱前缘取复溜;太溪上 5 寸取筑宾;半腱肌腱与半膜肌腱之间取阴谷

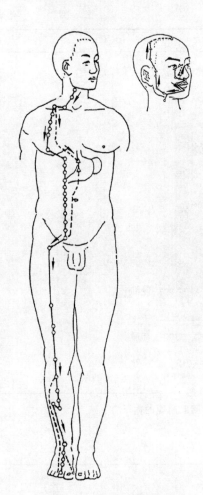

图 2-7　足阳明胃经循行

(七)足阳明胃经

1.经脉循行　起于鼻翼旁(迎香),上行到鼻根部,与旁侧足太阳膀胱经交会,向下沿着鼻柱外侧,进入上齿龈内,回出环绕口唇,向下交会于颏唇沟处,再向后沿着口腮后下处,出于下颌大迎处,沿着下颌角上行耳前,经过颧弓,沿着发际到达前额。

颈部支脉,从大迎前下走人迎,沿着喉咙,进入锁骨上窝部,向下通过横膈,属于胃,络于脾。

胸腹部直行的脉,从锁骨上窝向下,经乳头向下挟脐旁,进入少腹两侧气冲。

胃下口的支脉,沿着腹里向下到气冲会合,再由此下行经大腿前侧直抵伏兔部,下至膝盖,沿胫骨外侧前缘,下经足跗,进入第 2 足趾外侧端。

小腿部的支脉,从膝下 3 寸处分出,进入足中趾外侧。

足部支脉,从跗上分出,进入足大趾内侧端,与足太阴脾经相接(图 2-7)。

2.主要病候　肠鸣腹胀、水肿、胃痛、呕吐或消谷善饥、口渴、咽喉肿痛、鼻衄、胸及膝髌等本经循行部位疼痛、热病、发狂等症。

3.主治概要　本经腧穴主治胃肠病、头面五官病和神志病,以及经脉循行部位的其他病证。

4.腧穴　本经起于承泣,止于厉兑,单侧 45 个腧穴:承泣、四白、巨髎、地仓、大迎、颊车、下关、头维、人迎、水突、气舍、缺盆、气户、库房、屋翳、膺窗、乳中、乳根、不容、承满、梁门、关门、太乙、滑肉门、天枢、外陵、大巨、水道、归来、气冲、髀关、伏兔、阴市、梁丘、犊鼻、足三里、上巨虚、条口、下巨虚、丰隆、解溪、冲阳、陷谷、内庭、厉兑。常用腧穴如表 2-16 所示。

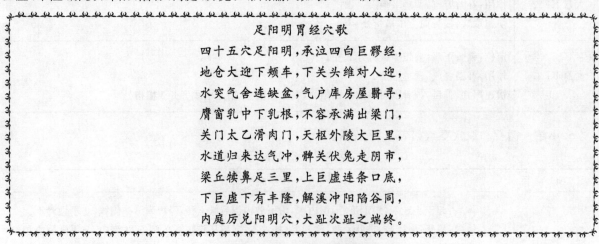

足阳明胃经穴歌

四十五穴足阳明,承泣四白巨髎经,
地仓大迎下颊车,下关头维对人迎,
水突气舍连缺盆,气户库房屋翳寻,
膺窗乳中下乳根,不容承满出梁门,
关门太乙滑肉门,天枢外陵大巨里,
水道归来达气冲,髀关伏兔走阴市,
梁丘犊鼻足三里,上巨虚连条口底,
下巨虚下有丰隆,解溪冲阳陷谷同,
内庭厉兑阳明穴,大趾次趾之端终。

表 2-16　足阳明胃经常用腧穴

腧　　穴	定位、作用、快速取穴
承泣 ST 1	定位:在面部瞳孔直下,当眼球与眶下缘之间。 作用:疏风清热,明目止痛。 快速取穴:食指、中指伸直并拢,中指贴于鼻侧,食指指尖位于下眼眶边缘处

Note

续表

腧 穴	定位、作用、快速取穴
四白 ST 2	定位:(目正视)瞳孔直下,眶下孔凹陷处。 作用:祛风明目,通络止痛。 快速取穴:食指、中指伸直并拢,中指指腹贴两侧鼻翼,食指指尖所按处 承泣　四白
地仓 ST 4	定位:口角外侧,上直对瞳孔(嘴角旁开 0.4 寸)。 作用:祛风通络。 快速取穴:轻闭口,举两手,用食指指甲垂直下压唇角外侧两旁
颊车 ST 6	定位:下颌角前上方 1 横指,按之凹陷处,咀嚼时咬肌隆起处(按之凹陷处)。 作用:祛风清热,启利牙关。 快速取穴:使劲咬牙,两侧变硬的部位就是咬肌,咬肌上有一个小窝,即是
下关 ST 7	定位:当颧弓与下颌切迹所形成的凹陷中。 作用:祛风止痛,聪耳启关。 快速取穴:沿着颊车往上,到耳朵前边,用手摸有一个凹陷,一张嘴这个凹陷里面就有一个突起被顶出来,这个突起即是
头维 ST 8	定位:额角发际上 0.5 寸,头正中线旁开 4.5 寸。 作用:祛风泻火,止痛明目。 快速取穴:在额头上,距额头角 1 横指处
梁门 ST 21	定位:脐中上 4 寸,距前正中线 2 寸。 快速取穴:仰卧,取肚脐与胸骨连线的中点,水平旁开 3 横指处
乳根 ST 18	定位:在胸部,当乳头直下,乳房根部,第 5 肋间隙,距前正中线 4 寸。 作用:宽胸理气,通乳化瘀。 快速取穴:拇指在乳房上,其余 4 指在乳房下,食指贴于乳房边缘,食指指腹处
天枢 ST 25	定位:脐中旁开 2 寸。 作用:调理肠腑,利湿调经。 快速取穴:仰卧,肚脐旁开 3 横指,按压有酸胀感处

Note

续表

腧　　穴	定位、作用、快速取穴
归来 ST 29	定位:在下腹部,当脐中下 4 寸,距前正中线 2 寸。 作用:调经止带,理气止痛 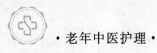
伏兔 ST 32	定位:在髂前上棘与髌底外缘连线上,髌底上 6 寸。 作用:温经散寒,通络止痛。 快速取穴:屈膝 90°,手指并拢直下压腿上,掌后第 1 横纹中点按中点在髌骨上缘中点,中指尖端处
梁丘 ST 34	定位:屈膝,大腿前面,当髂前上棘与髌底外侧端连线上,髌底上 2 寸。 作用:舒筋活络,理气止痛。 快速取穴:坐位,下肢用力蹬直,髌骨外上缘上方凹陷正中处
犊鼻 ST 35	定位:屈膝,在髌韧带外侧凹陷中。又名外膝眼。 作用:通经活络,理气止痛。 快速取穴:坐位,下肢用力蹬直,膝盖下面外侧凹陷处
足三里 ST 36	定位:在小腿前外侧,犊鼻下 3 寸,距胫骨前嵴 1 横指。 作用:健脾和胃,安神补虚。 快速取穴:站位弯腰,同侧手虎口围住髌骨上外缘,余 4 指向下,中指指尖处

腧 穴	定位、作用、快速取穴
上巨虚 ST 37	定位：当髌骨下缘下 6 寸，胫骨前缘外 1 横指。 作用：调理肠胃，疏经行气。 快速取穴：坐位屈膝，足三里向下 4 横指凹陷处
下巨虚 ST 38	定位：在小腿前外侧，髌骨下缘下 9 寸，胫骨前缘外 1 横指。 作用：通降腑气，通经行气。 快速取穴：坐位屈膝，足三里直下，外膝眼与外踝尖连线的中点
丰隆 ST 40	定位：外踝高点上 8 寸，距胫骨前缘旁开 2 横指。 作用：化痰宁神，健脾和胃。 快速取穴：坐位屈膝，鼻与外踝尖连线中点，距离径骨前嵴 2 横指处
解溪 ST 41	定位：在足背与小腿交界处的横纹中央凹陷中，当拇长伸肌腱与趾长伸肌腱之间。 作用：健脾化湿，利水通络。 快速取穴：足背与小腿交界处的横纹中央凹陷处，位于足背两条肌腱之间。
内庭 ST 44	定位：足背第 2、3 趾间缝纹端（趾蹼缘后方赤白肉际处）。 作用：健脾和胃，清泻胃火。 快速取穴：足背第 2、3 趾之间，缝纹端
厉兑 ST 45	定位：在足第 2 趾末节外侧，距趾甲角 0.1 寸（指寸）。 作用：醒脑开窍，清胃化痰。 快速取穴：足背第 2 趾趾甲外侧缘与趾甲下缘各作一垂线，交点处即是 厉兑 内庭 解溪

5. 小结 循行与取穴要点如表 2-17 所示。足阳明胃经头面部穴位主治比较如表 2-18 所示。

表 2-17 足阳明胃经循行与取穴要点

项 目	内 容
循行	起于鼻翼旁(迎香),上行到鼻根部,与旁侧足太阳经交会,向下沿着鼻柱外侧,进入上齿龈内,回出环绕口唇,向下交会于颏唇沟处,再向后沿着口腮后下处,出于下颌大迎处,沿着下颌角上行耳前,经过颧弓,沿着发际到达前额。 颈部支脉:从大迎前下走人迎,沿着喉咙,进入锁骨上窝部,向下通过横膈,属于胃,络于脾。 胸腹部直行的脉:从锁骨上窝向下,经乳头向下挟脐旁,进入少腹两侧气冲。 胃下口的支脉:沿着腹里向下到气冲会合,再由此下行经大腿前侧直抵伏兔部,下至膝盖,沿胫骨外侧前缘,下经足跗,进入第 2 趾外侧端。 小腿部的支脉:从膝下 3 寸处分出,进入足中趾外侧。 足部支脉:从跗上分出,进入足大趾内侧端,与足太阴脾经相接
取穴要点	目中线取四白、地仓;下颌角前上方取颊车;下颌切迹取下关;额角发际直上半寸取头维;脐旁 2 寸取天枢;髌底外端上方 6 寸取伏兔;胫骨前缘外 1 横指取足三里、上巨虚、下巨虚,2 横指取丰隆;踝横纹中央取解溪;第 2、3 趾缝纹端取内庭

表 2-18 足阳明胃经头面部穴位主治比较

穴 位	主 治	
下关	口疾(齿痛、牙关紧闭、口角瞤动、口角歪斜)	下颌关节痛、耳疾
颊车		面颊肿痛
地仓		唇缓不收、流涎
四白	目疾(目赤肿痛、流泪、眼睑瞤动)	面痛
头维	头疾(头痛)	目眩

(八)足少阳胆经

1. 经脉循行 起于目外眦,上达额角部,向下沿耳后,沿着颈旁,行于手少阳三焦经之前,至肩上,交出手少阳三焦经之后,向下入缺盆。

耳部支脉:从耳后入耳中,出走耳前,至目外眦。

外眦部支脉:从目外眦分出,下走大迎,与手少阳三焦经会于眼眶下,经颊车,沿颈部入缺盆,与前脉相会,然后下行入胸中,通过横膈,络于肝,属于胆,沿胁内,出腹股沟,绕毛际,横行入髋关节处。

缺盆部直行经脉:从缺盆下行腋下、胸侧,过季胁,向下会合前脉于髋关节处,沿大腿外侧至膝关节外缘,下行腓骨前,直下至腓骨下端,出外踝前,沿足背,进入第 4 趾外侧端(足窍阴)。

足背支脉:沿第 1、2 跖骨之间,至足大趾外侧端,穿过趾甲,布于趾甲后丛毛中,交足厥阴肝经(图2-8)。

2. 主要病候 口苦、目疾、疟疾、头痛、颔痛、目外眦痛、缺盆部肿痛、腋下肿、胸胁股及下肢外侧痛、足外侧痛等症。

3. 主治概要 侧头、目、耳、咽喉病,肝胆病,神志病,热病,以及经脉循行部位的其他病证。

4. 腧穴 本经起于瞳子髎,止于足窍阴,单侧 44 个腧穴:瞳子髎、听会、上关、颔厌、悬颅、悬厘、曲鬓、率谷、天冲、浮白、头窍阴、完骨、本神、阳白、头临泣、目窗、正营、承灵、脑空、风池、肩井、渊腋、辄筋、日月、京门、带脉、五枢、维道、居髎、环跳、风市、中渎、膝阳关、阳陵泉、阳交、外丘、光明、阳辅、悬钟、丘墟、足临泣、地五会、侠溪、足窍阴。常用腧穴如表 2-19 所示。

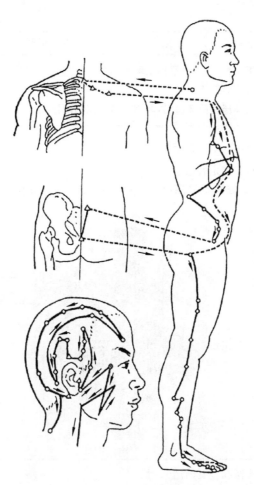

图 2-8 足少阳胆经循行

足少阳胆经穴歌

足少阳经瞳子髎,四十四穴行迢迢,
听会客至颔厌集,悬颅悬厘曲鬓翘,
率谷天冲浮白次,窍阴完骨本神至,
阳白临泣开目窗,正营承灵脑空是,
风池肩井渊腋长,辄筋日月京门乡,
带脉五枢维道续,居髎环跳市中渎,
阳关阳陵复阳交,外丘光明阳辅高,
悬钟丘墟足临泣,地五侠溪窍阴闭。

表 2-19 足少阳胆经常用腧穴

腧　　穴	定位、作用、快速取穴
瞳子髎 GB 1	定位:目外眦旁,当眶外侧 0.5 寸凹陷处。 作用:疏散风热,明目止痛。 快速取穴:正坐,目外眦旁,眼眶外侧缘处
听会 GB 2	定位:当耳屏间切迹的前方,下颌骨髁状突的后缘,张口有凹陷处。 作用:祛风开窍。 快速取穴:正坐,耳屏下缘前方,张口有凹陷处

Note

67

腧　　穴	定位、作用、快速取穴
上关 GB 3	定位:在耳前,下关直上,当颧弓的上缘凹陷中。 作用:聪耳镇痉,开窍活络。 快速取穴:正坐,耳屏往前2横指,耳前颧弓上侧凹陷处
率谷 GB 8	定位:在头部,耳尖直上入发际1.5寸,角孙直上方。 作用:清热息风,宁神止痛。 快速取穴:正坐或侧伏,将耳廓向前折曲,耳尖直上入发际2横指处 率谷 上关 听会
阳白 GB 14	定位:目正视,当瞳孔直上,眉上1寸。 作用:祛风明目。 快速取穴:正坐,眼向前平视,自眉中直上1横指处
头临泣 GB 15	定位:在头部,当瞳孔直上入发际0.5寸,神庭与头维连线的中点处。 作用:清头明目,祛风定神。 快速取穴:正坐,眼向前平视,自眉中直上入前发际0.5寸处 头临泣 阳白
风池 GB 20	定位:在项部,枕骨之下,与风府相平,胸锁乳突肌与斜方肌上端之间的凹陷处。 作用:祛风解表,明目聪耳。 快速取穴:正坐,后头骨下两条大筋外缘陷窝中,与耳垂齐平处

腧　穴	定位、作用、快速取穴
肩井 GB 21	定位：大椎与肩峰连线中点处（前直对乳中）。 作用：祛风清热，通乳止痛。 快速取穴：大椎与锁骨肩峰端，两者连线中点 风池 肩井穴
日月 GB 24	定位：在上腹部，当乳头直下，第 7 肋间隙，前正中线旁开 4 寸。 作用：疏肝利胆，和胃降逆。 快速取穴：正坐或仰卧，自乳头垂直向下推 3 个肋间隙，按压有酸胀处
带脉 GB 26	定位：在侧腹部，第 11 肋骨游离端垂线与脐水平线的交点上 快速取穴：腋中线与肚脐水平线相交处 日月 带脉
居髎 GB 28	定位：髂前上棘与股骨大转子最高点连线中点。 快速取穴：侧卧，在腹股沟上，五枢前下 0.5 寸处
环跳 GB 30	定位：侧卧屈股，当股骨大转子最高点与骶管裂孔连线的外 1/3 与中 1/3 交点处。 作用：疏经活络，壮腰健腿。 快速取穴：侧卧，上腿弯曲，拇指横纹按在股骨大转头上，拇指指向脊柱，指尖所在凹陷处
阳陵泉 GB 34	定位：在小腿外侧，腓骨小头前下方凹陷处。 作用：疏肝利胆，舒筋活络。 快速取穴：屈膝 90°，膝关节外下方，腓骨小头前下方凹陷处
光明 GB 37	定位：在小腿外侧，外踝高点上 5 寸，腓骨前缘处。 作用：清肝明目，消肿止痛。 快速取穴：外丘沿腓骨前缘向下 3 横指处

Note

腧　　穴	定位、作用、快速取穴
悬钟(绝骨)GB 39	定位：在小腿外侧，外踝高点上 3 寸，腓骨前缘处。 作用：祛风活络，清热滋髓。 快速取穴：外踝尖直上 4 横指处，腓骨前缘处
丘墟 GB 40	定位：在踝区，外踝的前下方，趾长伸肌腱的外侧凹陷中。 作用：舒筋利节。 快速取穴：正坐垂足，或侧卧，外踝前下方，趾长伸肌腱外侧，与跟关节间凹陷处
足临泣 GB 41	定位：在足背，第 4、5 跖骨底结合部的前方，第 5 趾长伸肌腱外侧凹陷中。 作用：疏肝利胆，清热止痛。 快速取穴：坐位，小趾向上翘起，小趾长肌腱外侧凹陷中，按压有酸胀感处
侠溪 GB 43	定位：足背，第 4、5 趾间，趾蹼缘后方赤白肉际处纹头上凹陷处。 作用：清头明目，消肿止痛。 快速取穴：正坐垂足，足背部第 4、5 趾缝端，赤白肉际处
足窍阴 GB 44	定位：在足趾，第 4 趾末节外侧，趾甲根角侧后方 0.1 寸(指寸)。 作用：清头明目，通经开窍。 快速取穴：坐位，第 4 趾趾甲外侧缘与下缘各作一垂线，交点处即是

5. 小结　循行与取穴要点如表 2-20 所示。

表 2-20　足少阳胆经循行与取穴要点

项　　目	内　　容
循行	起于目外眦，经耳前、后及颞部，下行于胸胁、腹部及下肢外侧，止于第 4 趾外侧端。支脉从足背至足大趾外侧端，与足厥阴肝经相接。 体内路径络肝、属胆
取穴要点	屏间切迹取听会；眉上 1 寸取阳白；风府外侧凹陷中取风池；肩峰与大椎连线中点取肩井；股骨大转子与骶管裂孔连线外、中 1/3 交界取环跳；腓骨小头前下方取阳陵泉；外踝尖上 5 寸取光明，上 3 寸取悬钟；外踝前下方取丘墟；第 4、5 跖骨结合部前方取足临泣

(九)手少阳三焦经

1. 经脉循行　起于无名指尺侧端(关冲)，沿手背第 4、5 掌骨之间，沿着腕背，出于前臂桡骨和尺骨之间，向上通过肘尖，沿上臂外侧达肩部，交于足少阳经的后面，向前入缺盆部，分布于胸中，联络心包，向下过横膈,从胸至腹,属于上、中、下三焦。

胸中支脉:从胸向上,出缺盆部,上走颈旁,沿耳后直上,至额角,再屈而下行至面颊,到达目眶下。

耳部支脉:从耳后入耳中,走出耳前,与前脉交叉于面颊部,至目外眦,交足少阳胆经(图 2-9)。

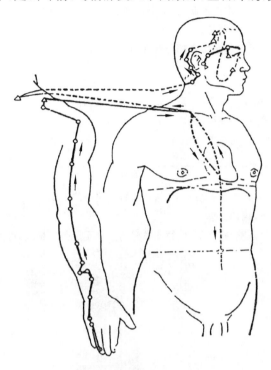

图 2-9　手少阳三焦经循行

2. 主要病候　腹胀、水肿、遗尿、小便不利、耳聋、耳鸣、咽喉肿痛、目部肿痛、颊肿和耳后、肩臂、肘部外侧疼痛等症。

3. 主治概要　本经腧穴主治侧头、耳、胸胁、咽喉病和热病,以及经脉循行部位的其他病证。手三阳经比较如表 2-21 所示。

表 2-21　手三阳经比较

项　　目	手阳明大肠经	手太阳小肠经	手少阳三焦经
起于	食指桡侧端	小指尺侧端	手无名指尺侧端
沿上肢外侧	前缘	后缘	中间
经过	肩上	肩后,绕肩胛	上肩
络属脏腑器官	大肠、肺、下齿、口、鼻	小肠、心、胃、咽、目外眦、耳、鼻	三焦、心包、耳、目锐眦
上颜面,止于	对侧鼻翼旁	同侧耳屏前	眼外角

4. 腧穴　本经起于关冲,止于丝竹空,单侧 23 个腧穴:关冲、液门、中渚、阳池、外关、支沟、会宗、三阳络、四渎、天井、清冷渊、消泺、臑会、肩髎、天髎、天牖、翳风、瘈脉、颅息、角孙、耳门、耳和髎、丝竹空。常用腧穴如表 2-22 所示。

> **手少阳三焦经经穴歌**
>
> 少阳三焦所从经,二十三穴起关冲;
>
> 液门中渚阳池立,外关支沟会宗逢;
>
> 三阳络入四渎内,注入天井清冷中;
>
> 消泺臑会肩髎穴,天髎天牖经翳风;
>
> 瘈脉颅息角耳门,和髎上行丝竹空。

表 2-22　手少阳三焦经常用腧穴

腧　　穴	定位、作用、快速取穴
关冲 SJ 1	定位:在手指第 4 指末节尺侧,指甲根角侧上方 0.1 寸(指寸)。 作用:清热解表,清心聪耳。 快速取穴:沿手无名指指甲底部与侧缘引线的交点处
中渚 SJ 3	定位:在手背,第 4、5 掌骨间,第 4 掌指关节近端凹陷中。 作用:清热利咽,聪耳通络。 快速取穴:俯掌,液门直上 1 寸,第 4、5 掌指关节之间的凹陷中
阳池 SJ 4	定位:腕后区,腕背侧远端横纹上,指伸肌腱的尺侧缘凹陷中。 作用:清热通络,疏调三焦。 快速取穴:抬臂垂腕,腕背部,由第 4 掌骨向上推至腕关节横纹,可触及凹陷处 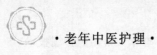 商阳 关冲 中渚 阳池
外关 SJ 5	定位:在前臂后区,腕背侧远端横纹上 2 寸,尺骨与桡骨间隙中点。 作用:疏风清热,理气通络。 快速取穴:抬臂俯掌,掌腕背横纹中点直上 3 横指,前臂两骨头之间的凹陷处
支沟 SJ 6	定位:在前臂背侧,当阳池与肘尖的连线上,腕背横纹上 3 寸,桡骨与尺骨之间。 作用:疏风利窍,泻火通便。 快速取穴:抬臂俯掌,掌腕背横纹中点直上 4 横指,前臂两骨头之间的凹陷处
天井 SJ 10	定位:臂外侧,屈肘时,肘尖直上 1 寸。 简易取穴:屈肘,尺骨鹰嘴上 1 寸凹陷中。 作用:聪耳宁神,理气消痰。 快速取穴:屈肘,肘尖直上 1 横指凹陷处

续表

腧　穴	定位、作用、快速取穴
肩髎 SJ 14	定位:在三角肌区,肩峰角与肱骨大结节两骨间凹陷中,臂外展时,肩峰后下方呈现凹陷处。 作用:舒经活络。 快速取穴:外展上臂,肩膀后下方呈现凹陷处 肩髎
翳风 SJ 17	定位:耳垂后方,当乳突与下颌角之间的凹陷处。 作用:祛风泄热,通窍聪耳。 快速取穴:头偏向一侧,将耳垂下压,所覆盖范围中的凹陷处
角孙 SJ 20	定位:在头部,折耳廓向前,当耳尖直上入发际处。 作用:清热散风,明目聪耳。 快速取穴:在头部,将耳廓折叠向前,找到耳尖,耳尖直上入发际处
耳门 SJ 21	定位:在耳区,耳屏上切迹的前方,下颌骨髁状突后缘,张口有凹陷处。 作用:聪耳止痛。 快速取穴:耳屏上缘的前方,张口有凹陷处
丝竹空 SJ 23	定位:眉毛外端凹陷中。 作用:清头明目,散风镇惊。主治癫痫、头痛、目眩、目赤肿痛、眼睑跳动

5. 小结　循行和取穴要点如表 2-23 所示。手指指端穴位对比如表 2-24 所示。

表 2-23　手少阳三焦经循行和取穴要点

项　目	内　容
循行	体表:起于无名指尺侧端,沿上肢外侧正中上行,经肩、颈,绕耳,止于眉梢,支脉在目外眦与足少阳胆经相接。 体内:属三焦,络心包,支脉到额角、面颊、目眶下和耳内。 所联系的脏腑器官有三焦、心包、耳、眼外角
取穴要点	无名指尺侧指甲根角旁取关冲;指总伸肌腱尺侧缘凹陷中取阳池;腕背横纹上 2 寸取外关,与内关相对;耳尖直上入发际处取角孙;耳屏上切迹的前方,下颌骨髁状突后缘取耳门;眉梢外侧凹陷处取丝竹空

Note

表 2-24　手指指端穴位对比

项目		商阳	少泽	关冲	少商	少冲	中冲
不同点	定位	食指桡侧	小指尺侧	无名指尺侧	拇指桡侧	小指桡侧	中指中间
	归经	手阳明大肠经	手太阳小肠经	手少阳三焦经	手太阴肺经	手少阴心经	手厥阴心包经
	主治	齿痛	乳痈、乳汁少	耳鸣、耳聋、头痛、目赤	咽喉肿痛	心悸、心痛	舌强不语、小儿惊风
相同点	(1)特定穴类别:都属于井穴,脉气较小。 (2)治疗:均可治疗热病、昏迷;少商、商阳、少泽主治咽喉肿痛。 (3)针刺方法:浅刺 0.1 寸或点刺出血						

(十)手阳明大肠经

1.经脉循行　起于食指末端(商阳),沿着食指桡侧缘向上通过第1、2掌骨之间(合谷),进入两筋(拇长伸肌腱和拇短伸肌腱)之间,沿前臂、肘外侧、上臂外侧前缘,至肩端,经肩峰前缘交会于第7颈椎棘突下,向下进入锁骨上窝,联络肺,通过横膈,属于大肠。

其支脉:从锁骨上窝分出,上行颈部,通过面颊,进入下齿中,回绕至上唇,交叉于人中,左脉向右,右脉向左,上行挟着鼻孔到鼻翼两旁(迎香),与足阳明胃经相接(图 2-10)。

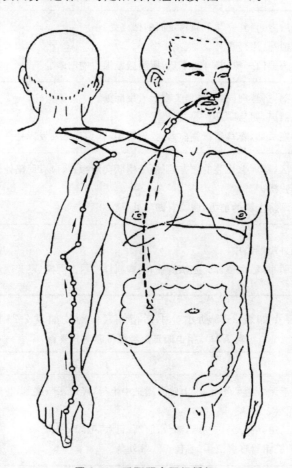

图 2-10　手阳明大肠经循行

2.主要病候　腹痛、肠鸣、泄泻、便秘、痢疾、咽喉肿痛、齿痛、鼻流清涕或出血,以及本经循行部位疼痛、热肿或寒冷等症。

3.主治概要　本经腧穴主治头面、五官、咽喉疾病,热病,神志病,以及经脉循行部位的其他病证。

4.腧穴 本经起于商阳,止于迎香,单侧 20 个腧穴:商阳、二间、三间、合谷、阳溪、偏历、温溜、下廉、上廉、手三里、曲池、肘髎、手五里、臂臑、肩髃、巨骨、天鼎、扶突、口禾髎、迎香。常用腧穴如表 2-25 所示。

> **手阳明大肠经经穴歌**
> 手阳明穴起商阳,二间三间合谷藏,
> 阳溪偏历温溜过,下廉上廉三里长,
> 曲池肘髎手五里,臂臑肩髃巨骨当,
> 天鼎扶突禾髎接,鼻旁五分是迎香。

表 2-25 手阳明大肠经常用腧穴

腧 穴	定位、作用、快速取穴
商阳 LI 1	定位:食指桡侧甲角旁约 0.1 寸。 作用:清热泻火,醒脑开窍。 快速取穴:食指末节指甲根角,靠拇指侧的位置
二间 LI 2	定位:微握拳,在食指桡侧,第 2 掌指关节前凹陷处。 作用:清热散风,消肿止痛。 快速取穴:弯曲食指,食指第 3 节前缘,靠拇指侧,触之有凹陷
合谷 LI 4	定位:手背第 1、2 掌骨之间,第 2 掌骨桡侧的中点处。 作用:祛风解表,清热通络。 快速取穴:将对侧拇指指关节横纹放在拇指、食指之间的指蹼缘上,屈指,当拇指尖处为穴。或食指、拇指并拢,肌肉最高点处
阳溪 LI 5	定位:腕背横纹桡侧,当拇短伸肌腱与拇长伸肌腱之间的凹陷中。 简易取穴法:在腕背横纹桡侧,拇指向上翘起时,当拇短伸肌腱与拇长伸肌腱之间的凹陷中。 作用:泻火利节。 快速取穴:手拇指向上翘起时,手腕处与拇指相对应的凹陷处
偏历 LI 6	定位:曲肘,在阳溪与曲池连线上,腕横纹上 3 寸处。 作用:清热疏肺,通调水道。 快速取穴:两手虎口垂直交叉,中指端落于前臂背面处有一凹陷,凹陷中即为此穴

续表

腧　　穴	定位、作用、快速取穴
手三里 LI 10	定位:阳溪与曲池连线上,肘横纹下 2 寸。 作用:祛风通络,理气通腑。 快速取穴:曲肘取穴,在肘横纹头下 3 横指处
曲池 LI 11	定位:肘横纹外侧端,尺泽与肱骨外上髁连线的中点。 作用:祛风解表,清热凉血。 快速取穴:把胳膊弯曲,肘横纹这条细缝靠近肘尖的部位
肘髎 LI 12	定位:曲肘,曲池外上方 1 寸,当肱骨边缘处。 作用:疏筋利节。 快速取穴:屈肘,曲池向外斜上 1 横指,在肱三头肌腱外缘
臂臑 LI 14	定位:在臂外侧,三角肌止点处,当曲池与肩髃连线上,曲池上 7 寸。 作用:通经明目。 快速取穴:屈肘,紧握拳,使三角肌隆起,三角肌下端偏内侧,按压有酸胀感处
肩髃 LI 15	定位:在肩部,三角肌上部中央,臂外展或向前平举时,肩峰前下方的凹陷处。 作用:活血通络,疏风清热。 快速取穴:正坐,屈肘抬臂与肩同高,另一手中指按压肩尖下,肩前呈现的凹陷处 肩髃
迎香 LI 20	定位:在鼻翼外缘中点旁约 0.5 寸,当鼻唇沟中。 作用:活血通络,通窍驱虫。 快速取穴:鼻孔旁边凹陷处 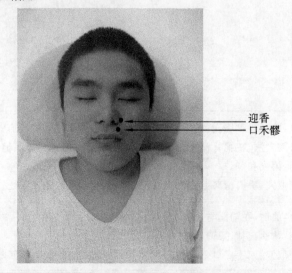 迎香 口禾髎

5. 小结 循行与取穴要点如表 2-26 所示。

表 2-26 手阳明大肠经循行与取穴要点

项 目	内 容
循行	起于足大趾外侧端(大敦),行足背第 1、2 趾骨间,上行,经过内踝前 1 寸处,向上行小腿内侧,至内踝上 8 寸处交出足太阴之后,沿膝内缘、大腿内侧上行,环绕阴器,达小腹,挟胃旁,属于肝,络于胆,向上通过横膈,分布于胁肋,沿着喉咙的后面,上至鼻咽部,连接于目系,上出前额,与督脉会合于巅顶。 目系支脉:从目系下行面颊里,环绕口唇内。 肝部支脉:从肝分出,通过横膈,上注于肺,交手太阴肺经
取穴要点	食指桡侧甲角旁取商阳;第 1、2 掌骨间取合谷;拇短、长伸肌腱之间凹陷取阳溪;尺泽与肱骨外上髁之间取曲池;曲池下 2 寸取手三里,上 7 寸取臂臑;肩峰前下方凹陷取肩髃;鼻唇沟中取迎香

(十一)手太阳小肠经

1. 经脉循行 起于小指外侧端(少泽),沿手背外侧至腕,出尺骨茎突,循上肢前臂外侧后缘,经尺骨鹰嘴与肱骨内上髁之间,沿上臂外侧后缘,绕肩胛,交会于大椎,下入缺盆,联络心,沿着食管,过横膈,达胃部,属于小肠。

缺盆部支脉:循颈上达面颊,至目外眦转入耳中。

颊部支脉:从面颊分出,上行目眶下,抵于鼻旁,至目内眦,交足太阳膀胱经。

它是唯一的一条既到达目内眦(睛明),又到达目外眦(瞳子髎)的经脉(图 2-11)。

手太阳小肠经与手阳明大肠经循行比较如表 2-27 所示。

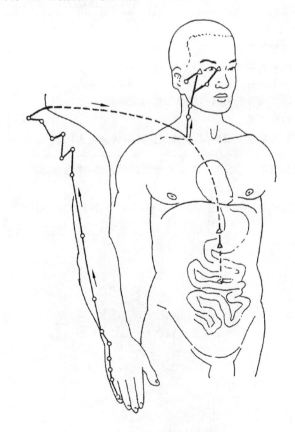

图 2-11 手太阳小肠经循行

77

表 2-27　手太阳小肠经与手阳明大肠经循行比较

项　　目	手太阳小肠经	手阳明大肠经
起于	小指尺侧端	食指桡侧端
沿上肢外侧	后缘	前缘
经过	肩后,绕肩胛	肩上
上颜面,止于	同侧耳屏前	对侧鼻翼旁

2. 主要病候　少腹痛、腰脊痛引睾丸、耳聋、目黄、颊肿、咽喉肿痛、肩臂外侧后缘痛等症。

3. 主治概要　本经腧穴主治头、项、耳、目、咽喉病和热病、神志病,以及经脉循行部位的其他病证。

4. 腧穴　本经起于少泽,止于听宫,单侧 19 个腧穴:少泽、前谷、后溪、腕骨、阳谷、养老、支正、小海、肩贞、臑俞、天宗、秉风、曲垣、肩外俞、肩中俞、天窗、天容、颧髎、听宫。常用腧穴如表 2-28 所示。

> **手太阳小肠经穴歌**
>
> 手太阳穴一十九,少泽前谷后溪手,
> 腕骨阳谷养老绳,支正小海外辅肘,
> 肩贞臑俞接天宗,髎外秉风曲垣首,
> 肩外俞连肩中俞,天窗乃与天容偶,
> 锐骨之端上颧髎,听宫耳前珠上走。

表 2-28　手太阳小肠经常用腧穴

腧　　穴	定位、作用、快速取穴
少泽 SI 1	定位:小指尺侧指甲角旁 0.1 寸。 作用:开窍泻热,利咽通乳。 快速取穴:伸小指,沿指甲底部与指尺侧引线交点处
后溪 SI 3	定位:握拳,第 5 掌指关节前的掌指横纹头赤白肉际处。 作用:止痛通络,聪耳宁神。 快速取穴:握拳,第 5 掌指关节后缘,掌指横纹尺侧端赤白肉际处
腕骨 SI 4	定位:在手掌尺侧,当第 5 掌骨基底与三角骨之间的凹陷,赤白肉际处。 作用:舒筋活络。 快速取穴:微握拳,掌心向胸,由后溪向腕部推,摸到两骨结合凹陷处 后溪 腕骨

腧　穴	定位、作用、快速取穴
养老 SI 5	定位:尺骨小头近端桡侧凹陷中。 作用:舒筋活络。 快速取穴:屈腕,掌心向胸,沿小指侧隆起高骨往桡侧推,触及一骨缝处
支正 SI 7	定位:在前臂背面尺侧,当阳谷与小海的连线上,腕背横纹上5寸。 作用:清热解表,通络宁神。 快速取穴:取阳谷与小海,两者连线中点向下1横指处或腕背横纹上5寸,尺骨掌侧缘为穴 养老　←　养老 支正　←　支正
小海 SI 8	定位:尺骨鹰嘴与肱骨内上髁之间凹陷处。 作用:祛风、通经、活络。 快速取穴:屈肘,肘尖最高点与肘部内侧高骨最高点间凹陷处
天宗 SI 11	定位:肩胛骨冈下窝的中央凹陷处,与第4胸椎相平。 作用:祛风通络,理气通乳。 快速取穴:以对侧手,由颈下过肩,手伸向肩胛骨处,中指指腹所在处
颧髎 SI 18	定位:目外眦直下,颧骨下缘凹陷处。 作用:祛风止痛。 快速取穴:在面部,颧骨最高点下缘凹陷处

续表

腧　　穴	定位、作用、快速取穴
听宫 SI 19	定位:耳屏中点前缘与下颌关节之间凹陷处,张口呈凹陷处。 作用:聪耳安神。 快速取穴:微张口,耳屏与下颌关节之间凹陷处 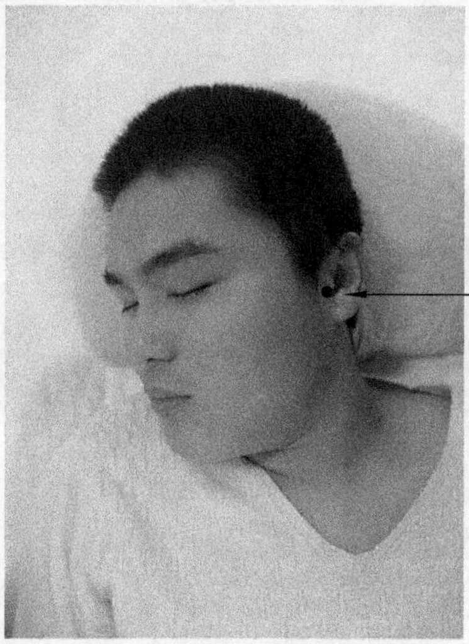

（注：图中标注"听宫"）

5. 小结　循行与取穴要点如表 2-29 所示。

表 2-29　手太阳小肠经循行与取穴要点

项　目	内　容
循行	从小指尺侧端,沿上肢外侧后缘上行,绕肩胛,止于耳屏前。 体内路径:络心,属小肠。 本经腧穴一共 19 个,起于少泽,止于听宫
取穴要点	掌横纹头赤白肉际取后溪;肩胛骨冈下窝中央取天宗;目外眦直下颧弓下取颧髎;下颌骨髁状突后缘取听宫

（十二）足太阳膀胱经

1. 经脉循行　起于目内眦（睛明）,上额,交于巅顶（百会）。

巅顶部支脉:从巅顶分出,到耳上角。

巅顶部直行支脉:从巅顶入里,联络脑,回出分开下行项后,沿肩胛内侧,挟脊柱（正中旁开 1.5 寸）,达腰部,入内联络肾,属膀胱。

腰部的支脉:向下沿脊柱两旁,经臀部进入腘窝中。

后项的支脉:沿肩胛内缘直下,向下过臀部,沿着大腿后外侧,与腰部下行支脉会合于腘窝中,向下,过腓肠肌,出外踝后,沿着足背外侧到足小趾外侧端（至阴）,交足少阴肾经（图 2-12）。

2. 主要病候　小便不通、遗尿、癫狂、疟疾、目痛、迎风流泪、鼻塞多涕、鼻衄、头痛,以及项、背、股、臀部和下肢后侧本经循行部位疼痛等症。

3. 主治概要　本经腧穴主治头、项、目、背、腰、下肢部病证,以及脏腑、神志病。

4. 腧穴　本经起于睛明,止于至阴,单侧 67 个腧穴:睛明、攒竹、眉冲、曲差、五处、承光、通天、络却、玉枕、天柱、大杼、风门、肺俞、厥阴俞、心俞、督俞、膈俞、肝俞、胆俞、脾俞、胃俞、三焦俞、肾俞、气海俞、大肠俞、关元俞、小肠俞、膀胱俞、中膂俞、白环俞、上髎、次髎、中髎、下髎、会阳、承扶、殷门、浮郄、委阳、委中、附分、魄户、膏肓、神堂、谚谆、膈关、魂门、阳纲、意舍、胃仓、肓门、志室、胞肓、秩边、合阳、承筋、承山、飞扬、跗阳、昆仑、仆参、申脉、金门、京骨、束骨、足通谷、至阴。常用腧穴如表 2-30 所示。

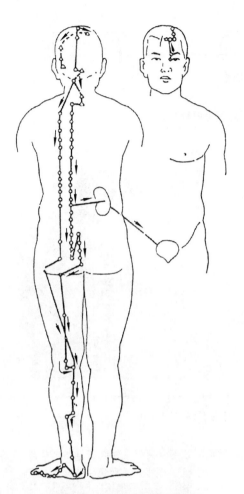

图 2-12 足太阳膀胱经循行

足太阳膀胱经穴歌

足太阳经六十七,晴明攒竹曲差参,

眉冲直上眉冲位,五处承光接通天,

络却玉枕天柱边,大杼风门引肺俞,

厥阴心督膈肝胆,脾胃三焦肾俞次,

气大关小膀中白,上髎次髎中后下,

会阳须下尻旁取,还有附分再三行,

魄户膏肓与神堂,譩譆膈关魂门当,

阳纲意舍及胃仓,肓门志室连胞肓,

秩边承扶殷门穴,浮郄相邻是委阳,

委中在下合阳去,承筋承山相次长,

飞扬跗阳达昆仑,仆参申脉过金门,

京骨束骨足通骨,小趾外侧取至阴。

表 2-30 足太阳膀胱经常用腧穴

腧　　穴	定位、作用、快速取穴
睛明 BL 1	定位:目内眦上方 0.1 寸凹陷处。 作用:清热明目。 快速取穴:正坐闭眼,手指置于内侧眼角稍上方按压有一凹陷处

腧　穴	定位、作用、快速取穴
攒竹 BL 2	定位:眉头凹陷中。 作用:祛风明目。 快速取穴:皱眉,眉毛内侧端有一隆起处 攒竹　睛明
风门 BL 12	定位:第 2 胸椎棘突下,旁开 1.5 寸。 作用:祛风宣肺。 快速取穴:低头屈颈,后颈部最突起椎体向下推 2 个椎体,下缘旁开 2 横指处 　　　　　● 大杼 附分 ● ● 风门 魄户 ● ● 肺俞 膏肓 ● ● 厥阴俞 神堂 ● ● 心俞 谚语 ● ● 督俞 膈关 ● ● 膈俞
肺俞 BL 13	定位:第 3 胸椎棘突下,旁开 1.5 寸。 作用:清热宣肺,止咳平喘。 快速取穴:低头屈颈,后颈部最突起椎体向下推 3 个椎体,下缘旁开 2 横指处
心俞 BL 15	定位:第 5 胸椎棘突下,旁开 1.5 寸。 作用:宁心安神,宽胸降气。 快速取穴:肩胛骨下角水平连线与脊柱相交处往上推 2 个椎体,下缘旁开 2 横指处
膈俞 BL 17	定位:第 7 胸椎棘突下,旁开 1.5 寸。 作用:和胃降逆,宽胸理血。 快速取穴:肩胛骨下角水平连线与脊柱相交椎体处,下缘旁开 2 横指处

续表

腧　　穴	定位、作用、快速取穴
肝俞 BL 18	定位:第9胸椎棘突下,旁开1.5寸。 作用:疏肝明目,行气通络。 快速取穴:肩胛骨下角水平连线与脊柱相交椎体处,往下推3个椎体,下缘旁开2横指处
脾俞 BL 20	定位:第11胸椎棘突下,旁开1.5寸。 作用:健脾和胃。 快速取穴:肚脐水平线与脊柱相交椎体处,往上推3个椎体,下缘旁开2横指处
胃俞 BL 21	定位:第12胸椎棘突下,旁开1.5寸。 作用:调中和胃,化湿消滞。 快速取穴:肚脐水平线与脊柱相交椎体处,往上推2个椎体,下缘旁开2横指处
肾俞 BL 23	定位:第2腰椎棘突下,旁开1.5寸。 作用:补肾壮腰。 魂门●　●肝俞 阳纲●　●胆俞 意舍●　●脾俞 胃仓●　●胃俞 肓门●　●三焦俞 志室●　●肾俞 　　　●气海俞 　　　●大肠俞
大肠俞 BL 25	定位:第4腰椎棘突下,旁开1.5寸。 作用:调理大肠,通络止痛。
次髎 BL 32	定位:髂后上棘内下方,第2骶后孔处。 作用:理气调经。 快速取穴:约当髂后上棘下与督脉水平连线的中点
承扶 BL 35	定位:大腿后面,在臀横纹中央。 作用:调理三焦,壮腰健腿
殷门 BL 37	定位:承扶与委中的连线上,承扶下6寸。 作用:调理三焦,壮腰健腿
委阳 BL 39	定位:在腘横纹外侧端,当股二头肌腱的内侧。 作用:调理三焦,壮腰健腿。 快速取穴:委中外侧旁开1横指

Note

续表

腧　　穴	定位、作用、快速取穴
委中 BL 40	定位:腘横纹中央。 作用:壮腰强膝,舒筋清热。 快速取穴:腘窝横纹中央股二头肌腱与半腱肌腱的中间 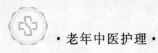 委中 委阳 合阳 承筋 承山 飞扬 跗阳 昆仑
膏肓 BL 43	定位:第4胸椎棘突下,督脉旁开3寸。 作用:清肺养阴,益气补虚
志室 BL 52	定位:在腰部,当第2腰椎棘突下旁开3寸。 作用:补肾益精,清利下焦
秩边 BL 54	定位:平第4骶后孔,骶正中嵴旁3寸。 作用:清利下焦,通经活络。 快速取穴:骶管裂孔旁开4横指
承山 BL 57	定位:在小腿后面正中,委中与昆仑之间,伸直小腿或足跟上提时,腓肠肌两肌腹之间凹陷的顶端处。 作用:和肠疗痔,舒经活络。 快速取穴:(1)委中与跟腱(平外踝尖)连线中点。 　　　　　(2)足跟上提时腓肠肌人字沟的顶点
飞扬 BL 58	定位:昆仑直上7寸,当承山外下方1寸处。 作用:和肠疗痔,舒经活络
昆仑 BL 60	定位:外踝高点与跟腱之间的凹陷中。 作用:疏风通络,安神止痛。 快速取穴:正坐垂足着地,外踝尖与跟腱之间凹陷处
申脉 BL 62	定位:外踝高点直下方凹陷中。 作用:舒筋活络,安神定志。 快速取穴:正坐垂足着地,外踝垂直向下可触及一凹陷,按压有酸胀感处
至阴 BL 67	定位:足小趾外侧端,趾甲角旁0.1寸。 作用:通鼻明目,补肾转胎。 快速取穴:足小趾外侧,指甲外侧缘与下缘各作一垂线,交点处即是

5. 小结　循行与取穴要点如表 2-31 所示。

表 2-31　足太阳膀胱经循行与取穴要点

项　　目	内　　容
循行	起于目内眦,上额,循头顶,夹督脉下项,分成两支,沿脊柱旁寸半及三寸、大腿后侧下行,汇合于腘窝正中,再沿小腿后侧、足外侧下行,止于小趾外侧端。 体内路径:络肾,属膀胱,联络脑
取穴要点	目内眦上方取睛明;眶上切迹取攒竹;背部第一侧线取风门、肺俞、心俞、膈俞、肝俞、脾俞、胃俞、肾俞、大肠俞;背部第二侧线取膏肓、志室、秩边;第二骶后孔取次髎;腘横纹中央取委中,委中外 1 寸取委阳;腓肠肌人字沟顶点取承山;小趾外侧甲角旁取至阴

(十三)任脉

1. 经脉循行

(1)体内:起于小腹内,出会阴。

(2)体表:从会阴沿腹、胸、颈正中至口唇下。支脉环绕口唇,经面部入目眶下(图 2-13)。

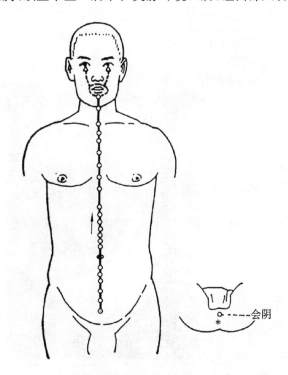

图 2-13　任脉循行

　　2. 主要病候　月经不调,带下,不孕,阳痿,遗精,早泄,遗尿,疝气,盆腔肿块,腹胀,腹痛,腹泻,胃脘痛,胸闷,气喘,咳嗽,失语,口眼歪斜,齿痛等。

　　3. 主治概要　主治腹、胸、颈、头面的局部病证和相应的内脏器官疾病。部分腧穴具有保健作用,如气海、关元。少数腧穴可治疗神志病,如会阴、巨阙、鸠尾。

　　4. 腧穴　本经共有 24 个腧穴:会阴、曲骨、中极、关元、石门、气海、阴交、神阙、水分、下脘、建里、中脘、上脘、巨阙、鸠尾、中庭、膻中、玉堂、紫宫、华盖、璇玑、天突、廉泉、承浆。常用腧穴如表 2-32 所示。

任脉穴歌

任脉二十四中行,会阴潜伏二阴间,

曲骨上边有中极,关元石门气海边,

阴交神阙水分处,下脘建里中脘前,

上脘巨阙连鸠尾,中庭膻中玉堂连,

紫宫华盖循璇玑,天突廉泉承浆端。

表 2-32　任脉腧穴

腧　穴	定位、作用、快速取穴
会阴 RN 1	定位:在会阴部,男性在阴囊根部与肛门连线的中点,女性在大阴唇后联合与肛门连线的中点。 快速取穴:仰卧,双腿分开,男性在阴囊根部与肛门连线的中点,女性在大阴唇后联合与肛门连线的中点
曲骨 RN 2	定位:在下腹部,当前正中线上,耻骨联合上缘的中点处。 快速取穴:在下腹部,前正中线上,下腹部向下摸到一个横向走行的骨性标志,上缘即是
中极 RN 3	定位:在下腹部,前正中线上,当脐中下 4 寸。 作用:益肾调经,通利膀胱。 快速取穴:在下腹部,正中线上,曲骨向上 1 横指处
关元 RN 4	定位:在下腹部,前正中线上,当脐中下 3 寸。 作用:培补元气,益肾调经。 快速取穴:在下腹部,正中线上,肚脐中央向下 4 横指处 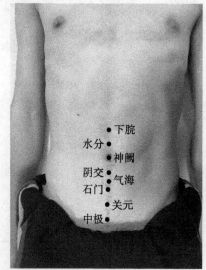
石门 RN 5	定位:在下腹部,前正中线上,当脐中下 2 寸。 快速取穴:在下腹部,前正中线上,肚脐中央向下 3 横指处
气海 RN 6	定位:在下腹部,前正中线上,当脐中下 1.5 寸。 作用:益气升阳,补肾调经。 快速取穴:在下腹部,前正中线上,肚脐中央向下 2 横指处
阴交 RN 7	定位:在下腹部,前正中线上,当脐中下 1 寸。 快速取穴:在下腹部,前正中线上,肚脐中央向下 1 横指处
神阙 RN 8	定位:脐的中央。 快速取穴:在下腹部,肚脐中央即是

续表

腧　　穴	定位、作用、快速取穴
水分 RN 9	定位:在上腹部,前正中线上,当脐中上 1 寸。 快速取穴:在下腹部,前正中线上,肚脐中央向上 1 横指处
下脘 RN 10	定位:在上腹部,前正中线上,当脐中上 2 寸。 快速取穴:在下腹部,前正中线上,肚脐中央向上 3 横指处
建里 RN 11	定位:在上腹部,前正中线上,当脐中上 3 寸。 快速取穴:在下腹部,前正中线上,肚脐中央向上 4 横指处
中脘 RN 12	定位:在上腹部,前正中线上,当脐中上 4 寸。 快速取穴:仰卧,在前正中线上,胸剑联合与脐中连线的中点
上脘 RN 13	定位:在上腹部,前正中线上,当脐中上 5 寸。 快速取穴:仰卧,在前正中线上,中脘上 1 横指
巨阙 RN 14	定位:在上腹部,前正中线上,当脐中上 6 寸。 快速取穴:仰卧,在前正中线上,中脘上 3 横指
鸠尾 RN 15	定位:在上腹部,前正中线上,当胸剑结合部下 1 寸。 快速取穴:前正中线上,胸骨最下端直下 1 横指处
中庭 RN 16	定位:在胸部,当前正中线上,平第 5 肋间,即胸剑结合部。 快速取穴:在胸部,平第 5 肋间,前正中线上
膻中 RN 17	定位:在胸部,当前正中线上,平第 4 肋间,两乳头连线的中点。 快速取穴:在胸部,平第 4 肋间,前正中线上(约是两乳头连线中点)
玉堂 RN 18	定位:在胸部,当前正中线上,平第 3 肋间。 快速取穴:在胸部,平第 3 肋间,前正中线上
紫宫 RN 19	定位:在胸部,当前正中线上,平第 2 肋间。 快速取穴:在胸部,平第 2 肋间,前正中线上
华盖 RN 20	定位:在胸部,当前正中线上,平第 1 肋间。 快速取穴:在胸部,平第 1 肋间,前正中线上
璇玑 RN 21	定位:在胸部,当前正中线上,天突下 1 寸。 快速取穴:仰卧,从天突沿前正中线向下 1 横指处
天突 RN 22	定位:在颈部,当前正中线上胸骨上窝中央。 快速取穴:仰卧,由喉结直下可摸到一凹窝,中央处

续表

腧　　穴	定位、作用、快速取穴
廉泉 RN 23	定位:在颈部,当前正中线上,喉结上方,舌骨上缘凹陷处。 快速取穴:仰靠,在前正中线上,喉结上方,舌骨上缘凹陷处
承浆 RN 24	定位:在面部,当颏唇沟的正中凹陷处。 快速取穴:正坐仰靠,下唇下正中按压有凹陷处

5. 任脉小结　循行与取穴要点如表 2-33 所示。

表 2-33　任脉循行与取穴要点

项　　目	内　　容
循行	起于胞中,出会阴,向前循腹胸颈部正中上行至唇下,环唇分成两支入目眶
取穴要点	脐下 4 寸、3 寸、1 寸半取中极、关元、气海;脐上 4 寸取中脘;乳头连线中点取膻中;胸骨上窝取天突;舌骨上取廉泉;颏唇沟正中取承浆

(十四)督脉

1. 经脉循行　起于小腹内,下出会阴,向后行于脊柱的内部,上至项后风府,入脑内,上行巅顶,沿前额下行达鼻柱,止于上唇系带(龈交)处(图 2-14)。

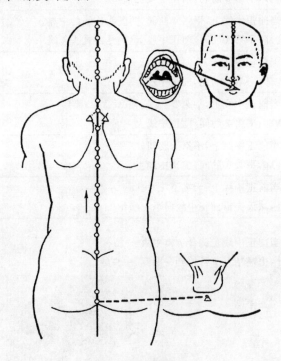

图 2-14　督脉循行

2. 主要病候　头风,头痛,项强,头重,脑转,耳鸣,眩晕,眼花,嗜睡,癫狂癫病,肢体酸软,脊柱强直,角弓反张等。

3. 主治概要　本经腧穴主治神志病,热病,腰骶、背、头项局部病证,以及相应的内脏疾病。

4. 腧穴　本经起于长强,止于龈交,共 28 个腧穴:长强、腰俞、腰阳关、命门、悬枢、脊中、中枢、筋缩、至阳、灵台、神道、身柱、陶道、大椎、哑门、风府、脑户、强间、后顶、百会、前顶、囟会、上星、神庭、素髎、水沟、兑端、龈交。常用腧穴如表 2-34 所示。

表 2-34　督脉常用腧穴

腧　穴	定位、作用、快速取穴
长强 DU 1	定位:在会阴区,尾骨下方,尾骨端与肛门连线的中点处。 作用:通腑消痔,宁神止痛。 快速取穴:仰卧屈膝,在尾骨端下,尾骨端与肛门连线中点处
腰阳关 DU 3	定位:在脊柱区,后正中线上,第 4 腰椎棘突下凹陷中,约与髂嵴相平。 作用:补肾壮腰。 快速取穴:俯卧,先摸及两髋骨最高点,平行两个最高点连线的脊椎的棘突下凹陷处
命门 DU 4	定位:在脊柱区,后正中线上,第 2 腰椎棘突下凹陷中。 作用:益肾固精,调经止带。 快速取穴:肚脐水平线与后正中线交点,按压有凹陷处 三焦俞●　●悬枢　●肓门 肾俞●　●命门　●志室 气海俞● 大肠俞●　●腰阳关
至阳 DU 9	定位:在后正中线上,平第 7 胸椎棘突下凹陷中,平肩胛下角。 作用:宽胸利气,健脾调中。 快速取穴:两侧肩胛下角连线与后正中线相交处椎体下缘凹陷处

Note

腧　　穴	定位、作用、快速取穴
大椎 DU 14	定位:在项部,当后正中线上,第 7 颈椎棘突下凹陷中。 作用:祛风清热,宣肺定喘。 快速取穴:低头,后颈部隆起最高点,下缘凹陷处 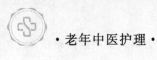
哑门 DU 15	定位:当后发际正中直上 0.5 寸,第 1 颈椎下,后发际正中直上 0.5 寸。 作用:息风通络,开窍醒神。 快速取穴:沿脊柱向上,入后发际上 0.5 寸处
风府 DU 16	定位:后发际正中直上 1 寸,枕外隆凸直下,两侧斜方肌之间凹陷中。 作用:息风止痛,开音醒脑。 快速取穴:沿脊柱向上,入后发际上 1 横指处
百会 DU 20	定位:头正中线上,后发际直上 7 寸,或两耳尖连线的中点。 作用:升阳固脱,开窍宁神,清热息风。 快速取穴:正坐,两耳尖与头正中线相交处,按压有凹陷
上星 DU 23	定位:在头部,在前发际正中直上 1 寸。 作用:清头散风。 快速取穴:正坐,从前发际正中直上 1 横指处

大椎图中标注:风府、哑门、大椎、至阳

百会图中标注:百会、上星、素髎、水沟

腧　　穴	定位、作用、快速取穴
素髎 DU 25	定位：在面部，鼻尖正中。 作用：清热开窍。 快速取穴：正坐或仰卧，面部鼻尖正中央
水沟 DU 26	定位：在面部，人中沟的上 1/3 与中 1/3 交点处。 作用：醒神开窍、通经活络。 快速取穴：仰卧，面部人中沟上 1/3 即是
龈交 DU 28	定位：在上唇内，上唇系带与上牙龈的交点。 快速取穴：提起上唇，上唇系带与上牙龈相接处

5. 督脉小结　循行与取穴要点如表 2-35 所示。

表 2-35　督脉循行与取穴要点

项　　目	内　　容
循行	起于胞中，出会阴，向后行于腰背正中，经项入，络脑，上巅顶，下前额，经鼻柱，止于上唇系带。 起于长强，止于龈交，体表共 28 穴。 联系脏腑有肾、心。联系的器官有胞宫、生殖器、脑、鼻、咽、口唇、眼等
取穴要点	尾骨端与肛门连线中点取长强；第 4、2 腰椎棘突下取腰阳关、命门；第 7 颈椎棘突下取大椎；后发际正中直上半寸、一寸取哑门、风府；两耳尖连线中点取百会；人中沟上、中 1/3 交界取水沟

二、推拿常用穴位定位

推拿常用穴位及其定位如表 2-36 所示。

表 2-36　推拿常用穴位及其定位

穴　　位	定　　位
手三里	在前臂背面桡侧，当阳溪与曲池的连线上，肘横纹下 2 寸
曲池	在肘横纹外侧端，屈肘，当尺泽与肱骨外上髁连线中点
肩髃	在肩部，三角肌上，臂外展，或向前平伸时，当肩峰前下方凹陷处
迎香	在鼻翼外缘中点旁，当鼻唇沟中
承泣	在面部，瞳孔直下，当眼球与眶下边缘之间
四白	在面部瞳孔直下，当眶下孔凹陷处
地仓	在面部口角外侧，上直对瞳孔
颊车	在面颊部，下颌角前上方约一横指（中指），当咀嚼咬肌隆起时，按之凹陷处
下关	在面部耳前方，当颧弓与下颌切迹所形成的凹陷中
头维	在头侧部，当额角发际上 0.5 寸
天枢	在腹中部，平脐中，距脐中 2 寸
足三里	在小腿前外侧，当犊鼻下 3 寸，距胫骨前缘 1 横指（中指）

续表

穴 位	定 位
三阴交	在小腿内侧,当足内踝尖上3寸,胫骨内侧缘后方
阴陵泉	在小腿内侧,当胫骨内侧踝后下方凹陷处
血海	患者屈膝,医者以左手掌心按于患者右膝髌骨上缘,食指至小拇指向上伸直,拇指约成45°斜置,拇指尖下是穴。对侧取法仿此
天宗	在肩胛部,当冈下窝中央凹陷处,与第4胸椎相平
听宫	在面部,耳屏前,下颌骨髁状突的后方,张口时呈凹陷处
睛明	在面部,目内眦角稍上方凹陷处
肾俞	在腰部,当第2腰椎棘突下,旁开1.5寸
大肠俞	在腰部,当第4腰椎棘突下,旁开1.5寸
委中	在腘横纹中点,当股二头肌腱与半腱肌腱的中间
承山	在小腿后面正中,委中与昆仑之间,当伸直小腿或足跟上提时腓肠肌肌腹下出现尖角的凹陷处
涌泉	在足底部,卷足时足前部凹陷处,约当第2、3趾趾缝纹头端与足跟连线的前1/3与后2/3交点
太溪	在足内侧,内踝后方,当内踝尖与跟腱之间的凹陷处
翳风	在耳垂后方,当乳突与下颌角之间的凹陷处
内关	在前臂掌侧,当曲泽与大陵的连线上,腕横纹上2寸,掌长肌腱与桡侧腕屈肌腱之间
风池	在项部,当枕骨之下,与风府相平,胸锁乳突肌与斜方肌上端之间的凹陷处
肩井	在肩上,前直乳中,当大椎与肩峰端连线的中点上
环跳	在股外侧部,侧卧屈股,当股骨大转子最凸点与骶管裂孔连线的外1/3与中1/3交点处
风市	在大腿外侧部的中线上,当腘横纹上7寸。或直立垂手时,中指尖处
阳陵泉	在小腿外侧,当腓骨小头前下方凹陷处
关元	在下腹部,前正中线上,当肚脐中下3寸
气海	在下腹部,前正中线上,当肚脐中下1.5寸
神阙	在腹中部,肚脐中央
中脘	在上腹部,前正中线上,当肚脐中上4寸
膻中	在胸部,当前正中线上,平第4肋间,两乳头连线的中点
命门	在腰部,当后正中线上,第2腰椎棘突下凹陷中
大椎	在后正中线上,第7颈椎棘突下凹陷中
百会	在头部,当前发际正中直上5寸,或两耳尖连线中点处
水沟	在面部,当人中沟的上1/3与中1/3交点处
四神聪	百会穴前后左右各1寸,共4穴
印堂	在额部,当两眉头中间
太阳	眉梢与眼外角之间,向后约1横指的凹陷处

任务评价

一、任务能力检测

情境中医嘱为穴位按摩,故应掌握常用按摩手法及常用按摩穴位。请填写下表。

常用按摩手法 操作要点	推法: 擦法: 㨰法: 揉摩法: 按法:		拿法: 拍法: 拔伸法: 叩击法: 抖法:
取穴方法	①极泉: ②通里:		③阴郄: ④神门:

二、任务自测题

1.位于腕横纹尺侧,尺侧腕屈肌腱的桡侧凹陷处的是( )。

A.极泉　　　　　B.少海　　　　　C.通里　　　　　D.阴郄　　　　　E.神门

2.以下哪项不是神门穴的主治病证?( )

A.心痛、惊悸　　　　　　　　B.健忘、失眠　　　　　　　　C.高血压

D.胸胁痛　　　　　　　　　　E.呕血、衄血

3.中冲位于( )。

A.在手指,拇指末端较高点　　　　　　　　B.在手指,食指末端较高点

C.在手指,中指末端较高点　　　　　　　　D.在手指,无名指末端较高点

E.在手指,小指末端较高点

4.用于治疗心痛、心悸、呕血、咳血、疔疮的腧穴是( )。

A.内关　　　　　B.孔最　　　　　C.间使　　　　　D.外关　　　　　E.郄门

（王丹　董莲诗）

扫码看答案

子任务二　会进行穴位按摩

任务实施

一、肩部按摩

（一）肩部按摩操作流程

流程	操作步骤		操作内容	注意事项
操作前	资讯	获取情境	提炼出操作技术及穴位	
	分析	制订操作计划	制订计划:核对→介绍→解释→评估→准备→定穴→按摩→整理→评价→记录	

Note

续表

流程		操作步骤	操作内容	注意事项
评估		核对医嘱	核对医嘱、床尾卡及手腕带	双人核对医嘱
		介绍、解释,与患者有效沟通	口头询问患者姓名,解释操作方法和目的,取得患者配合	避免诱导式提问、直接喊床号
		评估患者	(1)患者皮肤情况。 (2)患者临床表现、诊断及既往史。 (3)患者对肩部按摩的认识、心理状态及配合程度	
		评估环境	温度、湿度、光线	
操作中	准备	用物准备	治疗盘:大毛巾、棉签	
		操作者准备	修剪指甲,七步洗手法洗手、戴口罩 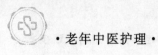 操作者准备	
		环境准备	保持室内明亮,温湿度适宜	注意保暖
		再次核对	床尾卡、手腕带	
	定位	取合理体位	取合理体位	
		选穴	按医嘱选择穴位	注意同身寸

Note

续表

流程	操作步骤		操作内容	注意事项
操作中	操作	开始肩部按摩 (1)拿揉肩臂部： (2)滚肩部： (3)弹拨肩胛骨： (4)点揉肩井： (5)拨揉肩关节： (6)搓揉肩部：	(1)拿揉肩臂部：用双手多指拿揉肩臂部，自上而下操作，反复5～8次，用力要轻缓，操作不宜过快，也可以用拇指和大鱼际与其他四指相对用力拿揉。 (2)滚肩部：手握空拳，在患者肩部做往返滚动，反复5～8次，也可以用小鱼际滚动。 (3)弹拨肩胛骨：用拇指指腹弹拨肩胛骨内侧缘，自上而下操作，拨完一侧再拨另一侧，重复5～8次。要沿肩胛骨内侧缘弹拨，不要在肩胛骨上弹拨。 (4)点揉肩井、肩贞、肩外俞、大椎、天宗：用双手拇指指腹分别点揉侧肩部的肩井半分钟，肩贞半分钟，肩外俞半分钟，再用单手拇指指腹点揉项部大椎半分钟，最后，用双手拇指指腹点揉两侧天宗半分钟。 (5)拨揉肩关节：用双手拇指与其余四指相对，同时拨揉两侧肩关节前部和后部的肌腱，重复5～8次，拨揉时，力度要由轻到重，力度不宜过大。 (6)搓揉肩部：用双手掌搓揉肩部，先搓一侧，再搓另一侧，各搓揉5～8次，搓动时速度由慢到快，以局部发热为宜。 (7)抚摩肩部，用双手手掌同时抚摩患者两侧肩部8～10次，使其双肩放松，最后逐渐减轻抚摩，以结束肩部按摩操作	患者正坐，操作者站在患者后侧

流程	操作步骤		操作内容	注意事项
操作后	整理	整理体位及床单位	安排体位,整理床单位	
		清理用物	将用物归回原位,医疗垃圾分类处理	
	评价	询问患者的感觉	询问患者有无疼痛等不适	
		评估目标	评估目标达到的程度	
		交代注意事项	交代注意事项	
	记录	操作者要求	操作者洗手、摘口罩	
		按要求记录	记录治疗时间、反应等,并签名	

(二)肩部按摩工作简报

肩部按摩工作简报如图 2-15 所示。

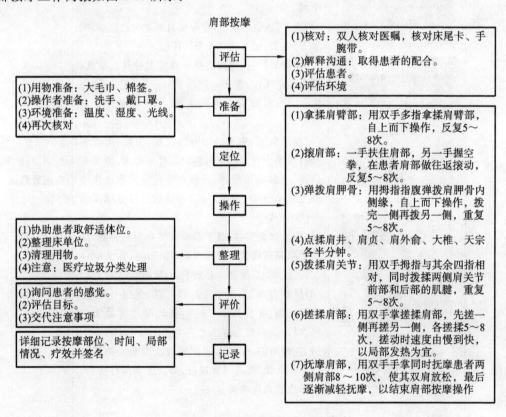

图 2-15　肩部按摩工作简报

二、其他部位按摩

(一)背腰部按摩操作要领

项　目	内　容
按揉背腰部	用手掌自上而下同时按揉背腰部,边按边揉,反复 3～5 次。如果需要加大力度,可双手掌重叠按揉,做完一侧,再做另一侧。按揉时,力量要适当,不要过大,以免损伤肋骨

项　目	内　容
弹拨足太阳膀胱经	用双手拇指指腹弹拨背部脊柱两侧足太阳膀胱经,用力由轻到重,自上而下,可重复操作 3～5 次,做完一侧,再做另一侧。如需要加大力量,增加刺激,也可双手拇指重叠弹拨 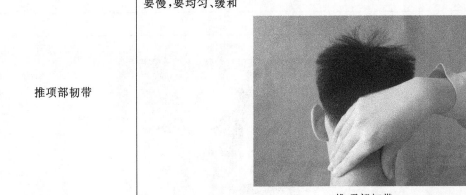 双手重叠弹拨足太阳膀胱经
按压足太阳膀胱经	双手掌重叠,自上而下按压患者背部脊柱两侧足太阳膀胱经,反复 3～5 次,操作时力度要适宜,速度要缓慢
㨰脊柱两侧	用单手握空拳,㨰患者脊柱两侧肌肉,自上向下操作,1～2 分钟。㨰完一侧,再㨰另一侧。㨰动时,速度要均匀,不能有摩擦感
拍打背腰部	双手握空拳或虚掌,自上而下,交替拍打背腰部 1～3 分钟。拍打腰部时,力量要轻,以免引起肾出血
按揉肾俞	医者拇指伸直,按揉脊柱两侧肾俞,边按边揉,时间 1～2 分钟
搓擦命门	一手扶住臀部,另一手在肾俞和命门位置快速搓擦,搓热后停留一会儿,让热度深入体内,再继续搓擦,1～2 分钟
直推背腰部	用双手掌直推患者背腰部,操作时以掌根为重点,从肩部直推到腰骶部 3～5 次,最后减慢速度,以结束背腰部按摩

(二)颈部按摩操作要领

项　目	内　容
推项部韧带	医者用拇指指腹分别自上而下推按项部颈椎两侧肌肉 5～8 次,推动时用力要适宜,速度要慢,要均匀、缓和 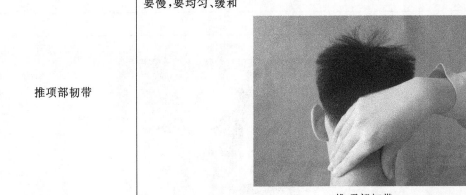 推项部韧带

续表

项　目	内　容
拿揉颈项部	自上而下拿揉颈项部肌肉 5～8 次,拿揉时从后发际线拿揉至第 6 颈椎两侧,用力不宜过重 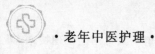 拿揉颈项部
指压颈椎棘突两侧	医者用拇指指腹自上而下按压颈椎棘突两侧约 0.5 寸,重复 5～8 次,注意位置不能太远,以免压迫颈动脉窦,造成患者休克 指压颈椎棘突两侧
挤压颈项部两侧	医者用掌根挤压颈部两侧胸锁乳突肌,每次操作不宜超过 10 秒钟,一挤一松,反复 5～8 次 挤压颈项部两侧
提拿肩部	医者双手自内而外提拿肩部 5～8 次
点揉风池、肩井	每穴边点压边揉,约半分钟 点揉风池

项　目	内　容
点揉风池、肩井	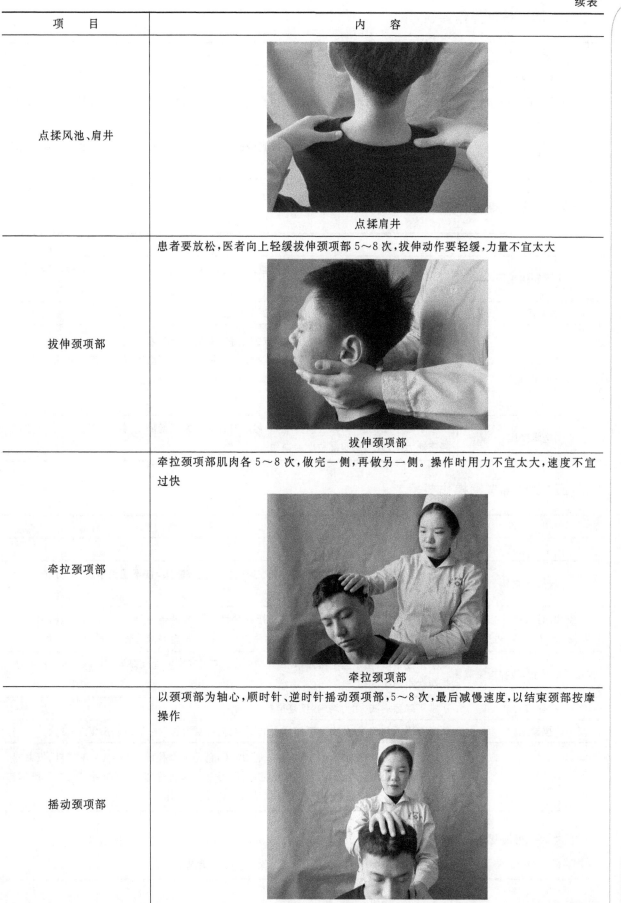

点揉肩井

| 拔伸颈项部 | 患者要放松,医者向上轻缓拔伸颈项部5~8次,拔伸动作要轻缓,力量不宜太大 |

拔伸颈项部

| 牵拉颈项部 | 牵拉颈项部肌肉各5~8次,做完一侧,再做另一侧。操作时用力不宜太大,速度不宜过快 |

牵拉颈项部

| 摇动颈项部 | 以颈项部为轴心,顺时针、逆时针摇动颈项部,5~8次,最后减慢速度,以结束颈部按摩操作 |

摇动颈项部

（三）胸部按摩操作要领

项　目	内　容
按压双肩	用双手掌根同时按压双肩，重复5～8次
点揉天突、膻中、中府、期门、日月	用单手拇指指腹点揉天突和膻中半分钟，再用双手拇指指腹点揉中府、期门、日月各半分钟，边点边揉
分推胸部	用两手掌自上而下，从中线两侧分推到两肋5～8次。女性应从乳房下分推到两肋，最后逐步减缓推摩以结束胸部按摩操作

（四）腹部按摩操作要领

项　目	内　容
全掌轻揉腹部	令患者屈起双腿，双手全掌重叠紧贴腹部中央，以肚脐为中心揉动2～3分钟，操作时用力要均匀，一般要按顺时针方向移动
轻拿腹直肌	双手拇指指腹与其余四指相对，同时提拿腹直肌，反复操作2～3分钟
点按上脘、中脘、下脘、天枢、关元、气海	用左手食指、中指、无名指指端分别点按上脘、中脘、下脘，右手拇指和中指点按两侧天枢，两手压力保持一致，停顿半分钟。然后，左手放开，在压力不减的情况下替换右手，点按天枢，再用右手食指和中指点按气海和关元半分钟。然后，放开天枢。最后，慢慢放开气海和关元
全掌摩腹	一手掌心平放在脐部，以肚脐为中心，做顺时针方向轻柔的摩动，约20圈。最后，逐步减轻摩动力度，以结束腹部按摩的操作

（五）上肢部按摩操作要领

项　目	内　容
拿揉上肢	拿揉上肢3～5遍
按揉腕关节	医者用双手按住患者大小鱼际，用双手拇指指腹交替轻柔，按摩腕关节1～2分钟，力量由轻到重，力度要均匀
点按曲池、手三里、内关、神门、合谷、内劳宫	医者一手按住患者手掌，另一手拇指指腹分别点按曲池半分钟，手三里半分钟，内关半分钟，再用中指指腹勾点神门半分钟，用拇指指腹点按合谷半分钟，内劳宫半分钟
推按手心手背，拔抻指关节	双手按住手掌，由下至上推摩掌心3～5次，然后由下至上推摩双手大鱼际3～5次，用拇指与食指捏揉五指
抱揉肩关节	手掌不摩擦皮肤，用力均匀，反复抱揉1分钟
搓揉上肢	医者双手手掌相对，从上到下搓揉上肢到腕部，搓揉要快，移动要慢，反复3～5次
抖法	医者双手分别按住大鱼际，小鱼际抖动上肢体，稍用力牵拉的基础上，上下抖动，反复抖动5～8次，让患者曲肘，医者一手扶住肩部，另一手握住腕部，先顺时针，后逆时针环转绕动肩关节3～5次，最后缓慢速度绕动，以结束按摩操作

（六）手部按摩操作要领

手部基本按摩手法：手部保健按摩分七步，按摩时，患者正坐，医者坐对面。

项　目	内　容
揉法	揉动手掌，医者用双手掌夹住患者手掌，缓慢有节奏地揉动3分钟，以有温度感为准

续表

项　　目	内　　容
搓法	搓揉手背,医者用双手按住患者一手大小鱼际,用双手拇指指腹、大鱼际交替搓揉手背1～2分钟
摩法	推摩手心,医者用双手拇指指腹和大鱼际,推摩患者手心1～2分钟,操作时动作持续连贯,有节奏
按揉法	按揉鱼际、少府、内劳宫、合谷:医者用单手拇指指腹依顺序按揉各穴位1分钟,力度适中,边按边揉
捻法	医者用拇指指腹和食指指腹,依次捻揉患者五指3～5次,手法轻快灵活,速度适中,边捻边揉
拔伸法	拔伸手指,医者用弯曲的中指、食指分别夹住患者的五指拔伸3～5次
摇法	摇动腕关节:医者一手托住患者腕关节上方,另一手五指与患者对插相握,做腕关节摇动,先顺时针方向,再逆时针方向,反复5～8次,最后减慢速度,逐渐减慢摇动,以结束手部按摩操作

(七)下肢前部按摩操作要领

项　　目	内　　容
直推下肢外侧、前侧、内侧	用手掌紧贴大腿根部,直推下肢外侧、前侧、内侧,各推3～5次
拿揉下肢外侧、前侧、内侧	用双手拇指指腹与其余四指相对,自上而下,拿揉下肢外侧、前侧、内侧,各3～5遍
按压血海、足三里和三阴交	用单手拇指指腹按压血海半分钟,然后用双手拇指重叠按压足三里半分钟,再用单手拇指按压三阴交半分钟,边压边揉
抱揉膝关节	用双手手掌抱住膝关节内外侧,交替反复揉动1～2分钟。揉动时,不能夹着膝关节揉动
拍打下肢外侧、前侧、内侧	用双手虚掌或空拳,有节奏地交替拍打、叩击下肢外侧、前侧、内侧,各3～5次
推摩足背	用双手握住足心部,以双手拇指指腹推摩足背10～20次,也可以用大鱼际或掌根推摩
活动踝关节	一手拖住患者跟腱上方,另一手握住足趾处,先顺时针方向再逆时针方向,环转摇动踝关节,各5～8圈,然后做背屈、背伸数次。最后,减轻背伸力度,以结束下肢前部按摩

(八)下肢后部按摩操作要领

项　　目	内　　容
拿揉臀部到下肢	用双手拇指与其余四指相对,自上而下,拿揉臀部到下肢后侧,反复3～5次,操作时,以臀部、大腿后侧、小腿后侧肌肉群为重点
滚臀部及下肢后侧	用单手半握拳滚臀部到大腿后侧3～5次,以臀部大腿后侧肌肉群为重点
按压穴位	用双手拇指指腹重叠按压环跳半分钟,然后用单手拇指指腹按压承扶、殷门、承山半分钟。按压每个穴位时,可以边压边揉
拿揉昆仑和太溪	用单手拇指指腹和食指指腹,放在昆仑和太溪上,边提拿边揉捏1～2分钟
叩击臀部及下肢后侧	用双手空拳有节奏地叩击臀部及下肢后侧1～2分钟
抱揉下肢后侧	用双手掌心抱揉下肢后侧,从大腿下2/3开始,自上而下抱揉3～5遍,重点抱揉大腿和小腿后侧肌肉群

Note

项　目	内　容
推摩足底五脏反射区	用双手握住足部两侧,双手拇指交替推揉心脏反射区、肝脏反射区、脾脏反射区、肺和支气管反射区、肾脏反射区,反复推揉3~5次,然后用拳叩击生殖腺反射区3~5次
拔伸趾关节	一手托住患者脚踝处,另一手拇指与中指按顺序拔伸拇指到小指的趾关节
推搓足底	一手扶住患者踝关节,另一手手掌推搓足底,5~10次。最后逐渐减缓推搓速度以结束下肢部按摩

(九)头部按摩操作要领

项　目	内　容
分抹印堂到太阳	用双手拇指指腹从印堂开始,经前额分别向两侧分抹到太阳,轻抹,5~10次。每次均需从印堂开始抹,到太阳时,顺势在太阳按揉2~3次,腕关节要灵活配合运动,手掌和其余手指不能扶按患者头部
按摩睛明和眼眶	用双手拇指指端轻掐睛明半分钟,然后用两手拇指指腹,由睛明开始由内到外,由上到下轻摩眼眶3~5次。按摩时着力要轻,以免推出"川"字纹;双手拇指由内向外摩动而不能由外向内摩动,以免向下牵拉外眼角,使眼角下垂
推摩鼻翼到颧髎	用双手拇指指端点压迎香半分钟,然后由两侧鼻翼经巨髎推到颧髎,反复按摩3~5次,推到颧髎时,稍向上用力,这样能提起面颊肌肉
推水沟到地仓	用双手拇指指腹从水沟推摩到地仓,反复按摩3~5次,推到地仓时,点到即止。按摩时拇指要向上提而不是向下推,以免口角下垂
轻摩下颌到颊车	用双手四指指腹按摩,食指在下颌上面,中指、无名指、小指并拢在下颌的下面,分别由中间向两侧分摩到颊车,反复按摩3~5次
轻揉颊车到太阳	将双手中指、食指、无名指三指并拢,以中指指腹为主,从颊车轻揉到太阳,反复3~5次。不要摩擦面部皮肤,手法不宜过重
点揉印堂到百会	用拇指指腹从印堂点揉到百会,点揉神庭和百会各半分钟,重点点揉印堂,点揉3~5次,也可用双手拇指交替按摩。操作时不可使头部摆动,手法以点揉为主,以揉为辅
点揉攒竹到百会	用双手拇指指腹从攒竹开始点揉到百会,反复3~5次。按摩时可以重点点揉百会和攒竹半分钟,双手力度要一致,同步操作,到达百会时,可重叠双手拇指进行点揉
勾点风池和风府	用双手拇指指端分别勾点两侧的风池1~2分钟,然后,单手勾点风府1~2分钟,点压后,轻轻揉动。按摩时,患者应面部朝上。勾点风府时,应向鼻尖用力;勾点风池时,双手同时向对侧眼球用力。按摩时,患者头部不能抬起
梳理头皮	将双手食指略微分开,自然弯曲,用指端或指腹梳理头皮。按摩时,从前发际开始向后至头顶部,双手同时搓动,像洗头发一样,反复按摩。然后,双手配合,将头转向一侧,一手托住,另一手梳理侧头部。做完一侧再做另一侧,按同样方法操作,时间大概2~3分钟。梳理头皮时,下午应用指腹梳理,指腹梳理是抑制手法,可以起到镇静的作用;上午用指端梳理,指端梳理是清醒手法,梳理后精力充沛
轻揉耳廓	用双手拇指和食指的侧面轻揉两侧耳廓1~2分钟,由耳尖揉到耳垂,反复操作,最后,轻拉耳垂3~5次。动作逐步减轻,以结束头面部的按摩

任务评价

一、任务能力检测

按摩护理评分标准

项 目		要 求	扣 分 细 则
素质要求 （5分）		仪表大方，举止端庄，态度和蔼（3分）	每项不符合要求扣2分，扣完为止
		服装、鞋帽整齐，符合要求（2分）	服装及鞋帽不符合要求，各扣1分
操作前准备 （25分）	核对 （5分）	核对医嘱（3分）	未（核对）报告床号、姓名、证候、治疗方法，出现一项扣1分，扣完为止
		遵照医嘱要求核对执行单（2分）	
	评估 （10分）	核对床号、姓名、证候（2分）	未核对床尾卡、直接喊床号、未核对手腕带、诱导式提问，出现一项扣1分，扣完为止
		介绍（2分）	未解释操作方法和目的，各扣1分
		评估患者（3分）	未评估操作部位、禁忌证，各扣1.5分
		患者理解与配合（2分）	未征得患者同意、措辞不当、沟通生硬、面无表情，出现一项扣1分，扣完为止
		评估环境（1分）	未评估环境扣1分
	物品 （5分）	治疗盘：大毛巾、棉签（5分）	缺一项扣2分
	操作者 （5分）	洗手（3分）	未洗手扣3分、洗手不符合要求扣1分
		戴口罩（2分）	不戴口罩扣2分、 戴口罩不合要求扣1分
操作中 （45分）	核对 （5分）	再次核对（2分）	未核对扣2分。核对不全，每项扣1分
		体位舒适合理（1分）	体位不舒适扣1分
		保暖（2分）	未采取保暖措施扣2分
	定穴 （10分）	遵医嘱定穴，并口述定穴方法（10分）	穴位定位错误，一项扣5分。 口述与实际不符、非按摩部位未保暖，各扣2分
	按摩手法 （30分）	用力均匀、柔和、深透、有力、持久（10分） 禁用暴力（10分） 推拿时间合理（口述）（10分）	手法使用顺序不当、手法运用不符合腧穴要求、冲击用力，各扣5分。 用力不均匀、手法明显不熟练，各扣3分。 点揉频率不符合要求（口述与实际不符）、未随时询问患者对手法的反应，各扣2分。 询问用语不当，扣1分。 损伤皮肤，扣30分（终止操作）

续表

项　目		要　求	扣 分 细 则
操作后(17分)	整理(7分)	合理安排体位(2分)	安排体位不合理扣2分
		整理床单位(3分)	未整理床单位扣3分。 整理床单位不到位扣1分
		处理用物(2分)	用物处理不符合要求扣1分。 未处理扣2分
	评价(5分)	评价患者的感受及目标达到的程度(3分)	未评价扣3分。评价不符合要求扣2分。用语不当扣1分
		注意事项及宣教(2分)	未交代注意事项及未宣教扣2分。 告知内容不全、用语不当,每项扣1分
	洗手,记录(5分)	七步洗手法(2分)	未洗手扣2分。洗手不符合要求(只口述而不做)扣1分
		按要求记录、签名(3分)	未记录扣3分。记录内容不全扣1分。 只口述而不记录扣2分。未签名扣2分
终末评价(8分)		核对正确、准备充分、沟通自然(2分) 按摩手法熟练、轻巧(4分) 交代注意事项及宣教(2分)	每项不符合要求扣相应分数
合　计			

二、任务自测题

推拿手法的要求有哪些?

（王丹）

任务二　艾 灸 护 理

任务导入

情境中患者为张爷爷,65岁,患肩凝症。肩凝症患者在穴位按摩治疗的同时,可以配合艾灸护理进行治疗,以促进疾病的康复。灸法治病在中国有悠久的历史,是护士必须掌握的一项技能。要进行艾灸护理,需掌握艾灸护理的操作手法及相关理论知识。将任务具体分解如下:

子任务一:会进行艾炷灸护理
子任务二:会进行艾条灸护理
子任务三:会进行温针灸护理

灸法古称"灸焫",又称艾灸。《说文解字》中说:灸,灼也,从火,久声。《灵枢·官能》曰:针所不为,灸之所宜。灸法治病在中国有悠久的历史。灸法是以艾绒为主要材料,点燃后直接或间接熏灼体表穴位或病变部位的一种治疗方法。也可在艾绒中掺入少量辛温香燥的药末,以加强治疗作用。该法有温经散寒、活血通络、温阳补虚、回阳固脱、补中益气、升阳举陷、消瘀散结、拔毒泻热、降逆下气、通畅气机、

Note

调和气血、扶正祛邪等作用,多用于阳气衰弱、沉寒痼冷等疾病,对慢性虚弱性疾病和风、寒、湿邪为患的疾病尤为适宜。

因其制成的形式及运用方法的不同,又可分为温灸器灸、艾炷灸、艾条灸、艾炷灸和温针灸等数种。

一、适应证

灸法的适应证非常广泛,内外妇儿各科的急慢性疾病,比如痛经、经闭、子宫脱垂、虚寒性呕吐、腹泻、久泄、久痢、胃下垂、遗精、遗尿、阳痿、早泄、疮疡溃久不愈等。不论寒热虚实、表里阴阳,均可根据不同证型选用适当的灸疗。

主要包括以下几种。

1. 温经散寒,活血通痹止痛　如风湿痹痛、痛经、寒疝腹痛等。

2. 疏风解表,温中散寒　如外感风寒、中焦虚寒导致的恶心、呕吐、泄泻等。

3. 温阳补虚,回阳固脱　用于脾肾阳虚及元阳暴脱,如久泄、久痢、遗精、遗尿、阳痿、早泄、虚脱、休克等。

4. 行气活血,散瘀消肿　用于疮疡初起、瘰疬(西医谓淋巴结核)早期,也可用于溃疡久不愈合,助其生肌长肉。

二、禁忌证

(1)凡实热证或阴虚发热、邪热内炽等证,如高热、高血压危象、肺结核晚期、大量咯血、呕吐、严重贫血、急性传染性疾病、皮肤痈疽疮疖并有发热者,均不宜使用艾灸疗法。

(2)器质性心脏病伴心功能不全、精神分裂症,孕妇的腹部、腰骶部,均不宜施灸。

(3)颜面部、颈部及大血管走行的体表区域、黏膜附近,均不得施灸。

(4)空腹、过饱、极度疲劳者应谨慎施灸。

三、注意事项

(1)掌握热量,防止烫伤,尤其对局部皮肤知觉减退及昏迷患者。

(2)做好防护,以防艾火掉下烧伤皮肤或烧坏衣裤。使用温针灸时,可用硬纸片剪一小孔,套住针体平放在进针处,即可避免艾火直接掉落于皮肤上。施灸后艾条必须彻底熄灭,以防失火。

(3)艾炷灸容易起疱,应注意观察,如已起疱,不可擦破,可任其自然吸收;如水疱过大,经75%酒精消毒后用注射器将疱内液体抽出,外涂甲紫,再用敷料保护,以防感染。妇女妊娠期间,小腹及腰骶部不宜施灸。

四、温灸器灸

温灸器是用金属等材质特制的一种圆筒灸具,故温灸器灸又称温筒灸。其筒底有尖有平,筒内套有小筒,小筒四周有孔。施灸时,将艾绒或加掺药物,装入温灸器的小筒,点燃后,将温灸器的盖扣好,即可置于腧穴或应灸部位,进行熨灸,直到所灸部位的皮肤红润为度。

此外,还有艾贴灸(图 2-16)、艾灸仪灸(图 2-17)等。

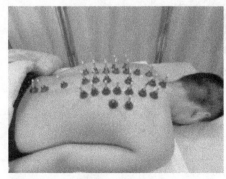

图 2-16　艾贴灸

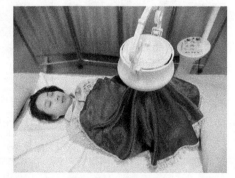

图 2-17　艾灸仪灸

子任务一　会进行艾炷灸护理

任务实施

一、艾炷灸操作流程

流程	操作步骤		操作内容	注意事项
操作前	资讯	获取情境	提炼出操作技术、穴位	
	分析	制订操作计划	制订计划:核对→介绍→解释→评估→准备→艾灸→整理→评价→记录	
操作中	评估	核对	核对医嘱、床尾卡及手腕带	双人核对医嘱
		介绍、解释,与患者有效沟通	解释操作方法和目的,取得患者配合	避免诱导式提问、直接喊床号
		评估患者是否适合进行操作	(1)患者艾灸部位的皮肤情况。 (2)患者临床表现、禁忌证。 (3)患者对艾灸法的认识、心理状态及配合程度	
		评估环境是否适合操作	温度、湿度、光线	
	准备	用物准备	用物:治疗盘、艾炷、打火机、弯盘、姜片、垫布,必要时备浴巾、屏风。 遵医嘱将艾绒制成大小适宜的圆锥形艾炷,一个穴位准备7~9壮。 将鲜姜切成直径2~3 cm,厚0.2~0.3 cm的薄片,中间以针刺数孔,然后将姜片置于应灸的腧穴部位或患处 <div align="center">准备艾炷、姜片</div>	根据病情需要或遵医嘱,可备生姜、大蒜、盐或附子饼
		操作者准备	七步洗手法洗手,戴口罩	
		环境准备	保持室内明亮,温湿度适宜	注意保暖
		再次核对	床尾卡、手腕带	

续表

流程	操作步骤		操作内容	注意事项
操作中	操作	开始施灸	(1)适时遮挡窗帘,遵医嘱定穴。 遵医嘱定穴 (2)将艾炷放在姜片上点燃施灸。 点燃施灸 (3)当艾炷燃至3/4时,或患者感觉灼痛时,易炷再施。一个穴位灸7~9壮,使皮肤红润而不起疱为度 易炷再施	(1)穴位定位时注意同身寸。 (2)易炷时注意不要烫伤患者。 (3)如灸后出现小水疱时,无须处理,可自行吸收。如水疱较大时,可用无菌注射器抽去疱内液体,覆盖消毒纱布,保持干燥,防止感染

续表

流程	操作步骤		操作内容	注意事项
操作后	整理	整理体位及床单位	协助患者整理衣着,盖被保暖及整理床单位	
		处理用物	将用物归回原位,医疗垃圾分类处理	
	评价	询问患者的感觉	询问患者有无不适	
		评估目标	评估目标达到的程度	
		交代注意事项	交代注意事项	
	记录	操作者要求	操作者洗手、摘口罩	
		按要求记录	记录艾灸部位、时间、局部情况、疗效,并签名	

二、艾炷灸工作简报

艾炷灸工作简报如图 2-18 所示。

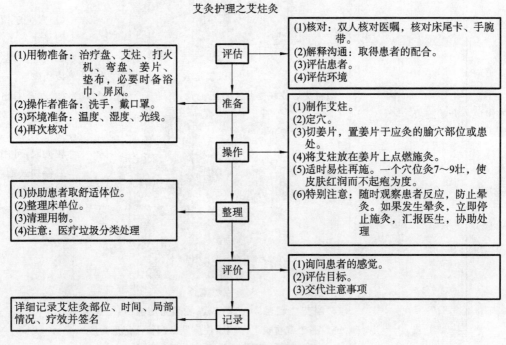

图 2-18 艾炷灸工作简报

任务评价

任务能力检测

艾炷灸评分标准

项 目	要 求	扣 分 细 则
素质要求 (5分)	仪表大方,举止端庄,态度和蔼(3分)	每项不符合要求扣2分,扣完为止
	服装、鞋帽整齐,符合要求(2分)	服装及鞋帽不符合要求,各扣1分

项　　目		要　　求	扣 分 细 则
操作前准备（25分）	核对（5分）	核对医嘱（3分）	未（核对）报告床号、姓名、证候、治疗方法，出现一项扣1分，扣完为止
		遵照医嘱要求核对执行单（2分）	
	评估（10分）	核对床号、姓名、证候（2分）	未核对床尾卡、直接喊床号、未核对手腕带、诱导式提问，出现一项扣1分，扣完为止
		介绍（2分）	未解释操作方法和目的，各扣1分
		评估患者（3分）	未评估施灸部位、禁忌证，各扣1.5分
		患者理解与配合（2分）	未征得患者同意、措辞不当、沟通生硬、面无表情，出现一项扣1分，扣完为止
		评估环境（1分）	未评估环境扣1分
	物品（5分）	治疗盘、艾炷、打火机、弯盘、姜片、垫布，必要时备浴巾、屏风	缺一项扣2分
	操作者（5分）	洗手（3分）	未洗手扣3分。洗手不符合要求扣1分
		戴口罩（2分）	不戴口罩扣2分。戴口罩不符合要求扣1分
操作中（45分）	核对（5分）	再次核对（2分）	未核对扣2分。核对不全，每项扣1分
		体位舒适合理（1分）	体位不舒适扣1分
		保暖（2分）	未采取保暖措施扣2分
	定穴（15分）	遵医嘱定穴，并口述定穴方法（15分）	穴位定位错误，一项扣5分，扣完为止
	施灸（25分）	遵医嘱将艾绒制成一定数量、大小适宜的圆锥形艾炷（5分）	艾炷数量、大小适宜，未达到一项扣3分，扣完为止
		将鲜姜切成直径2～3 cm、厚0.2～0.3 cm的薄片，中间以针刺数孔，然后将姜片置于应灸的腧穴部位或患处，再将艾炷放在姜片上点燃施灸（5分）	姜片处理错误、放置部位错误，出现一项扣3分，扣完为止
		观察患者，当艾炷燃至3/4时，易炷再施。一个穴位灸7～9壮，使皮肤红润而不起疱为度（15分）	未观察患者状态、易炷时机错误、易炷数目不够，出现一项扣5分。烫伤患者扣10分。扣完为止

续表

项 目		要 求	扣 分 细 则
操作后（17分）	整理（7分）	合理安排体位(2分)	安排体位不合理扣2分
		整理床单位(2分)	未整理床单位扣2分。 整理床单位不到位扣1分
		处理用物(3分)	用物处理不符合要求扣2分。 未处理扣3分
	评价（5分）	评价患者的感受及目标达到的程度(3分)	未评价扣3分。评价不符合要求扣2分。 用语不当扣1分
		注意事项及宣教(2分)	未交代注意事项及宣教扣2分。 交代不全扣1分
	洗手，记录（5分）	七步洗手法(2分)	未洗手扣2分。 洗手不符合要求(只口述而不做)扣1分
		按要求记录、签名(3分)	未记录扣3分。记录内容不全扣1分。 只口述而不记录扣2分。未签名扣2分
终末评价（8分）		核对正确、准备充分、沟通自然。(2分) 艾炷灸手法熟练、操作无误。(2分) 目的达到、患者感觉满意。(2分) 交代注意事项及宣教(2分)	每项不符合要求各扣2分
合计			

（孟磊）

子任务二 会进行艾条灸护理

任务分析

　　艾条灸法，是将艾绒用纸卷成长条形施灸。根据艾条直接烧灼皮肤和与皮肤有一段距离，分为温和灸、雀啄灸和回旋灸。注意事项、禁忌证同艾炷灸。

任务实施

一、艾条灸操作流程

操作步骤			操作内容	注意事项
操作前	资讯	获取情境	提炼出操作技术、穴位	
	分析	制订操作计划	制订计划：核对→介绍→解释→评估→准备→艾灸→整理→评价→记录	

操作步骤			操作内容	注意事项
评估		核对医嘱	核对医嘱并核对床尾卡及手腕带	双人核对医嘱
		介绍、解释,与患者有效沟通	解释操作方法和目的,取得患者配合	避免诱导式提问、直接喊床号
		评估患者是否适合进行操作	(1)患者艾灸部位的皮肤情况。 (2)患者临床表现、禁忌证。 (3)患者对艾灸法的认识、心理状态及配合程度	
		评估环境是否适合操作	温度、湿度、光线	
准备		用物准备	治疗盘、艾条、打火机、酒精灯、弯盘、灭火帽或小口瓶,必要时备浴巾、屏风	
		操作者准备	七步洗手法洗手,戴口罩	
		环境准备	保持室内明亮,温湿度适宜	注意保暖
		再次核对	再次核对床尾卡、手腕带,并口头询问患者姓名	
操作中	操作	开始施灸	(1)穴位定位。 (2)点燃艾条,遵医嘱采用温和灸、雀啄灸、回旋灸等艾灸手法。 ①温和灸:适于治疗虚寒性慢性疾病。施灸时将艾条的一端点燃,对准应灸的腧穴部位或者患处,距皮肤2～3 cm,进行熏烤,使患者局部有温热感而无灼痛为宜。 温和灸 ②雀啄灸:适于治疗常见急性病。施灸时将艾条的一端点燃,使艾条点燃的一端与施灸部位的皮肤并不固定在一定距离,而是像雀啄食一样,一上一下活动地施灸。 雀啄灸 ③回旋灸:适于病损表浅而面积大者,对风湿痹症及周围性面神经麻痹也有效果。施灸时将艾条的一端点燃,艾条点燃的一端与施灸部位的皮肤虽然保持一定的距离,但不固定,而是均匀地左右移动或者往复回旋熏烤施灸。	(1)穴位定位注意同身寸。 (2)操作中注意观察局部皮肤情况及病情。 (3)宜先上后下:先灸头顶、胸背,后灸腹部、四肢

续表

操作步骤			操作内容	注意事项
操作中	操作	开始施灸	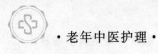 回旋灸 施灸时,一般每处10～15分钟,至皮肤出现红晕为度。 施灸 (3)及时除掉艾灰。 及时除掉艾灰 (4)观察局部皮肤及病情,询问患者有无不适。 (5)灸毕熄灭艾条	
操作后	整理	整理体位及床单位	协助患者整理衣着、体位,盖被保暖及整理床单位	
		处理用物	将用物归回原位,医疗垃圾分类处理	
	评价	询问患者的感觉	再次核对患者姓名,询问患者有无不适	
		评估目标	评估目标达到的程度	
		交代注意事项	交代注意事项	
	记录	操作者要求	操作者洗手、摘口罩	
		按要求记录	记录艾灸部位、时间、局部情况、疗效并签名	

二、艾条灸工作简报

艾条灸工作简报如图 2-19 所示。

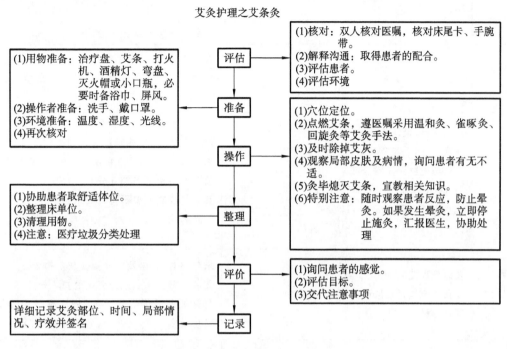

图 2-19 艾条灸工作简报

任务评价

一、任务能力检测

艾条灸评分标准

项　　目		要　　求	扣　分　细　则
素质要求 （5分）		仪表大方，举止端庄，态度和蔼（3分）	每项不符合要求扣2分，扣完为止
		服装、鞋帽整齐，符合要求（2分）	服装及鞋帽不符合要求，各扣1分
操作前准备（25分）	核对 （5分）	核对医嘱（3分）	未（核对）报告床号、姓名、证候、治疗方法，出现一项扣1分，扣完为止
		遵照医嘱要求核对执行单（2分）	
	评估 （10分）	核对床号、姓名、证候（2分）	未核对床尾卡、直接喊床号、未核对手腕带、诱导式提问，出现一项扣1分，扣完为止
		介绍（2分）	未解释操作方法和目的，出现一项扣1分
		评估患者（3分）	未评估施灸部位、禁忌证，各扣1.5分
		患者理解与配合（2分）	未征得患者同意、措辞不当、沟通生硬、面无表情，出现一项扣1分，扣完为止
		评估环境（1分）	未评估环境扣1分
	物品 （5分）	治疗盘、艾条、打火机、酒精灯、弯盘、灭火帽或小口瓶，必要时备浴巾、屏风	缺一项扣2分
	护士 （5分）	洗手（3分）	未洗手扣3分。洗手不符合要求扣1分
		戴口罩（2分）	不戴口罩扣2分。戴口罩不符合要求扣1分

Note

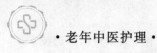

续表

项 目		要 求	扣 分 细 则
操作中（45分）	核对（5分）	再次核对（2分）	未核对扣2分。核对不全每项扣1分
		体位舒适合理（1分）	体位不舒适扣1分
		保暖（2分）	未采取保暖措施扣2分
	定穴（15分）	遵医嘱定穴，并口述定穴方法（15分）	穴位定位错误，一项扣5分。口述与实际不符扣2分。非施灸部位未保暖各扣2分，扣完为止
	施灸（25分）	点燃艾条，灸法正确。体现温和灸、雀啄灸、回旋灸三种手法。艾条与皮肤距离符合要求。温和灸：距离2～3 cm，5～7分钟。雀啄灸：距离2～5 cm，10分钟。回旋灸：距离3 cm，10～15分钟（15分）	点燃方法不当、耗时过长各扣2分。未充分点燃、应用3种手法不熟练、缺1种手法、未及时调整距离各扣3分。艾条与皮肤距离不符合要求扣5分。扣完为止
		及时除掉艾灰。艾条灸至局部皮肤稍起红晕，施灸时间（口述时间）合理（5分）	未口述时间、未及时除掉艾灰各扣2分。艾灰掉落在床上或患者患处扣3分。若有艾火脱落烧伤皮肤、烧坏衣被均为不合格。终止操作
		观察局部皮肤及病情，询问患者有无不适，熄灭艾条，宣教相关知识（5分）	未口述局部有红晕、施灸时间不正确、熄灭艾条方法不正确各扣2分，扣完为止。未观察局部皮肤及病情、未询问患者有无不适各扣3分，扣完为止。灸后熄灭艾条不彻底、措辞不当各扣1分
操作后（17分）	整理（7分）	合理安排体位（2分）	未清洁局部皮肤扣2分。清洁局部皮肤方法不正确、安排体位不合理各扣1分
		整理床单位（2分）	未整理床单位扣2分。整理床单位不到位扣1分
		处理用物（3分）	用物处理不符合要求扣2分。未处理扣3分
	评价（5分）	评价患者的感受及目标达到的程度（3分）	未评价扣3分。评价不符合要求扣2分。用语不当扣1分
		注意事项及宣教（2分）	未交代注意事项及宣教扣2分。交代不全、用语不当各扣1分
	洗手，记录（5分）	七步洗手法（2分）	未洗手扣2分。洗手不符合要求（只口述而不做）扣1分
		按要求记录、签名（3分）	未记录扣3分。记录内容不全扣1分。只口述而不记录、未签名各扣2分

Note

续表

项　　目	要　　求	扣 分 细 则
终末评价 （8分）	核对正确、准备充分、沟通自然。（2分） 施灸部位准确，操作熟练、轻巧。（2分） 运用灸法正确、皮肤情况良好。（2分） 交代注意事项及宣教（2分）	每项不符合要求各扣2分
合计		

（孟磊）

子任务三　会进行温针灸护理

任务分析

　　温针灸是针刺与艾灸相结合的一种方法，又称针柄灸。即在留针过程中，将艾绒搓团捻裹于针柄上点燃，通过针体将热力传入穴位。每次燃烧枣核大小艾团1～3团。本法具有温通经脉、行气活血的作用。适用于寒盛湿重、经络壅滞之证，如关节痹痛、肌肤不仁等。

　　温针灸注意事项如下。

　　（1）针刺前做好解释工作，消除患者紧张情绪。选择合理体位，以便于暴露腧穴，方便操作。注意保暖。

　　（2）操作前检查用物是否齐备，对有硬弯、有锈蚀、有钩等不符合要求的针具，应剔出不用。

　　（3）严格执行操作规程，准确取穴，正确运用进针方法、角度和深度，勿将针身全部刺入，以防折针，针刺过程中应密切观察患者的反应，出现意外，应紧急处理。

　　（4）如用银针治疗，装裹的艾团宜小，因银针导热作用强。

　　（5）点燃艾绒时，应先从下端点燃，这样可使热力直接向下辐射和传导，增强治疗效果。

　　（6）如有艾火落下，可随即将艾火吹向地下，或直接熄灭。同时嘱咐患者不要变动体位，以免针尾上装裹的艾绒一起落下，加重烧伤，同时也为了防止造成弯针事故。为了防止可能发生的烧伤，可在温针的周围皮肤上垫上毛巾、衣物等。

　　（7）起针时要核对穴位及针数，以免将毫针遗留在患者身上。

任务实施

一、温针灸操作流程

流程		操作步骤	操作内容	注意事项
操作前	资讯	获取情境	提炼出操作技术、穴位	
	分析	制订操作计划	制订计划：核对→介绍→解释→评估→准备→温针灸→整理→评价→记录	

续表

流程	操作步骤		操作内容	注意事项
	评估	核对医嘱	核对医嘱、床尾卡及手腕带	双人核对医嘱
		介绍、解释,与患者有效沟通	解释操作方法和目的,取得患者配合	避免诱导式提问、直接喊床号
		评估患者是否适合进行操作	(1)患者温针灸部位的皮肤情况。 (2)患者临床表现、禁忌证。 (3)患者对温针灸的认识、心理状态及配合程度	
		评估环境是否适合操作	温度、湿度、光线	
	准备	用物准备	治疗盘、弯盘、消毒棉球、艾绒、毫针、小纸片、火柴、无菌干棉签	
		操作者准备	七步洗手法洗手,戴口罩	
		环境准备	保持室内明亮,温湿度适宜	注意保暖
		再次核对	再次核对床尾卡、手腕带	
操作中	操作	开始施灸	(1)根据医嘱选择穴位,消毒皮肤。选取毫针,正确持针,实施针刺。 (2)针刺得气后留针,在毫针上放一小纸片,将艾绒搓团捻裹于针柄上,点燃施灸,使热力沿针身传至穴位。 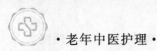 施灸 (3)观察:当艾绒燃尽后换炷再灸,可连灸数炷。 (4)施灸时观察有无出现针刺意外,及时清除脱落的艾灰。 (5)施灸完毕,除去小纸片及艾灰,起出毫针,用无菌干棉签轻压针孔片刻,以防出血,并核对毫针数目,以防遗漏	(1)穴位定位注意同身寸。 (2)注意无菌操作。 (3)控制进针的深度。 (4)嘱患者不可随意改变体位。 (5)艾绒从底部点燃。 (6)观察患者反应,防止晕灸的发生
操作后	整理	整理体位及床单位	协助患者整理衣着,盖被保暖及整理床单位	
		处理用物	将用物归回原位,医疗垃圾分类处理	
	评价	询问患者的感觉	询问患者有无不适	
		评估目标	评估目标达到的程度	
		交代注意事项	交代注意事项	
	记录	操作者要求	操作者洗手、摘口罩	
		按要求记录	记录温针灸部位、时间、局部情况、疗效并签名	

二、温针灸工作简报

温针灸工作简报如图 2-20 所示。

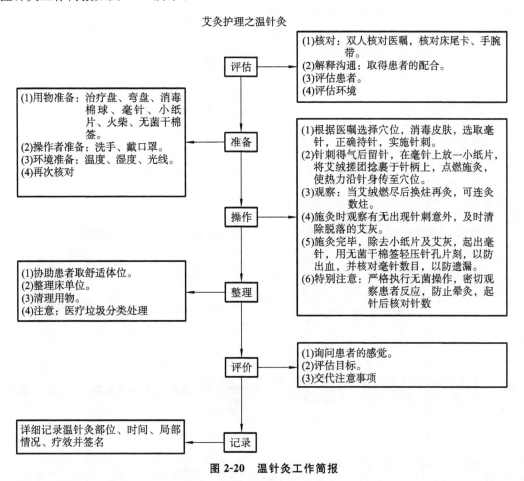

图 2-20 温针灸工作简报

任务评价

一、任务能力检测

温针灸评分标准

项　　目		要　　求	扣　分　细　则
素质要求 （5分）		仪表大方，举止端庄，态度和蔼（3分）	每项不符合要求扣 2 分，扣完为止
		服装、鞋帽整齐，符合要求（2分）	服装及鞋帽不符合要求，各扣 1 分
操作前准备（25分）	核对 （5分）	核对医嘱（3分）	未（核对）报告床号、姓名、证候、治疗方法，出现一项扣 1 分，扣完为止
		遵照医嘱要求核对执行单（2分）	
	评估 （10分）	核对床号、姓名、证候（2分）	未核对床尾卡、直接喊床号、未核对手腕带、诱导式提问，出现一项扣 1 分，扣完为止
		介绍（2分）	未解释操作方法和目的，各扣 1 分
		评估患者（3分）	未评估施灸部位、禁忌证，各扣 1.5 分
		患者理解与配合（2分）	未征得患者同意、措辞不当、沟通生硬、面无表情，出现一项扣 1 分，扣完为止
		评估环境（1分）	未评估环境扣 1 分

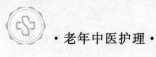

续表

项 目		要 求	扣 分 细 则
操作前准备（25分）	物品（5分）	治疗盘、弯盘、消毒棉球、艾绒、毫针、小纸片、火柴、无菌干棉签,必要时备浴巾、屏风	缺一项扣2分
	护士（5分）	洗手（3分）	未洗手扣3分。洗手不符合要求扣1分
		戴口罩（2分）	不戴口罩扣2分。 戴口罩不符合要求扣1分
操作中（45分）	核对（5分）	再次核对（2分）	未核对扣2分。核对不全每项扣1分
		体位舒适合理（1分）	体位不舒适扣1分
		保暖（2分）	未采取保暖措施扣2分
	定穴（15分）	遵医嘱定穴,并口述定穴方法（15分）	穴位定位错误,一项扣5分,扣完为止
	施灸（25分）	检查针具,针刺得气后留针,将艾绒搓团捻裹于针柄上,点燃施灸,使热力沿针身传至穴位（15分）	未检查针具,进针方法、角度、深度不正确,一项扣10分。艾绒团不紧实扣5分
		当艾绒燃尽后换炷再灸,可连灸数炷。施灸时观察有无出现针刺意外,及时清除脱落的艾灰（5分）	未注意观察患者反应、未及时清除脱落的艾灰,出现一项扣3分
		施灸完毕,除去艾条,起出毫针,用无菌干棉签轻压针孔片刻,以防出血,并核对毫针数目,以防遗漏（5分）	起针未核对针数扣5分。 未轻压针孔扣2分
操作后（17分）	整理（7分）	合理安排体位（2分）	安排体位不合理扣2分
		整理床单位（2分）	未整理床单位扣2分。 整理床单位不到位扣1分
		处理用物（3分）	用物处理不符合要求扣2分。 未处理扣3分
	评价（5分）	评价患者的感受及目标达到的程度（3分）	未评价扣3分。评价不符合要求扣2分。用语不当扣1分
		注意事项及宣教（2分）	未交代注意事项及宣教扣2分。交代不全扣1分
	洗手,记录（5分）	七步洗手法（2分）	未洗手扣2分。 洗手不符合要求（只口述而不做）扣1分
		按要求记录、签名（3分）	未记录扣3分。记录内容不全扣1分。 只口述而不记录扣2分。未签名扣2分

续表

项　　目	要　　求	扣 分 细 则
终末评价 （8分）	核对正确、准备充分、沟通自然。（2分） 进针手法熟练、操作无误。（2分） 目的达到，患者感觉满意。（2分） 交代注意事项及宣教（2分）	每项不符合要求各扣2分
合计		

二、任务自测题

1. 温针灸注意事项有哪些？
2. 请列举温针灸补泻操作要领。

（孟磊）

任务三　拔 罐 护 理

任务导入

　　情境中患者为张爷爷，65 岁。患肩凝症。肩凝症患者在穴位按摩治疗的同时，也可以通过平衡火罐进行治疗，以促进疾病的康复。平衡火罐法是将闪罐、抖罐、走罐、留罐结合在一起的一种护理方法，不管是临床上，还是老百姓日常生活中，接受拔罐护理的人很多，所以护士必须掌握拔罐护理技能。拔罐手法有闪罐、走罐、留罐等，所以要进行拔罐护理，需掌握拔罐护理的操作手法及相关理论知识。将任务具体分解如下：
　　子任务一：会进行留罐护理
　　子任务二：会进行闪罐护理
　　子任务三：会进行走罐护理

子任务一　会进行留罐护理

任务分析

　　拔罐法古称角法，又名火罐气、吸筒疗法，是以罐为工具，通过负压，使罐吸附于腧穴或应拔部位的体表，产生刺激，使被拔部位的皮肤充血、瘀血，以达到防治疾病的目的。历代中医文献中都有拔罐法的记载，主要为治疗疮疡或毒蛇咬伤时，用来吸血排脓。后来又扩大应用于肺结核、风湿病等内科病证。随着医疗实践的不断发展，治疗的范围也逐渐扩大，外科、内科等都有其适应证，并经常和针刺配合使用。因此，拔罐法成为一种重要的治疗、保健方法。

一、拔罐的方法

　　罐的种类很多，临床常用的有竹罐、陶罐、玻璃罐、挤压罐和抽气罐等。拔罐的方法大致分为拔火罐法、拔药（水）罐法和刺络拔罐法。

　　（一）拔火罐法
　　拔火罐法是以罐为工具，通过燃烧排出罐内空气，造成相对负压，使罐吸附于腧穴，产生温热刺激及

119

使局部皮肤充血、瘀血,以达到治疗疾病目的的一种疗法,适用于痹证(如腰腿痛、肩背痛)、胃肠道疾病(如胃痛、腹痛)、肺部疾病(如咳嗽、哮喘)等,是临床上最常用的操作方法。玻璃罐、陶罐都适合用火罐法,方法有投火法和闪火法两种。

1. 投火法 将易燃物或纸折成宽筒条状,点燃后,投入罐内,然后迅速将罐扣在施术部位。此法适用于侧面拔,特别是不容易上罐的部位,如关节等。但容易烧伤皮肤,可能会带来意外。

2. 闪火法 用止血钳夹住酒精棉球,或用纸卷成筒条状,点燃后在火罐内壁中段绕1~2圈,或稍做短暂停留后,迅速退出并及时将罐扣在施术部位上,即可吸住。此法比较安全,不受体位限制,是较常用的拔罐方法,须注意操作时不要烧罐口,以免灼伤皮肤。

(二)拔药(水)罐法

拔药(水)罐法是将完好的竹罐或木罐倒置在药液或沸水中,煮沸1~2分钟后,用长镊子夹住罐底,罐口朝下夹出,甩去罐中液体,迅速将罐扣在施术部位,使竹罐因为负压吸附于施术部位,这样既可起到拔罐时的温热刺激和机械刺激作用,又可发挥中药的药理作用,从而提高拔罐的治疗效果,在临床上可根据患者的不同病情辨证选择不同的中草药。

适应证:常用于风寒湿痹证,治疗感冒、咳嗽、哮喘、风湿痛、溃疡病、慢性胃炎、消化不良、牛皮癣(银屑病)等。

(三)刺络拔罐法

刺络拔罐法又称刺血拔罐,是在皮肤上做浅刺,然后再拔火罐,吸出少量血液,以防治疾病的一种方法。刺络拔罐法具有操作简便、疗效确切、适应证广、见效快速等优点,在临床上应用日趋广泛。

刺络拔罐法适用于急性扭伤有瘀血及疮疡、某些皮肤病(如丹毒、神经性皮炎、牛皮癣等);对贫血、有出血倾向的病证和大血管所在部位均不宜使用。

二、注意事项

(1)拔罐时应选择适当体位,拔罐过程中不宜移动体位,以免火罐脱落。

(2)拔罐时宜选择肌肉丰厚的部位,骨骼凹凸不平、毛发较多的部位不宜拔罐。

(3)操作前一定要检查罐口周围是否光滑,有无裂痕。

(4)防止烫伤,拔罐时动作要稳、准、快,起罐时切勿强拉。

(5)起罐后,如局部出现水疱,可不必处理,待自行吸收;如水疱较大,应消毒局部皮肤后,用注射器吸出液体,覆盖消毒敷料。

(6)使用过的火罐,均应消毒后备用。

(7)皮肤有过敏、溃疡、水肿者,及大血管分布部位,不宜拔罐。高热抽搐者,以及孕妇的腹部、腰骶部,亦不宜拔罐。

三、制订计划

流　　程		主　要　步　骤	特　别　强　调
操作中	评估	核对、沟通、评估禁忌证及环境(注意保暖)	
	准备	用物准备	
	定位	取合理体位,按医嘱选穴	注意同身寸
	操作	开始治疗	密切观察患者有无不适
操作后	评价	评估目标达到的程度,交代注意事项	

任务实施

一、留罐护理操作流程

流程	操作步骤		操作内容	注意事项
操作前	资讯	获取情境	提炼出操作技术及穴位	
	分析	制订操作计划	制订计划:核对→介绍→解释→评估→准备→定穴→留罐→整理→评价→记录	
操作中	评估	核对医嘱	核对医嘱、床尾卡及手腕带	双人核对医嘱
		介绍、解释,与患者有效沟通	口头核对患者姓名,解释操作方法和目的,取得患者配合	避免诱导式提问、直接喊床号
		评估患者是否适合进行操作	(1)患者留罐部位的皮肤情况。 (2)患者临床表现、诊断及既往史。 (3)患者对留罐的认识、心理状态及配合程度	
		评估环境是否适合操作	温度、湿度、光线	
	准备	用物准备	(1)检查罐口是否光滑,并消毒罐口。 检查罐口 (2)用物:治疗盘,消毒棉球、95%酒精棉球,止血钳,火罐,打火机,灭火容器,集物桶1个,纱布 准备用物	
		操作者准备	七步洗手法洗手,戴口罩	
		环境准备	保持室内明亮,温湿度适宜	注意保暖
		再次核对	再次核对床尾卡、手腕带,口头询问患者姓名	
	定位	取合理体位	取合理体位	
		选穴	按医嘱选择留罐穴位,并消毒皮肤	

Note

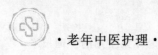

流 程	操 作 步 骤		操 作 内 容	注 意 事 项
操作中	操作	开始留罐	(1)取酒精棉球,干湿适当。 (2)点燃明火后在罐内中下段环绕。 点火 (3)火罐准确扣在已经选定的部位,将点燃的明火稳妥、迅速地投入灭火容器内。 灭火 (4)随时检查火罐吸附情况。 (5)观察局部皮肤红紫的程度、皮肤有无烫伤或小水疱。 (6)询问患者的感觉,计时,留罐5~10分钟。 (7)起罐,用纱布擦拭拔罐部位 起罐	(1)闪火时不要烧热罐口,如烧热需及时换罐。 (2)动作要连续,落罐要轻

续表

流程	操作步骤		操作内容	注意事项
操作后	整理	整理体位及床单位	协助患者整理衣着,安排体位及整理床单位,并再次核对患者信息	
		整理用物	将罐进行消毒处理,用物归回原位,医疗垃圾分类处理	
	评价	询问患者的感觉	询问患者有无疼痛等不适	
		评估目标	评估目标达到的程度	
		交代注意事项	交代注意事项,告知患者呼叫铃位置,随时巡视	
	记录	操作者要求	操作者洗手、摘口罩	
		按要求记录	记录留罐部位、时间、反应等,并签名	

二、留罐护理操作流程简报

留罐护理操作流程简报如图 2-21 所示。

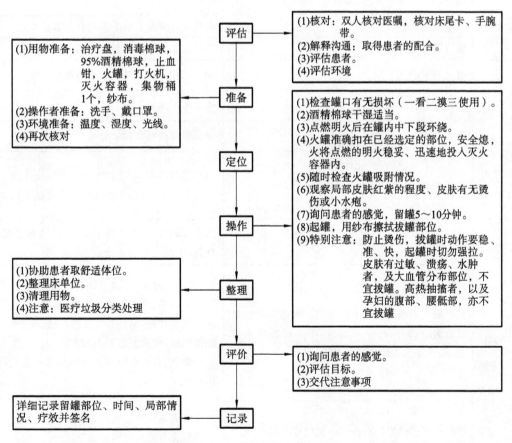

图 2-21　留罐护理操作流程简报

任务评价

任务能力检测

留罐护理评分标准

项 目		要 求	扣 分 细 则
素质要求 （5分）		仪表大方，举止端庄，态度和蔼（3分）	每项不符合要求扣2分，扣完为止
		服装、鞋帽整齐，符合要求（2分）	服装及鞋帽不符合要求，各扣1分
操作前准备 （25分）	核对 （5分）	核对医嘱（3分）	未报告（核对）床号、姓名、证候、治疗方法，出现一项扣1分，扣完为止
		遵照医嘱要求核对执行单（2分）	
	评估 （10分）	核对床号、姓名、证候（2分）	未核对床尾卡、直接喊床号、未核对手腕带、诱导式提问，出现一项扣1分，扣完为止
		介绍（2分）	未解释操作方法和目的，各扣1分
		评估患者（3分）	未评估拔罐部位、禁忌证，各扣1.5分
		患者理解与配合（2分）	未征得患者同意、措辞不当、沟通生硬、面无表情，出现一项扣1分，扣完为止
		评估环境（1分）	未评估环境扣1分
	物品 （5分）	治疗盘，消毒棉球，95％酒精棉球，止血钳，火罐，打火机，灭火容器，集物桶1个，纱布	缺一项扣2分
	护士 （5分）	洗手（3分）	未洗手扣3分。洗手不符合要求扣1分
		戴口罩（2分）	不戴口罩扣2分。戴口罩不符合要求扣1分
操作中 （45分）	核对 （5分）	再次核对（2分）	未核对扣2分。核对不全每项扣1分
		体位舒适合理（1分）	体位不舒适扣1分
		保暖（2分）	未采取保暖措施扣2分
	定穴 （10分）	遵医嘱定穴，并口述定穴方法（10分）	穴位定位错误，一项扣5分。 口述与实际不符、非拔罐部位未保暖各扣2分
操作中 （45分）	拔罐 （30分）	检查罐口有无损坏，酒精棉球干湿适当（3分）	未检查罐口、检查方法不当、酒精棉球过湿或滴出酒精，出现一项扣2分
		点燃明火后在罐内中下段环绕。火罐准确扣在已经选定的部位，安全熄火，将点燃的明火稳妥、迅速地投入灭火容器内（20分）	火焰过大、过小，在罐内燃烧时间过短、过长，操作手法不娴熟，左右手配合不当，出现一项扣1分。罐口位置选错，每处扣5分。掉罐，每个扣5分。操作粗暴、熄火方法不当扣2分。皮肤烫伤、衣裤被服等被烧坏均为不合格（终止操作）
		随时检查火罐吸附情况。观察局部皮肤红紫的程度、皮肤有无烫伤或小水疱。询问患者的感觉，告知留罐时间，留罐5～10分钟（7分）	未观察火罐吸附情况扣3分。 未告知患者留罐时间扣2分。 未询问患者的感觉扣1分。 未告知注意事项扣5分

续表

项 目		要　　求	扣 分 细 则
操作后（17分）	整理（7分）	起罐,用纱布擦拭拔罐部位,合理安排体位（3分）	起罐方法不正确扣3分。 未擦拭拔罐部位、擦拭方法不当、安排体位不合理,出现一项扣1分
		整理床单位（2分）	未整理床单位扣2分。 整理床单位不到位扣1分
		处理用物（2分）	用物处理不符合要求扣1分。 未处理扣2分
	评价（5分）	评价患者的感受及目标达到的程度（3分）	未评价扣3分。评价不符合要求扣2分。用语不当扣1分
		注意事项及宣教（2分）	未交代注意事项及宣教扣2分,告知内容不全、用语不当,每项扣1分
	洗手,记录（5分）	七步洗手法（2分）	未洗手扣2分。洗手不符合要求（只口述而不做）扣1分
		按要求记录、签名（3分）	未记录扣3分。记录内容不全扣1分。 只口述而不记录扣2分。未签名扣2分
终末评价（8分）		核对正确、准备充分、沟通自然。（2分） 拔罐部位准确,操作熟练、轻巧。（2分） 皮肤情况良好,未出现水疱。（2分） 交代注意事项及宣教（2分）	每项不符合要求各扣2分
合计			

（董莲诗）

子任务二　会进行闪罐护理

任务分析

　　闪罐法是用镊子夹住酒精棉球,点燃后送入罐底,立即抽出,将罐拔于患者患处,随即将罐取下,反复操作。这种反复的牵拉、松弛,使皮肤血液反复灌注、输布、再灌注,从而改善了血液循环,对神经和血管有一定兴奋作用。此法适用于外感风寒、肌肉痿软麻木、功能减退的虚弱病证及脑卒中后遗症等。由于此法不会在皮肤上留下瘀斑,故较适合于面部使用。

任务实施

一、闪罐护理操作流程

流程	操作步骤		操作内容	注意事项
操作前	资讯	获取情境	提炼出操作技术及穴位	
	分析	制订操作计划	制订计划:核对→介绍→解释→评估→准备→定穴→闪罐→整理→评价→记录	

Note

125

续表

流程	操作步骤		操作内容	注意事项
	评估	核对医嘱	核对医嘱、床尾卡及手腕带	双人核对医嘱
		介绍、解释,与患者有效沟通	解释操作方法和目的,取得患者配合	避免诱导式提问、直接喊床号
		评估患者是否适合进行操作	(1)患者闪罐部位的皮肤情况。 (2)患者临床表现、诊断及既往史。 (3)患者对闪罐的认识、心理状态及配合程度	
		评估环境是否适合操作	温度、湿度、光线	
	准备	用物准备	(1)检查罐口,并消毒。 (2)用物:治疗盘,消毒棉球,95%酒精棉球,止血钳,火罐,打火机,灭火容器,集物桶1个,治疗巾,纱布	
		操作者准备	七步洗手法洗手,戴口罩,携用物至床旁	
		环境准备	保持室内明亮,温湿度适宜	注意保暖
		再次核对	再次核对床尾卡、手腕带,口头询问患者信息	
操作中	定位	取合理体位	取合理体位	
		按医嘱选择闪罐位置	按医嘱选择闪罐位置	(1)同身寸。 (2)按医嘱选穴。 (3)消毒皮肤
	操作	开始闪罐	(1)取酒精棉球,干湿适当。 (2)点燃明火后在罐内中下段环绕。 (3)火罐准确扣在已经选定的部位,然后立即起下,再迅速拔住,如此反复多次地拔上起下,起下再拔,直至皮肤潮红为度。 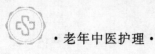 闪罐 (4)安全熄火:将点燃的明火稳妥、迅速地投入灭火容器内。 (5)擦拭闪罐部位皮肤,询问患者的感觉	(1)闪火入罐要快,切不可在罐口停留太久,以免罐口太热而烫伤皮肤。 (2)如反复闪罐,罐体温度过热,应及时换罐

流程	操作步骤		操作内容	注意事项
操作后	整理	体位及床单位	协助患者整理衣着,安排体位及整理床单位	
		处理用物	将罐进行消毒处理,用物归回原位,医疗垃圾分类处理	
	评价	询问患者的感觉	询问患者有无疼痛等不适	
		评估目标	评估目标达到的程度	
		交代注意事项	再次核对患者信息,交代注意事项	
	记录	操作者要求	操作者洗手、摘口罩	
		按要求记录	记录闪罐部位、时间、反应等,并签名	

二、闪罐护理操作流程简报

闪罐护理操作流程简报如图 2-22 所示。

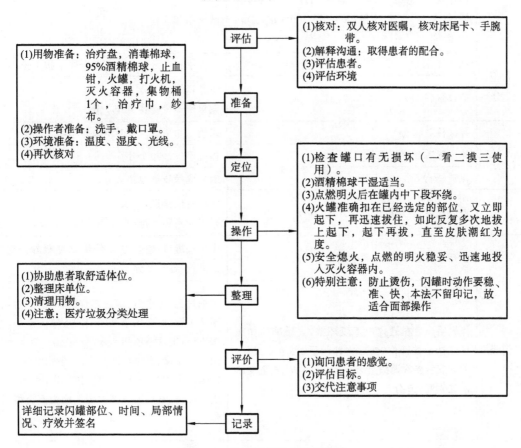

图 2-22　闪罐护理操作流程简报

127

任务评价

任务能力检测

闪罐护理评分标准

项 目		要 求	扣 分 细 则
素质要求 （5分）		仪表大方，举止端庄，态度和蔼（3分）	每项不符合要求扣2分，扣完为止
		服装、鞋帽整齐，符合要求（2分）	服装及鞋帽不符合要求，各扣1分
操作前准备 （25分）	核对 （5分）	核对医嘱（3分）	未（核对）报告床号、姓名、证候、治疗方法，出现一项扣1分，扣完为止
		遵照医嘱要求核对执行单（2分）	
	评估 （10分）	核对床号、姓名、证候（2分）	未核对床尾卡、直接喊床号、未核对手腕带、诱导式提问，出现一项扣1分，扣完为止
		介绍（2分）	未解释操作方法和目的，出现一项扣1分
		评估患者（3分）	未评估拔罐部位、禁忌证，各扣1.5分
		患者理解与配合（2分）	未征得患者同意、措辞不当、沟通生硬、面无表情，出现一项扣1分，扣完为止
		评估环境（1分）	未评估环境扣1分
	物品 （5分）	治疗盘，消毒棉球，95%酒精棉球，止血钳，火罐，打火机，灭火容器，集物桶1个，治疗巾，纱布	缺一项扣2分
	护士 （5分）	洗手（3分）	未洗手扣3分。洗手不符合要求扣1分
		戴口罩（2分）	不戴口罩扣2分。 戴口罩不符合要求扣1分
操作中 （45分）	核对 （5分）	再次核对（2分）	未核对扣2分。核对不全每项扣1分
		体位舒适合理（1分）	体位不舒适扣1分
		保暖（2分）	未采取保暖措施扣2分
	定穴 （10分）	遵医嘱定穴，并口述定穴方法（10分）	穴位定位错误，一项扣5分。 口述与实际不符，非拔罐部位未保暖各扣2分
	闪罐 （30分）	检查罐口有无损坏，酒精棉球干湿适当（5分）	未检查罐口、检查方法不当、酒精棉球过饱合或滴出酒精，各扣2分
		点燃明火后在罐内中下段环绕，火罐准确扣在已经选定的部位，然后立即起下，再迅速拔住，如此反复多次地拔上起下，起下再拔，直至皮肤潮红为度（20分）	火焰过大、过小，在罐内燃烧时间过短、过长，操作手法不娴熟，左右手配合不当，操作粗暴，熄火方法不当，出现一项扣2分。 闪火入罐慢、在罐口停留太久，各扣3分。 罐体温度过热未及时换罐，扣5分。 皮肤烫伤、衣裤被服等被烧坏均为不合格（终止操作）
		安全熄火：将点燃的明火稳妥、迅速地投入灭火容器内。询问患者的感觉（5分）	未询问患者的感觉扣2分。 未告知注意事项扣5分

续表

项 目		要 求	扣 分 细 则
操作后（17分）	整理（7分）	合理安排体位（2分）	安排体位不合理扣2分
		整理床单位（2分）	未整理床单位扣2分。 整理床单位不到位扣1分
		处理用物（3分）	用物处理不符合要求扣1分。 未处理扣3分
	评价（5分）	评价患者的感受及目标达到的程度（3分）	未评价扣3分。评价不符合要求扣2分。用语不当扣1分
		注意事项及宣教（2分）	未交代注意事项及宣教扣2分。 告知内容不全、用语不当，每项扣1分
	洗手，记录（5分）	七步洗手法（2分）	未洗手扣2分。洗手不符合要求（只口述而不做）扣1分
		按要求记录、签名（3分）	未记录扣3分。记录内容不全扣1分。 只口述而不记录扣2分。未签名扣2分
终末评价（8分）		核对正确、准备充分、沟通自然。（2分） 拔罐部位准确，操作熟练、轻巧。（2分） 皮肤情况良好，未出现水疱。（2分） 交代注意事项及宣教（2分）	每项不符合要求各扣2分
合计			

（董莲诗）

子任务三 会进行走罐护理

任务分析

　　走罐法，又称推罐或行罐，一般用于肌肉丰厚的部位，须选口径较大、罐口壁较厚且光滑的玻璃罐，先在罐口或所拔部位的皮肤上涂一些润滑剂，如液体石蜡、凡士林等，再将罐拔住。然后握住罐体平推或稍倾斜推，上下左右反复推移，至所拔皮肤潮红、深红或起瘀点为止。此法多用于胸背、腰骶、腹部、大腿等部位。

任务实施

一、走罐护理操作流程

流程	操作步骤		操作内容	注意事项
操作前	资讯	获取情境	提炼出操作技术及穴位	
	分析	制订操作计划	制订计划：核对→介绍→解释→评估→准备→定穴→走罐→整理→评价→记录	

流程	操作步骤		操作内容	注意事项
操作中	评估	核对医嘱	核对医嘱、床尾卡及手腕带	双人核对医嘱
		介绍、解释,与患者有效沟通	解释操作方法和目的,取得患者配合	避免诱导式提问、直接喊床号
		评估患者是否适合进行操作	(1)患者走罐部位的皮肤情况。 (2)患者临床表现、诊断及既往史。 (3)患者对走罐的认识、心理状态及配合程度	
		评估环境是否适合操作	温度、湿度、光线	
	准备	用物准备	(1)检查罐口并消毒。 (2)用物准备:治疗盘,消毒棉球,95%酒精棉球,止血钳,火罐,打火机,灭火容器,治疗巾,润滑油(精油、凡士林、液体石蜡等)	
		操作者准备	七步洗手法洗手,戴口罩,携用物至床旁	
		环境准备	保持室内明亮,温湿度适宜	注意保暖
		再次核对	再次核对床尾卡、手腕带	
	定位	取合理体位	取合理体位	
		按医嘱选择走罐位置	按医嘱选择走罐位置	
	操作	开始走罐	(1)取酒精棉球,干湿适当。 (2)在走罐位置涂抹适当润滑油。 (3)点燃明火后在罐内中下段环绕。 (4)火罐准确扣在已经选定的部位。 (5)安全熄火:将点燃的明火稳妥、迅速地投入灭火容器内。 (6)握住罐体上下左右反复推移,至所拔皮肤潮红、深红或起痧点。 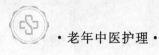 走罐 (7)询问患者的感觉。 (8)走毕清理皮肤	(1)润滑油涂抹适当。 (2)及时询问患者感受。 (3)走毕将皮肤清理干净

流程	操作步骤		操作内容	注意事项
操作后	整理	体位及床单位	安排体位,协助患者整理衣着及床单位	
		清理用物	将罐消毒、归回原位,医疗垃圾分类处理	
	评价	询问患者的感觉	询问患者有无疼痛等不适	
		评估目标	评估目标达到的程度	
		交代注意事项	再次核对患者信息,交代注意事项	
	记录	操作者要求	操作者洗手、摘口罩	
		按要求记录	记录走罐部位、时间、反应等,并签名	

二、走罐护理操作流程简报

走罐护理操作流程简报如图 2-23 所示。

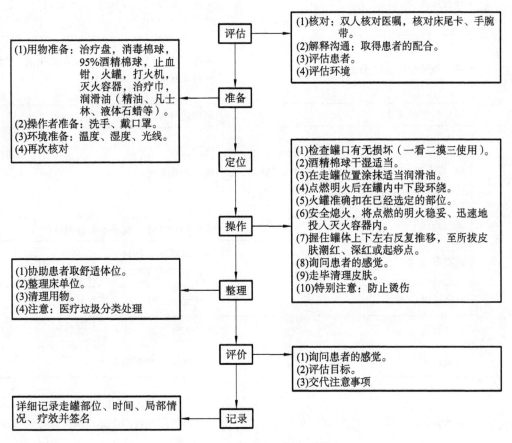

图 2-23　走罐护理操作流程简报

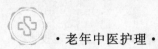

任务评价

一、任务能力检测

走罐护理评分标准

项　　目		要　　求	扣 分 细 则
素质要求 (5分)		仪表大方,举止端庄,态度和蔼(3分)	每项不符合要求扣2分,扣完为止
		服装、鞋帽整齐,符合要求(2分)	服装及鞋帽不符合要求,各扣1分
操作前准备 (25分)	核对 (5分)	核对医嘱(3分)	未(核对)报告床号、姓名、证候、治疗方法,出现一项扣1分,扣完为止
		遵照医嘱要求核对执行单(2分)	
	评估 (10分)	核对床号、姓名、证候(2分)	未核对床尾卡、直接喊床号、未核对手腕带、诱导式提问,出现一项扣1分,扣完为止
		介绍(2分)	未解释操作方法和目的,各扣1分
		评估患者(3分)	未评估走罐部位皮肤情况,未评估禁忌证,出现一项扣2分,扣完为止
		患者理解与配合(2分)	未征得患者同意、措辞不当、沟通生硬、面无表情,出现一项扣1分,扣完为止
		评估环境(1分)	未评估环境扣1分
	物品 (5分)	治疗盘,消毒棉球,95%酒精棉球,止血钳,火罐,打火机,灭火容器,治疗巾,润滑油(精油、凡士林、液体石蜡等)	缺一项扣2分
	护士 (5分)	洗手(3分)	未洗手扣3分。洗手不符合要求扣1分
		戴口罩(2分)	不戴口罩扣2分。 戴口罩不符合要求扣1分
操作中 (45分)	核对 (5分)	再次核对(2分)	未核对扣2分。核对不全每项扣1分
		体位舒适合理(1分)	体位不舒适扣1分
		保暖(2分)	未采取保暖措施扣2分
	定穴 (10分)	遵医嘱定穴并口述定穴方法(10分)	穴位定位错误,一项扣5分。 口述与实际不符扣2分。非拔罐部位未保暖扣2分,扣完为止

续表

项 目		要 求	扣 分 细 则
操作中（45分）	走罐（30分）	检查罐口有无损坏、酒精棉球干湿适当（5分）	未检查罐口、检查方法不当、酒精棉球过饱合或滴出酒精，出现一项扣2分，扣完为止
		在走罐位置涂抹适量润滑油。 点燃明火后在罐内中下段环绕。 火罐准确扣在已经选定的部位。 安全熄火：将点燃的明火稳妥、迅速地投入灭火容器内。 握住罐体上下左右反复推移，至所拔皮肤潮红、深红或起痧点（20分）	火焰过大、过小，在罐内燃烧时间过短、过长，操作手法不娴熟，左右手配合不当，操作粗暴，熄火方法不当，出现一项扣2分。 润滑油不适量扣5分。 皮肤烫伤、衣裤被服等被烧坏均为不合格（终止操作）
		询问患者的感觉，告知注意事项。 走毕清理皮肤（5分）	未询问患者感觉、未告知注意事项扣2分。走毕未清理皮肤扣5分。清理不彻底扣3分
操作后（17分）	整理（7分）	合理安排体位（2分）	安排体位不合理扣2分
		整理床单位（2分）	未整理床单位扣2分。 整理床单位不到位扣1分
		处理用物（3分）	用物处理不符合要求扣1分。 未处理扣3分
	评价（5分）	评价患者的感受及目标达到的程度（3分）	未评价扣3分。评价不符合要求扣2分。 用语不当扣1分
		注意事项及宣教（2分）	未交代注意事项及宣教扣2分。 告知内容不全、用语不当，每项扣1分
	洗手，记录（5分）	七步洗手法（2分）	未洗手扣2分。 洗手不符合要求（只口述而不做）扣1分
		按要求记录、签名（3分）	未记录扣3分。记录内容不全扣1分。 只口述而不记录扣2分。未签名扣2分
终末评价（8分）		核对正确、准备充分、沟通自然。（2分） 走罐部位准确，操作熟练、轻巧。（2分） 皮肤情况良好。（2分） 交代注意事项及宣教（2分）	每项不符合要求各扣2分
合计			

二、任务自测题

简述走罐的注意事项。

（董莲诗）

任务四　刮痧护理

任务导入

　　情境中患者为张爷爷,65岁。老年人体质较弱,故容易伤风、感冒。刮痧护理可疏通腠理,使脏腑秽浊之气通达于外,使周身气血流畅,逐邪外出,从而达到治疗疾病的目的,因而被广大人民群众广泛使用,是非常有效的一种治疗手段。故张爷爷可以采用刮痧护理达到保健的目的。临床上,像张爷爷这样的老年人经常通过刮痧护理治疗疾病或进行家庭保健,故护士应掌握刮痧护理的操作手法。

任务分析

　　刮痧疗法是应用边缘钝滑的器具,如牛角刮痧板、瓷匙、硬币、玉石片、瓷器片等物,蘸取植物油、凡士林、清水或药油在患者体表一定部位进行刮、捏、揪等操作,使局部皮下出现瘀斑的一种治疗手法。此法可疏通腠理,使脏腑秽浊之气通达于外,使周身气血流畅,逐邪外出,从而达到治疗疾病的目的。因其简、便、廉、效的特点,临床应用广泛,适合医疗及家庭保健。

　　刮痧后皮肤可产生红色、紫红色出血点,称痧象。痧象可根据病情呈现不同颜色、状态,而健康者一般不出痧,即便出痧也很轻。多数人刮痧后会有明显的舒服、轻快的感觉。

　　刮痧讲究补泻,刮痧的补泻跟刮拭力度的大小、刮拭时间的长短、刮拭速度的快慢、刮拭的方向有关。刮拭力度小、刮拭时间短、刮拭速度慢、顺经络气血运行方向刮拭为补,反之为泻。临床上保健刮痧一般采用平补平泻法。

一、适应证

　　本法适用于感受外邪引起的感冒发热、头痛、咳嗽、呕吐、腹泻及高温中暑,及伤食、头痛、头昏、汗出不畅、风湿痹痛等。

二、禁忌证

　　(1)体形过于消瘦者、有出血倾向者禁用此法。
　　(2)过饥、过饱、过度紧张者不宜刮痧。
　　(3)刮痧部位皮肤有溃疡、损伤、炎症等不宜刮痧。

三、注意事项

　　(1)室内空气流通,忌对流风。冬天应用本法,室内一定要暖和,并注意患者保温,防止脱衣着凉,加重病情。
　　(2)操作中用力要均匀,勿损伤皮肤、引起感染。
　　(3)刮痧过程中要随时观察病情变化,发现异常,应立即停刮,并报告医生,配合处理。
　　(4)刮痧后嘱患者喝一杯温水,保持情绪安定,饮食要清淡,忌生冷油腻之品。
　　(5)用过的刮具,应消毒后备用,特别是给乙型肝炎患者或乙型肝炎表面抗原阳性携带者刮时,由于皮下渗血,肝炎病毒可能污染用具。故施术后用具一定要经高温消毒,以防止血源性传播。

任务实施

一、刮痧操作流程

流程		操作步骤	操作内容	注意事项
操作前	资讯	获取情境	提炼出操作技术、穴位	
	分析	制订操作计划	制订计划：核对→介绍→解释→评估→准备→刮痧→整理→评价→记录	
操作中	评估	核对医嘱	核对医嘱、床尾卡及手腕带	双人核对医嘱
		介绍、解释，与患者有效沟通	口头询问患者信息，解释操作方法和目的，取得患者配合	避免诱导式提问、直接喊床号
		评估患者是否适合进行操作	(1)患者刮痧部位的皮肤情况。 (2)患者临床表现、禁忌证。 (3)患者对刮痧的认识、心理状态及配合程度	
		评估环境是否适合操作	温度、湿度、光线	
	准备	用物准备	治疗盘，刮痧板，治疗碗内盛少量清水或药液，必要时备浴巾、屏风等物 准备用物	
		操作者准备	七步洗手法洗手、戴口罩，携用物至床旁	
		环境准备	保持室内明亮，温湿度适宜	注意保暖
		再次核对	再次核对床尾卡、手腕带、患者姓名	

续表

流程	操作步骤		操作内容	注意事项
操作中	操作	开始刮痧	(1)穴位定位。 (2)检查刮痧板边缘是否光滑、有无缺损,并消毒刮痧板。 (3)协助患者取合适体位,暴露刮痧部位,垫治疗巾,冬季注意保暖。 (4)根据病情或医嘱,确定刮痧部位。 (5)手持刮具,蘸水或药液,遵医嘱,试刮。 (6)采取补法刮痧、泄法刮痧或平补平泻法刮痧。 刮痧 (7)一般每一部位刮20次,如果不出痧,不要强行出痧。 (8)刮痧过程中,随时询问患者有无不适,观察病情及局部皮肤颜色变化,随时调节手法力度。 (9)刮痧完毕,清洁局部皮肤后,协助患者穿好衣服,安置舒适卧位	(1)穴位定位注意同身寸。 (2)操作中注意观察局部皮肤情况及病情。 (3)刮痧要向单一方向刮,不要来回刮,用力要均匀,禁用暴力。 (4)刮动数次后,当刮具干涩时,需及时蘸湿再刮
操作后	整理	整理体位及床单位	协助患者整理衣着,盖被保暖及整理床单位	
		整理用物	将用物归回原位,医疗垃圾分类处理	
	评价	询问患者的感觉	询问患者有无不适	
		评估目标	评估目标达到的程度	
		交代注意事项	再次核对姓名,交代注意事项	
	记录	操作者要求	操作者洗手、摘口罩	
		按要求记录	记录刮痧部位、时间、局部情况、疗效并签名	

二、刮痧护理工作简报

刮痧护理工作简报如图2-24所示。

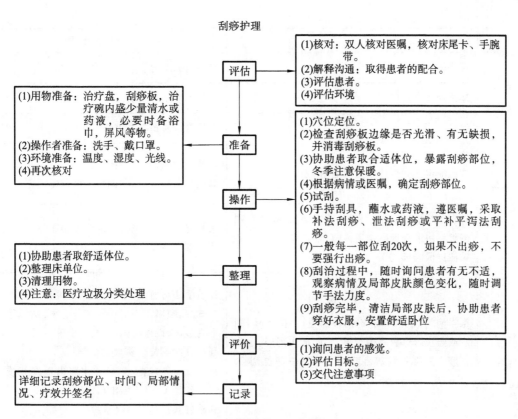

刮痧护理

(1)用物准备：治疗盘，刮痧板，治疗碗内盛少量清水或药液，必要时备浴巾，屏风等物。
(2)操作者准备：洗手、戴口罩。
(3)环境准备：温度、湿度、光线。
(4)再次核对

→ 评估 →
(1)核对：双人核对医嘱，核对床尾卡、手腕带。
(2)解释沟通：取得患者的配合。
(3)评估患者。
(4)评估环境

→ 准备 →
(1)穴位定位。
(2)检查刮痧板边缘是否光滑、有无缺损，并消毒刮痧板。
(3)协助患者取合适体位，暴露刮痧部位，冬季注意保暖。
(4)根据病情或医嘱，确定刮痧部位。
(5)试刮。
(6)手持刮具，蘸水或药液，遵医嘱，采取补法刮痧、泄法刮痧或平补平泻法刮痧。
(7)一般每一部位刮20次，如果不出痧，不要强行出痧。
(8)刮治过程中，随时询问患者有无不适，观察病情及局部皮肤颜色变化，随时调节手法力度。
(9)刮痧完毕，清洁局部皮肤后，协助患者穿好衣服，安置舒适卧位。

→ 操作 →

(1)协助患者取舒适体位。
(2)整理床单位。
(3)清理用物。
(4)注意：医疗垃圾分类处理

→ 整理 →

→ 评价 →
(1)询问患者的感觉。
(2)评估目标。
(3)交代注意事项

详细记录刮痧部位、时间、局部情况、疗效并签名

→ 记录 →

图 2-24 刮痧护理工作简报

任务评价

一、任务能力检测

刮痧护理评分标准

项 目		要 求	扣 分 细 则
素质要求（5分）		仪表大方，举止端庄，态度和蔼（3分）	每项不符合要求扣2分，扣完为止
		服装、鞋帽整齐，符合要求（2分）	服装及鞋帽不符合要求，各扣1分
操作前准备（25分）	核对（5分）	核对医嘱（3分）	未（核对）报告床号、姓名、证候、治疗方法，出现一项扣1分，扣完为止
		遵照医嘱要求核对执行单（2分）	
	评估（10分）	核对床号、姓名、证候（2分）	未核对床尾卡、直接喊床号、未核对手腕带、诱导式提问，出现一项扣1分，扣完为止
		介绍（2分）	未解释操作方法和目的，各扣1分
		评估患者（3分）	未评估刮痧部位、禁忌证，各扣1.5分
		患者理解与配合（2分）	未征得患者同意、措辞不当、沟通生硬、面无表情，出现一项扣1分，扣完为止
		评估环境（1分）	未评估环境扣1分
	物品（5分）	治疗盘，刮痧板，治疗碗内盛少量清水或药液，必要时备浴巾、屏风等物	缺一项扣2分
	护士（5分）	洗手（3分）	未洗手扣3分。洗手不符合要求扣1分
		戴口罩（2分）	不戴口罩扣2分。戴口罩不符合要求扣1分

项　目		要　求	扣 分 细 则
核对 (5分)		再次核对(2分)	未核对扣2分。核对不全每项扣1分
		体位舒适合理(1分)	体位不舒适扣1分
		保暖(2分)	未采取保暖措施扣2分
定穴 (10分)		遵医嘱定穴并口述定穴方法(10分)	穴位定位错误,一项扣5分。 口述与实际不符、非刮痧部位未保暖各扣2分
操作中 (45分)	刮痧 (30分)	检查刮痧板边缘是否光滑、有无缺损,并消毒刮痧板。协助患者取合适体位,暴露刮痧部位,冬季注意保暖(5分)	未检查刮痧板、未消毒刮痧板扣5分。 体位不合理扣2分
		根据病情或医嘱,确定刮痧部位,手持刮具,蘸水或药液,试刮,后遵医嘱,采取补法刮痧、泻法刮痧或平补平泻法刮痧。一般每一部位刮20次,如果不出痧,不要强行出痧(20分)	刮治手法与所刮部位运用不正确扣4分。 未试刮、频率不对、蘸介质不适量、刮治手法体现不明显、未口述时间(次数),出现一项扣2分。 刮治方向不符合要求扣5分。 刮治方向欠规范、未口述皮肤出现发红或红紫色痧点各扣1分(不强求出痧)。 刮破皮肤扣20分(终止操作)
		刮治过程中,随时询问患者有无不适,观察病情及局部皮肤颜色变化,随时调节手法力度。 刮痧完毕,清洁局部皮肤后,协助患者穿好衣服,安置舒适卧位(5分)	未观察患者皮肤及病情、未清洁皮肤、未交代注意事项,各扣3分。 未询问患者感受扣2分。 清洁皮肤方法不当(不能擦,应沾拭)、交代不全(如避风寒、3小时内禁洗浴、多饮水)各扣1分
操作后 (17分)	整理 (7分)	合理安排体位(2分)	未清洁局部皮肤扣2分。 清洁局部皮肤方法不正确、安排体位不合理,各扣1分
		整理床单位(2分)	未整理床单位扣2分。 整理床单位不到位扣1分
		处理用物(3分)	用物处理不符合要求扣2分。 未处理扣3分
	评价 (5分)	评价患者的感受及目标达到的程度(3分)	未评价扣3分。评价不符合要求扣2分。 用语不当扣1分
		注意事项及宣教(2分)	未交代注意事项及宣教扣2分, 交代不全、用语不当扣1分
	洗手, 记录 (5分)	七步洗手法(2分)	未洗手扣2分。 洗手不符合要求(只口述而不做)扣1分
		按要求记录、签名(3分)	未记录扣3分。记录内容不全扣1分。 只口述而不记扣2分。未签名扣2分

项　目	要　求	扣 分 细 则
终末评价 （8分）	核对正确、准备充分、沟通自然。（2分） 刮痧动作熟练、轻巧。（2分） 刮痧补泻手法正确，皮肤情况良好。（2分） 交代注意事项及宣教（2分）	每项不符合要求各扣2分
合计		

二、任务自测题

刮痧的补泻与哪些因素有关？

（王丹）

任务五　穴位注射

任务导入

患者，王爷爷，颈项强痛，右上肢麻木且伴眩晕半年，劳累后加重，曾服颈复康冲剂，效果不佳。查体：颈夹脊穴压痛明显，颈部活动受限，头部侧转时眩晕加重，右上肢牵拉试验阳性，压头试验阳性。颈椎 X 线片示：颈椎曲度改变，颈椎骨质增生。

诊断：颈椎病。

医嘱：复方丹参注射液依次注射肩髃、肩贞、颈夹脊穴、曲池，隔日 1 次。

你是当班护士，请你为王爷爷进行穴位注射。

任务分析

穴位注射疗法是将现代西医学常用的药物注射法与祖国传统医学的腧穴、经络理论相结合而产生的一种全新疗法。即在经络、腧穴或压痛点、皮下阳性反应物上，注射适量液体药物，使针刺与药物对穴位的双重刺激作用有机地结合起来，发挥其综合效能，以提高疗效。因所注射的药物，绝大多数为液体，故亦称为"水针疗法"。

一、针具和常用药液

1.针具　根据使用药物的剂量大小及针刺的深浅，选用不同规格的注射器和针头，经常规消毒即可使用。一般可使用 1 mL、2 mL、5 mL 注射器，肌肉肥厚部位可使用 10 mL、20 mL 注射器。针头可选用 5～7 号普通注射针头，5 号长针头（牙科用），以及封闭用的长针头。

2.常用药液　穴位注射疗法的常用药液有三类。

（1）中草药制剂　如复方当归注射液、丹参注射液、川芎嗪注射液、生脉注射液、人参注射液、鱼腥草注射液、银黄注射液、柴胡注射液、板蓝根注射液、威灵仙注射液、徐长卿注射液、清开灵注射液等。

（2）维生素类制剂：如维生素 B_1 注射液、维生素 B_6 注射液、维生素 B_{12} 注射液、维生素 C 注射液。

（3）其他常用药物：5％～10％葡萄糖注射液、0.9％生理盐水、注射用水、三磷酸腺苷、辅酶 A、神经生长因子、硫酸阿托品、山莨菪碱、加兰他敏、强的松龙、盐酸普鲁卡因、利多卡因、氯丙嗪、利血平等。

139

二、适用范围

穴位注射疗法的适用范围非常广泛,凡是针灸的适应证大部分可以用本法治疗。

三、注意事项

(1)严格遵守无菌操作,防止感染。

(2)注意药物的性能、药理作用、剂量、禁忌及毒副作用。凡能引起过敏的药物,如青霉素、链霉素、普鲁卡因等,必须常规皮试,皮试阳性者不可应用。副作用较严重的药物,使用时应谨慎。某些中草药制剂有时也可能有反应,应用时也应注意。

(3)使用穴位注射疗法前,应注意药物的有效期,不要使用过期药物。注意检查药液有无沉淀、变质等情况,如已变质,应停止使用。

(4)药物不宜注入关节腔、血管内和脊髓腔。若药物误入关节腔,可致关节红肿、发热、疼痛;误入脊髓腔,有损伤脊髓的可能,严重者可导致瘫痪。

(5)在主要神经干通过的部位做穴位注射时,应注意避开神经干,以免损伤神经。如针尖触到神经干,有触电样感觉,应及时退针,更不可盲目地反复提插。

(6)内有重要脏器的部位不宜针刺过深,以免刺伤内脏。

(7)年老体弱及初次接受治疗者,最好取卧位,注射部位不宜过多,药量也可酌情减少,以免晕针。孕妇的下腹部、腰骶部及合谷、三阴交等穴,不宜做穴位注射,以免引起流产。

四、发生意外的处理方法

1.晕针 立即停止注射,将针迅速抽出,让患者平卧,头稍低,松开衣带。轻者静卧片刻,饮温水或糖水一杯即可渐渐恢复;重者配合掐或针刺人中、内关、足三里,或配合其他急救措施。

2.弯针 立即停止注射,如果是因患者体位改变所致,应让患者恢复原位;若因肌肉过度紧张,嘱患者肌肉放松,然后顺着弯曲的方向将针慢慢退出。

3.断针 临床很少发生断针现象,但注射前仍应仔细检查针具。

4.血肿处理 局部小瘀块,可自行消退。若瘀肿较大,疼痛较剧者,先冷敷止血,再热敷促进瘀血消散吸收。

5.感染处理 若感染较轻,局部消炎处理;若感染较重,局部消炎的同时服用消炎药;若感染严重,请外科医生协助治疗。

6.创伤性气胸 立刻卧位休息,轻者可对症处理,密切观察,给予抗菌药物防止感染,一般休息1周左右即可痊愈。若症状严重时,立即采取抢救措施,行胸腔穿刺抽气减压,吸氧,抗休克。

为避免上述意外发生,在实施穴位注射时,一定要掌握进针深度、角度、方向。

五、制订计划

流　程		主　要　步　骤	特　别　强　调
操作中	评估	核对,沟通,评估禁忌证,环境(注意保暖)	
	准备	用物准备	
	定位	取合理体位,按医嘱选穴	注意同身寸
	操作	开始治疗	密切观察患者有无不适
操作后	评价	评估目标达到的程度,交代注意事项	

任务实施

一、穴位注射操作流程

流程	操作步骤		操作内容	注意事项
操作前	资讯	获取情境	提炼出操作技术、穴位	
	分析	制订操作计划	制订计划：核对→介绍→解释→评估→准备→穴位注射→整理→评价→记录	
操作中	评估	核对医嘱	核对医嘱、床尾卡及手腕带	双人核对医嘱
		介绍、解释，与患者有效沟通	口头询问患者姓名，解释操作方法和目的，取得患者配合	避免诱导式提问、直接喊床号
		评估患者是否适合进行操作	(1)患者临床表现、禁忌证。 (2)患者对穴位注射的认识、心理状态及配合程度	
		评估环境是否适合操作	温度、湿度、光线	
	准备	用物准备	消毒棉签、一次性注射器、药物	
		操作者准备	(1)七步洗手法洗手、戴口罩。 (2)根据所选穴位及用药量的不同选择合适的注射器和针头，抽取药液	
		环境准备	保持室内明亮，温湿度适宜	注意保暖
		再次核对	再次核对床尾卡、手腕带，口头询问患者姓名	
	操作	开始操作	(1)遵医嘱同身寸取穴，以1～2个穴位为妥，最多不超过4个穴位，并宜选取肌肉比较丰厚的部位进行穴位注射。 (2)局部皮肤常规消毒。 (3)用无痛快速进针法将针刺入皮下组织，然后缓慢推进或上下提插，探得酸胀等"得气"感应后，回抽一下，如无回血，即可将药物推入。 进针 (4)穴位注射的用药剂量取决于注射部位及药物的性质和浓度。推药完毕后拔针，压迫止血。 (5)疗程：每日或隔日注射一次，反应强烈者亦可隔2～3日一次，穴位可左右交替使用。10次为一个疗程，休息5～7天再进行下一个疗程的治疗。 特别注意：根据穴位所在部位与病变组织的不同要求，决定针刺角度和注射的深浅。如头面及四肢远端等皮肉浅薄处的穴位多浅刺，而腰部和四肢肌肉丰厚部位的穴位可深刺。三叉神经痛于面部有触痛点，可在皮内注射成一"皮丘"；腰肌劳损的部位多较深，故宜适当深刺注射	(1)注意无菌操作。 (2)选穴宜精练，可选压痛点、皮下结节、条索状物等阳性反应点进行治疗。 (3)一般疾病用中等速度推入药液；慢性病、体弱者用轻刺激，将药液缓慢轻轻推入；急性病、体强者可用强刺激，快速将药液推入。 (4)如需注入较多药液时，可将注射针由深部逐步提出到浅层，边退边推药，或将注射针更换几个方向注射药液

流程	操作步骤	操作内容	注意事项
操作后	整理	整理体位及床单位	协助患者整理衣着,盖被保暖及整理床单位	
		清理用物	(1)将用物归回原位,取下针头,放进锐器盒,集中回收。 (2)其他垃圾分类处理	
	评价	询问患者的感觉	询问患者有无不适	
		评估目标	评估目标达到的程度	
		交代注意事项	再次核对患者姓名,交代注意事项	
	记录	操作者要求	操作者洗手、摘口罩	
		按要求记录	记录穴位注射部位、药物、时间、局部情况、疗效并签名	

二、穴位注射操作流程简报

穴位注射操作流程简报如图 2-25 所示。

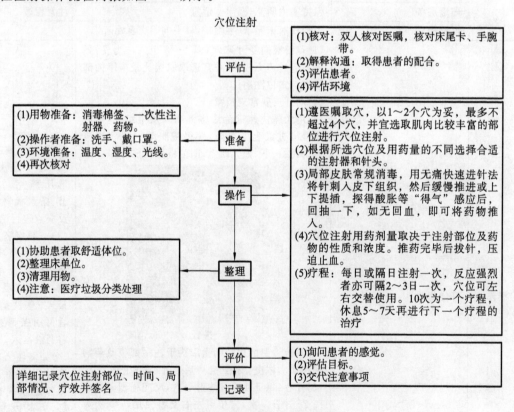

图 2-25　穴位注射操作流程简报

任务评价

一、任务能力检测

穴位注射评分标准

项 目		要 求	扣 分 细 则
素质要求 （5分）		仪表大方，举止端庄，态度和蔼（3分）	每项不符合要求扣2分，扣完为止
		服装、鞋帽整齐，符合要求（2分）	服装及鞋帽不符合要求，各扣1分
操作前准备 （25分）	核对 （5分）	核对医嘱（3分）	未（核对）报告床号、姓名、证候、治疗方法，出现一项扣1分，扣完为止
		遵照医嘱要求核对执行单（2分）	
	评估 （10分）	核对床号、姓名、证候（2分）	未核对床尾卡、直接喊床号、未核对手腕带、诱导式提问，出现一项扣1分，扣完为止
		介绍（2分）	未解释操作方法和目的，各扣1分
		评估患者（3分）	未评估禁忌证扣3分
		患者理解与配合（2分）	未征得患者同意、措辞不当、沟通生硬、面无表情，出现一项扣1分，扣完为止
		评估环境（1分）	未评估环境扣1分
	物品 （5分）	消毒棉签、一次性注射器、药物	缺一项扣2分
	护士 （5分）	洗手（3分）	未洗手扣3分。洗手不符合要求扣1分
		戴口罩（2分）	不戴口罩扣2分。 戴口罩不符合要求扣1分
操作中 （45分）	核对 （5分）	再次核对（2分）	未核对扣2分。核对不全每项扣1分
		体位舒适合理（1分）	体位不舒适扣1分
		保暖（2分）	未采取保暖措施扣2分
	定穴 （10分）	遵医嘱定穴并口述定穴方法（10分）	穴位定位错误扣5分，注射部位错误扣5分（取穴一般不超过4个，并宜选取肌肉比较丰厚的部位进行穴位注射。）
	注射 （30分）	根据所选穴位及用药量的不同选择合适的注射器和针头（5分）	针头、注射器选择错误扣5分
		局部皮肤常规消毒，用无痛快速进针法将针刺入皮下组织（15分）	未消毒扣5分。进针方法不对扣10分
		缓慢推进或上下提插，探得酸胀等"得气"感应后，回抽一下，如无回血，即可将药物推入（5分）	推药速度不恰当扣5分
		推药完毕后拔针，压迫止血（5分）	未压迫止血扣5分

续表

项 目		要 求	扣 分 细 则
操作后 (17分)	整理 (7分)	合理安排体位(2分)	安排体位不合理扣2分
		整理床单位(2分)	未整理床单位扣2分。 整理床单位不到位扣1分
		处理用物(3分)	用物处理不符合要求扣2分。 未处理扣3分
	评价 (5分)	评价患者的感受及目标达到的程度(3分)	未评价扣3分。评价不符合要求扣2分。用语不当扣1分
		注意事项及宣教(2分)	未交代注意事项及宣教扣2分。 交代不全扣1分
	洗手, 记录 (5分)	七步洗手法(2分)	未洗手扣2分。 洗手不符合要求(只口述而不做)扣1分
		按要求记录、签名(3分)	未记录扣3分。记录内容不全扣1分。 只口述而不记录扣2分。未签名扣2分
终末评价 (8分)		核对正确、准备充分、沟通自然。(2分) 进针手法熟练、操作无误。(2分) 达到目的,患者感觉满意。(2分) 交代注意事项及宣教(2分)	每项不符合要求各扣2分
合计			

二、任务自测题

穴位注射该注意些什么?

(唐杨)

任务六 敷 药 护 理

任务导入

　　情境中患者为张爷爷,65岁。患肩凝症。肩凝症患者在穴位按摩治疗的同时,也需要配合敷药进行治疗,以促进疾病的康复。敷药法可通过不同的中药刺激相应的穴位,调整人体生理功能,通经活络,活血化瘀,消肿止痛,清热解毒和祛瘀生新。临床上敷药护理是护士必须掌握的技能。

任务分析

敷药法又称敷贴法或外敷法,通过不同的中药刺激相应的穴位,调整人体生理功能,调和营卫,疏通气血,激发和调动人体内自身的内因变化,协调脏腑功能,具有通经活络、活血化瘀、消肿止痛、清热解毒和祛瘀生新等作用。敷药法是将鲜药或干药切碎、捣烂,制成细末,再加适量赋形剂调成糊状后敷布于患处或经穴部位的一种治疗方法。赋形剂可根据病情的性质与阶段的不同分别采用水、酒、醋、蜜、饴糖、植物油、鸡蛋清、葱汁、姜汁、蒜汁、茶汁、凡士林等。

敷药法可治疗局部病变,也可治疗全身疾病。根据"上病下取、下病上取、中病旁取"的原则,按照经络循行走向选择穴位,然后敷药。穴位敷贴疗法,除有良好的治疗效果外,还有独特的预防作用,如对慢性支气管炎、支气管哮喘、过敏性鼻炎等呼吸道病证,采取冬病夏治、夏病冬治之法,常能收到事半功倍之效。目前,已将预防对象进一步扩展至痛经、纠正胎位以预防难产等更多方面。

一、适用范围

适用于外科的疖、痈、疽、疔疮、流注、跌打损伤、烫伤、肠痈等病,亦可用于内科的哮喘、肺痈、高血压、面瘫、头痛、盗汗、自汗等病,儿科的时行感冒、高热、百日咳、咳嗽、腮腺炎等,皮肤科、妇科、骨伤科等诸病也可选用中药外敷。

二、禁忌证

对某种药物有皮肤过敏反应,易起丘疹、水疱的患者应慎用。

三、注意事项

(1)对初起有头或成脓阶段的肿疡,应留中间空隙,围敷四周为宜,不宜完全涂布,以免阻止脓毒外泄,反而闭塞毒邪,特殊部位如乳痈敷药时,应注意"量体裁衣",可在敷料上剪一缺口,使乳头露出,以免乳汁溢出沾染敷料。

(2)敷药时必须注意湿度适中,厚薄均匀,根据药物作用,决定敷药厚度,如消散药膏宜厚,创面生肌药膏宜薄,一般以 0.2～0.3 cm 为宜。若药物太薄,则药力不够,效果差;太厚则受热后易溢出,污染衣被。

(3)敷药后应注意观察药物疗效及反应,询问患者有无瘙痒难忍感觉,若出现丘疹、瘙痒、水疱等过敏现象,以及创面情况恶化者,应暂停使用,并报告医生,协同处理。

(4)用水或药汁、醋调配的敷药容易干燥,干燥时可取下敷料,用调药余汁润之,以助药力。一般2～3天更换一次,也有敷数小时即取下,如哮喘膏。

(5)夏天如以蜂蜜、饴糖作为赋形剂时,应加入适量苯甲酸,以防发酵变质,影响疗效。

四、制订计划

流　程		主　要　步　骤	特　别　强　调
操作中	评估	核对,沟通,评估禁忌证,环境(注意保暖)	
	准备	用物准备	
	定位	取合理体位,按医嘱选穴	注意同身寸
	操作	开始治疗	密切观察患者有无不适
操作后	评价	评估目标达到的程度,交代注意事项	

任务实施

一、敷药护理操作流程

流程	操作步骤		操作内容	注意事项
操作前	资讯	获取情境	提炼出操作技术及穴位	
	分析	制订操作计划	制订计划:核对→介绍→解释→评估→准备→定穴→敷药→整理→评价→记录	
操作中	评估	核对医嘱	核对医嘱、床尾卡及手腕带	双人核对医嘱
		介绍、解释,与患者有效沟通	口头询问患者姓名,解释操作方法和目的,取得患者配合	避免诱导式提问、直接喊床号
		评估患者是否适合进行操作	(1)患者敷药部位的皮肤情况。 (2)患者临床表现、诊断及既往史。 (3)患者对敷药法的认识、心理状态及配合程度	
		评估环境是否适合操作	温度、湿度、光线	
	准备	用物准备	治疗盘、棉纸、药物、油膏刀、生理盐水棉球、无菌棉垫或纱布、胶布或绷带、一次性中单。如需临时配制药物,备治疗碗、药物、赋形剂;若敷新鲜中草药,另备研钵。必要时备屏风、毛毯	
		操作者准备	七步洗手法洗手,戴口罩	
		环境准备	保持室内明亮,温湿度适宜	注意保暖
		再次核对	再次核对床尾卡、手腕带,口头核对患者姓名	
	定位	取合理体位	取合理体位	
		按医嘱选择敷药穴位	按医嘱选择敷药穴位	

续表

流程	操作步骤		操作内容	注意事项
操作中	操作	开始敷药	(1)首次敷药患者,用生理盐水棉球清洁局部皮肤;更换敷料者,取下原敷料,用生理盐水棉球擦洗皮肤上的药迹,观察创面情况及敷药效果。 (2)根据敷药面积,取大小合适的棉纸、纱布或薄胶纸,用油膏刀将所需药物均匀地平摊于纱布上,厚薄适中。 (3)将纱布四周反折后敷于患处(防止药物受热后溢出而污染衣被),上盖敷料或棉垫,用胶布或绷带固定 将药敷于患处 固定	若为疮疡,敷药面积应超过脓肿范围,一是防止毒邪扩散,二是通过药物作用以束毒邪和拔毒排脓
操作后	整理	整理体位及床单位	安排体位,协助患者整理衣着及床单位	
		清理用物	将用物归回原位,医疗垃圾分类处理	
	评价	询问患者的感觉	询问患者有无疼痛等不适	
		评估目标	评估目标达到的程度	
		交代注意事项	第三次核对患者姓名,交代注意事项,并进行适当健康宣教	
	记录	操作者要求	操作者洗手、摘口罩	
		按要求记录	记录所敷药物、部位、时间、反应等,并签名	

二、敷药护理工作简报

敷药护理工作简报如图 2-26 所示。

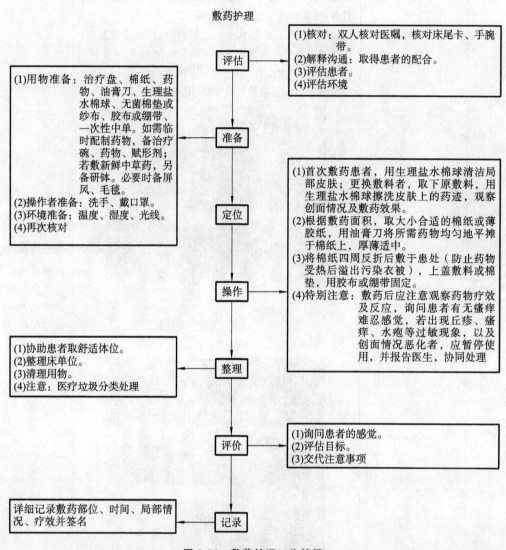

图 2-26　敷药护理工作简报

任务评价

一、任务能力检测

敷药护理评分标准

项　　目	要　　求	扣 分 细 则
素质要求 （5分）	仪表大方,举止端庄,态度和蔼（3分）	每项不符合要求扣2分,扣完为止
	服装、鞋帽整齐,符合要求（2分）	服装及鞋帽不符合要求,各扣1分

续表

项 目		要 求	扣 分 细 则
操作前准备（25分）	核对（5分）	核对医嘱（3分）	未（核对）报告床号、姓名、证候、治疗方法、穴位名称，各扣1分
		遵照医嘱要求核对执行单（2分）	
	评估（10分）	核对床号、姓名、证候（2分）	未核对床尾卡、直接喊床号、未核对手腕带、诱导式提问，出现一项扣1分，扣完为止
		介绍（2分）	未解释操作方法和目的，各扣1分
		评估患者（3分）	未评估患处、禁忌证（对某种药物有皮肤过敏反应，易起丘疹、水疱的患者）各扣1.5分
		患者理解与配合（2分）	未征得患者同意、措辞不当、沟通生硬、面无表情，出现一项扣1分，扣完为止
		评估环境（1分）	未评估环境扣1分
	物品（5分）	治疗盘、棉纸、药物、油膏刀、生理盐水棉球、无菌棉垫或纱布、胶布或绷带、一次性中单。如需临时配制药物，备治疗碗、药物、赋形剂；若敷新鲜中草药，另备研钵。必要时备屏风、毛毯	缺一项扣2分
	护士（5分）	洗手（3分）	未洗手扣3分。洗手不符合要求扣1分
		戴口罩（2分）	不戴口罩扣2分。戴口罩不符合要求扣1分
操作中（45分）	核对（5分）	再次核对（2分）	未核对扣2分。核对不全每项扣1分
		体位舒适合理（1分）	体位不舒适扣1分
		暴露敷药部位（1分）	暴露敷药部位不充分、未暴露扣1分
		保暖（1分）	未采取保暖措施扣1分
	定位（5分）	准确选择腧穴或敷药部位（5分）	腧穴定位错误，每穴扣3分
	敷药（30分）	首次敷药患者，用生理盐水棉球清洁局部皮肤；更换敷料者，取下原敷料，用生理盐水棉球擦洗皮肤上的药迹，观察创面情况及敷药效果（5分）	首次敷药患者，未用生理盐水棉球清洁局部皮肤扣5分。 更换敷料者，未取下原敷料，未擦洗皮肤上的药迹，扣5分 未观察创面情况及敷药效果扣5分
		根据敷药面积，取大小合适的棉纸或薄胶纸，用油膏刀将所需药物均匀地平摊于棉纸上，厚薄适中（10分）	棉纸或薄胶纸大小不合适，棉纸上药物不均匀、厚薄不适中，出现一项扣5分，扣完为止
		将棉纸四周反折后敷于患处（防止药物受热后溢出而污染衣被），上盖敷料或棉垫，用胶布或绷带固定（15分）	药物受热后溢出污染衣被扣5分。 未上盖敷料或棉垫、未用胶布或绷带固定，出现一项扣10分，扣完为止
	观察（5分）	观察患者状态（3分）	未观察患者状态扣3分
		随时询问患者感受（2分）	未随时询问患者感受扣2分。 询问用语不当扣1分

续表

项　目		要　求	扣分细则
操作后（17分）	整理（7分）	合理安排体位（2分）	安排体位不合理扣2分
		整理床单位（2分）	未整理床单位扣2分。整理床单位不到位扣1分
		处理用物（3分）	用物处理不符合要求扣2分。未处理扣3分
	评价（5分）	评价患者的感受及目标达到的程度（3分）	未评价扣3分。评价不符合要求扣2分。用语不当扣1分
		注意事项及宣教（2分）	未交代注意事项及宣教扣2分。交代注意事项及宣教不全扣1分
	洗手，记录（5分）	七步洗手法（2分）	未洗手扣2分。洗手不符合要求（只口述而不做）扣1分
		按要求记录、签名（3分）	未记录扣3分。记录内容不全扣1分。只口述而不记录扣2分。未签名扣2分
终末评价（8分）		核对正确、准备充分、沟通自然。（2分）敷药手法正确、操作无误。（2分）达到目的，患者感觉满意。（2分）交代注意事项及宣教（2分）	每项不符合要求各扣2分
合计			

二、任务自测题

如遇皮肤过敏者，该如何进行敷药护理？

（唐杨）

任务七　熏洗护理

任务导入

　　情境中患者为张爷爷，65岁。患肩凝症。肩凝症患者在穴位按摩治疗的同时，也可以配合熏洗进行治疗，以促进疾病的康复。熏洗法是将药物煎汤或用开水冲泡后趁热熏洗患处的方法，适用于内科、外科、妇科、儿科、骨伤科、五官科、皮肤科等多个科室的多种病证，是护士必须掌握的一项技能。

任务分析

　　熏洗法是将药物煎汤或用开水冲泡后趁热熏洗患处的方法。它利用中草药的热力或蒸汽作用，通过熏蒸、淋洗和浸浴皮肤、腠理而达到外治效果。早在东汉张仲景所著的《金匮要略》中就已载有用苦参汤熏洗治疗狐惑病蚀于下部者，可谓是熏洗法的最早记载。唐代孙思邈《千金要方》中载有以药物熏洗痔瘘的方法。以后此法历代习用,并逐渐发展,应用范围不断扩大。

一、适应证

熏洗法开泄腠理、散邪解肌、清热解毒、消肿止痛、杀虫止痒、温经通络、活血化瘀、疏风散寒、祛风除湿、协调脏腑功能,应用广泛,适用于内科、外科、妇科、儿科、骨伤科、五官科、皮肤科等多个科室的多种病证。

二、禁忌证

(1)妇女月经期、孕期禁用坐浴法。

(2)大汗、饥饿、过饱及过度疲劳者不宜进行熏洗法。

(3)急性传染性疾病、恶性肿瘤、严重心脏病、重症高血压、呼吸困难及有出血倾向的患者禁用熏洗法。

(4)眼部肿瘤、眼出血、急性结膜炎等不宜用熏眼法治疗。有大范围感染性病灶并已化脓破溃时,禁止使用局部熏洗法。

(5)眼部的新鲜出血性疾病,或脓成已局限的病灶,及恶性肿瘤者忌用本法。

(6)年老体弱、严重心血管疾病、孕妇、严重贫血、活动性肺结核等,禁用全身熏洗法。

三、注意事项

(1)熏洗时必须使蒸汽热度适中,并掌握好患部与盛药液器皿的距离,以免烫伤或灼伤患部。熏蒸时一般以 50~70 ℃为宜,将药液加温至蒸汽上冲,但也不可过热,尤其是眼部熏洗时,组织、皮肤娇嫩易发生烫伤;浸泡时,药液温度以不烫手或能忍耐的程度为宜,一般控制在 38~45 ℃;操作中应随时询问患者感觉,耐心协助老年人、小儿熏洗,避免烫伤事故的发生。

(2)饭前、饭后 30 分钟不得进行该项治疗。全身熏洗时,时间不宜超过 40 分钟,以免大汗导致体液丢失过多,同时有皮肤血管扩张导致微循环改变,而出现头晕、心慌等虚脱现象,一旦出现,应立即停止该治疗,休息,口服葡萄糖氯化钠溶液,与医生一同做好处理。

(3)熏洗时,冬季应保暖,夏季宜避风寒,以免感冒加重病情。洗毕应及时擦干药液和汗液,盖被保暖。

(4)在伤口部位进行熏洗时,按无菌技术操作进行,熏洗后更换无菌敷料。

(5)所有物品需清洗消毒,每人 1 份,避免交叉感染。

四、制订计划

流 程		主 要 步 骤	特 别 强 调
操作中	评估	核对,沟通,评估禁忌证,环境(注意保暖)	
	准备	用物准备	遵医嘱配制药液
	操作	确定熏洗温度、时间	密切观察患者有无不适
操作后	评价	评估目标达到的程度,交代注意事项	

Note

151

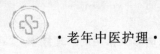

任务实施

一、熏洗护理操作流程

流程		操作步骤	操作内容	注意事项
操作前	资讯	获取情境	提炼出操作技术	
	分析	制订操作计划	制订计划：核对→介绍→解释→评估→准备→熏洗→整理→评价→记录	
操作中	评估	核对医嘱	核对医嘱、床尾卡及手腕带	双人核对医嘱
		介绍、解释，与患者有效沟通	解释操作方法和目的，取得患者配合	避免诱导式提问、直接喊床号
		评估患者是否适合进行操作	(1)患者熏洗部位的皮肤情况。 (2)患者临床表现、诊断及既往史。 (3)患者对熏洗法的认识、心理状态及配合程度	
		评估环境是否适合操作	温度、湿度、光线	
	准备	用物准备	治疗盘、药液、熏洗盆、水温计，必要时备屏风及换药物品	遵医嘱配制药液
		操作者准备	七步洗手法洗手，戴口罩	
		环境准备	保持室内明亮，温湿度适宜	注意保暖
		再次核对	再次核对床尾卡、手腕带	
	操作	开始熏洗	(1)根据熏洗部位安排患者体位。 (2)暴露熏洗部位，必要时用屏风遮挡，注意保暖。 (3)熏洗过程中，定时测试药温，观察患者反应，了解其心理及生理感受。 (4)熏洗结束，清洁局部皮肤，注意保暖	(1)控制好熏洗温度及熏洗时间。 (2)如熏洗中患者感到不适，应立即停止，协助患者卧床休息
操作后	整理	整理体位及床单位	协助患者整理衣着，盖被保暖及整理床单位	
		清理用物	将用物消毒、归回原位，医疗垃圾分类处理	
	评价	询问患者的感觉	询问患者有无不适	
		评估目标	评估目标达到的程度	
		交代注意事项	交代注意事项	
	记录	操作者要求	操作者洗手、摘口罩	
		按要求记录	记录熏洗药液名称、部位、时间、局部情况、疗效并签名	

二、熏洗护理工作简报

熏洗护理工作简报如图 2-27 所示。

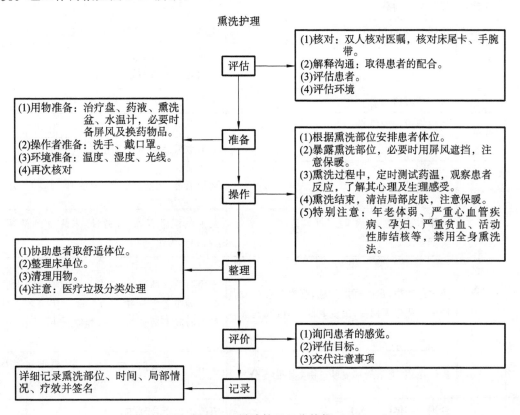

图 2-27 熏洗护理工作简报

任务评价

一、任务能力检测

熏洗护理评分标准

项 目		要 求	扣 分 细 则
素质要求 （5分）		仪表大方，举止端庄，态度和蔼（3分）	每项不符合要求扣2分，扣完为止
		服装、鞋帽整齐，符合要求（2分）	服装及鞋帽不符合要求，各扣1分
操作前准备 （25分）	核对 （5分）	核对医嘱（3分）	未（核对）报告床号、姓名、证候、治疗方法，出现一项扣1分，扣完为止
		遵照医嘱要求核对执行单（2分）	
	评估 （10分）	核对床号、姓名、证候（2分）	未核对床尾卡、直接喊床号、未核对手腕带、诱导式提问，出现一项扣1分，扣完为止
		介绍（2分）	未解释操作方法和目的，各扣1分
		评估患者（3分）	未评估患处、禁忌证，各扣1.5分
		患者理解与配合（2分）	未征得患者同意、措辞不当、沟通生硬、面无表情，出现一项扣1分，扣完为止
		评估环境（1分）	未评估环境扣1分

153

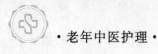

项 目		要　求	扣 分 细 则
操作前准备(25分)	物品(5分)	治疗盘、药液、熏洗盆、水温计,必要时备屏风及换药物品(5分)	缺一项扣2分
	护士(5分)	洗手(3分)	未洗手扣3分。洗手不符合要求扣1分
		戴口罩(2分)	不戴口罩扣2分。戴口罩不符合要求扣1分
操作中(45分)	核对(5分)	再次核对(2分)	未核对扣2分。核对不全每项扣1分
		体位舒适合理(1分)	体位不舒适扣1分
		保暖(2分)	未采取保暖措施扣2分
	熏洗(40分)	备好药液(5分)	药液温度、药液量适宜,未达到一项扣5分
		暴露熏洗部位,必要时用屏风遮挡,注意保暖(5分)	药液沾湿患者衣裤、被单,未注意保暖,每项扣3分,扣完为止
		熏洗过程中,定时测试药温,观察患者反应,随时询问患者感受,熏洗时间适宜(25分)	未定时测试药温扣10分。未观察患者状态、未随时询问患者感受扣5分。询问用语不当扣3分。熏洗时间不适宜扣5分,扣完为止
		熏洗结束,清洁局部皮肤,注意保暖(5分)	未清洁局部皮肤、未注意保暖,每项扣5分,扣完为止
操作后(17分)	整理(7分)	合理安排体位(2分)	安排体位不合理扣2分
		整理床单位(2分)	未整理床单位扣2分。整理床单位不到位扣1分
		处理用物(3分)	用物处理不符合要求扣2分。未处理扣3分
	评价(5分)	评价患者的感受及目标达到的程度(3分)	未评价扣3分。评价不符合要求扣2分。用语不当扣1分
		注意事项及宣教(2分)	未交代注意事项及宣教扣2分。交代不全扣1分
	洗手,记录(5分)	七步洗手法(2分)	未洗手扣2分。洗手不符合要求(只口述而不做)扣1分
		按要求记录、签名(3分)	未记录扣3分。记录内容不全扣1分。只口述而不记录扣2分。未签名扣2分
终末评价(8分)		核对正确、准备充分、沟通自然。(2分)熏洗手法正确、操作无误。(2分)达到目的,患者感觉满意。(2分)交代注意事项及宣教(2分)	每项不符合要求各扣2分
合计			

154

二、任务自测题

熏洗护理需注意什么？

（唐杨）

任务八　熨　烫　护　理

任务导入

熨烫法可温通经络、行气活血，特别适用于老年患者。如患者李奶奶，胃痛隐隐，绵绵不休，喜温喜按，劳累或受凉后发作或加重，泛吐清水，神疲纳呆，四肢倦怠，手足不温，大便溏薄。舌淡苔白，脉虚弱。医生诊断：脾胃虚寒证。医嘱：熨烫中脘、气海、关元。熨烫护理操作简单，取材方便，费用低廉，疗效显著，无副作用，应用广泛，是护士必须掌握的一项技能。

任务分析

熨烫法是将药物或其他物品加热后用布包好，在人体局部或特定穴位适时来回移动运转，利用温热之力，将药性通过体表毛窍透入经络、血脉，从而达到温通经络、行气活血、散热止痛、祛瘀消肿等作用的一种治疗操作方法。

一、适应证

常用于内、外、妇科各种痛证，如胃痛、腹痛、胁痛、腰背痛、痛经等，如患者有冷痛的感觉，又喜欢按压，使用此法效果更佳。

二、禁忌证

凡神昏、谵语、热证、实证、局部无感觉或麻醉未清醒者禁用；腹部包块性质未明、癌肿，过敏性紫癜、血小板减少性紫癜，月经期禁用；大血管处、皮肤损伤早期、溃疡、炎症、水疱处、孕妇腹部禁用。

三、注意事项

（1）熨烫温度不宜超过 70 ℃，老年人、婴幼儿不宜超过 50 ℃。熨烫前局部可涂油脂，以保护皮肤。

（2）熨烫时力度均匀，开始用力要轻，速度可稍快，随着药袋温度的降低，力度可增大，同时速度减慢。

（3）操作过程中，操作者要经常听取患者对热感的反应，检查熨物的温度是否适宜，熨包是否破漏，患者的皮肤有无烫伤、擦伤等，并询问患者是否有头痛、头晕、恶心、心悸、心慌等感觉，如有不良反应，应立即停止治疗。

（4）熨烫一般一次 15～30 分钟，保持布袋内药物的温度，冷却后立即更换或加热。

（5）熨烫后当避风保暖，饮食清淡，不可劳累，静卧休息。

（6）布袋若反复使用，应清洁消毒后晒干备用。

Note

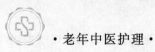

任务实施

一、熨烫护理操作流程

流程	操作步骤		操作内容	注意事项
操作前	资讯	获取情境	提炼出操作技术及穴位	
	分析	制订操作计划	制订计划:核对→介绍→解释→评估→准备→熨烫→整理→评价→记录	
操作中	评估	核对医嘱	核对医嘱、床尾卡及手腕带	双人核对医嘱
		介绍、解释,与患者有效沟通	解释操作方法和目的,取得患者配合	避免诱导式提问、直接喊床号
		评估患者是否适合进行操作	(1)患者熨烫部位的皮肤情况。 (2)患者临床表现、诊断及既往史。 (3)患者对熨烫法的认识、心理状态及配合程度	
		评估环境是否适合操作	温度、湿度、光线	
	准备	用物准备	治疗盘、熨烫药物、弯盘	
		操作者准备	七步洗手法洗手,戴口罩	
		环境准备	保持室内明亮,温湿度适宜	注意保暖
		再次核对	再次核对床尾卡、手腕带	
	定位	取合理体位	取合理体位	
		按医嘱选择熨烫位置	按医嘱选择熨烫位置	
	操作	开始熨烫	(1)加热熨烫药品,暴露熨烫部位。 (2)熨烫时力度均匀,开始用力要轻,速度可稍快,随着药袋温度的降低,力度可增大,同时减慢速度。 (3)药品冷却后,可以再次加热,继续熨烫,反复2～3次	使药物保持适当温度,太低则没有疗效,太高则烫伤患者

续表

流程	操作步骤		操作内容	注意事项
操作后	整理	整理体位及床单位	安排体位,协助患者整理衣着及床单位	
		清理用物	将用物归回原位,医疗垃圾分类处理	
	评价	询问患者的感觉	询问患者有无不适	
		评估目标	评估目标达到的程度	
		交代注意事项	交代注意事项	
	记录	操作者要求	操作者洗手、摘口罩	
		按要求记录	记录熨烫部位、时间、反应等,并签名	

二、熨烫护理工作简报

熨烫护理工作简报如图 2-28。

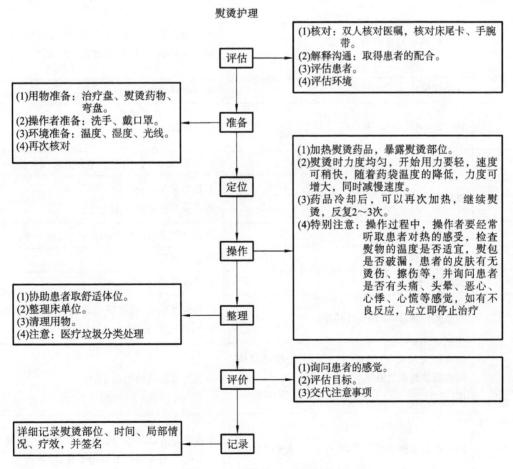

图 2-28 熨烫护理工作简报

Note

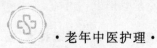
任务评价

一、任务能力检测

熨烫护理评分标准

项　目		要　求	扣　分　细　则
素质要求 （5分）		仪表大方，举止端庄，态度和蔼（3分）	每项不符合要求扣2分，扣完为止
		服装、鞋帽整齐，符合要求（2分）	服装及鞋帽不符合要求，各扣1分
操作前准备 （25分）	核对 （5分）	核对医嘱（3分）	未（核对）报告床号、姓名、证候、治疗方法，出现一项扣1分，扣完为止
		遵照医嘱要求核对执行单（2分）	
	评估 （10分）	核对床号、姓名、证候（2分）	未核对床尾卡、直接喊床号、未核对手腕带、诱导式提问，出现一项扣1分，扣完为止
		介绍（2分）	未解释操作方法和目的，各扣1分
		评估患者（3分）	未评估患处、禁忌证，各扣1.5分
		患者理解与配合（2分）	未征得患者同意、措辞不当、沟通生硬、面无表情，出现一项扣1分，扣完为止
		评估环境（1分）	未评估环境扣1分
	物品 （5分）	治疗盘、熨烫药物、弯盘（5分）	缺一项扣2分
	护士 （5分）	洗手（3分）	未洗手扣3分。洗手不符合要求扣1分
		戴口罩（2分）	不戴口罩扣2分。 戴口罩不符合要求扣1分
操作中 （45分）	核对 （5分）	再次核对（2分）	未核对扣2分。核对不全，每项扣1分
		体位舒适合理（1分）	体位不舒适扣1分
		保暖（2分）	未采取保暖措施扣2分
	熨烫 （40分）	加热熨烫药品，暴露熨烫部位（5分）	药物温度适宜、熨烫部位暴露合理，未达到一项扣3分，扣完为止
		熨烫时力度均匀，开始用力要轻，速度可稍快，随着药袋温度的降低，力度可增大，同时减慢速度（15分）	熨烫时力度不均匀扣15分
		边熨烫边观察患者状态，询问患者感受（15分）	未观察患者状态扣10分。未随时询问患者感受扣5分。询问用语不当扣3分，扣完为止
		药品冷却后，再次加热，继续熨烫，反复2～3次，熨烫时间适宜（5分）	药品冷却后未再次加热、时间不适宜，每项扣5分，扣完为止

续表

项 目		要 求	扣 分 细 则
操作后（17分）	整理（7分）	合理安排体位，注意保暖（2分）	安排体位不合理、未注意保暖，每项扣2分
		整理床单位（2分）	未整理床单位扣2分。 整理床单位不到位扣1分
		处理用物（3分）	用物处理不符合要求扣2分。 未处理扣3分
	评价（5分）	评价患者的感受及目标达到的程度（3分）	未评价扣3分。评价不符合要求扣2分。用语不当扣1分
		注意事项及宣教（2分）	未交代注意事项及宣教扣2分。交代不全扣1分
	洗手，记录（5分）	七步洗手法（2分）	未洗手扣2分。洗手不符合要求（只口述而不做）扣1分
		按要求记录、签名（3分）	未记录扣3分。记录内容不全扣1分。 只口述而不记扣2分。未签名扣2分
终末评价（8分）		核对正确、准备充分、沟通自然。（2分） 熨烫手法正确、操作无误。（2分） 达到目的，患者感觉满意。（2分） 交代注意事项及宣教（2分）	每项不符合要求各扣2分
合计			

二、任务自测题

熨烫护理需注意什么？

（王智申）

任务九　中药超声雾化吸入疗法

任务导入

中药超声雾化吸入疗法，是一种简易、有效、无副作用、无创伤性、治疗成本低的方法。临床上应用广泛，如：患者赵爷爷，65岁，打喷嚏，鼻塞，流清水样鼻涕，咳嗽，咽干，咽痒。

诊断：上呼吸道感染。

医嘱：蒲公英、黄芩、板蓝根各15 g，金银花、野菊花各9 g，川贝6 g，制成无菌水溶液，雾化吸入，每日2次。

如果你是当班护士，你该如何给赵爷爷做中药超声雾化？

临床上，中药超声雾化吸入疗法不仅具有药物的直接作用，减轻药物对全身的副作用，而且可以根据病情需要随时加减药物,具有用药省、作用快、疗效好以及老年人、小儿患者容易接受等优点,是护士必须掌握的一项技能。

任务分析

中药超声雾化吸入疗法是利用超声作用使中药液雾化,使药液变成细微气雾后由呼吸道吸入,以达到改善呼吸道通气功能和防治呼吸道疾病目的的治疗方法。此法适用于呼吸道疾病,如支气管炎、咽喉炎、哮喘、肺脓肿等;另外,还适用于手术后预防呼吸道感染。

一、适应证

(1)气管内插管或气管切开术后,目的是湿化气道。加入适当的抗生素可预防或控制肺部感染。

(2)上呼吸道急性炎症。

(3)肺气肿、肺心病合并感染,痰液黏稠,排痰困难,或有支气管痉挛呼吸困难、支气管扩张症感染、肺脓肿等痰液黏稠不易咳出者。

(4)支气管哮喘急性发作。

(5)咽、喉局部手术后的感染预防。

(6)其他:各种急慢性呼吸道感染(包括真菌感染),如咽炎、喉炎、气管炎、支气管炎、毛细支气管炎、肺炎等;慢性阻塞性肺疾病(慢性支气管炎、肺气肿、支气管哮喘)以及肺心病;全身其他疾病引起的肺部并发症如肺不张、肺部感染;胸外科手术后、声带息肉术后、呼吸道烧伤及麻醉后呼吸道并发症的预防和治疗。肺结核、硅肺等肺部疾病的局部给药。还可进行家庭、病房内微小气候的改善,以供疾病防治、保健疗养和康复治疗之用。

二、禁忌证

严重缺氧者禁用。禁忌证为急性肺水肿。此外,支气管哮喘患者不提倡用超声雾化,因颗粒过小,较多雾点进入肺泡,过饱和的雾液可引起支气管痉挛而使哮喘症状加重。

三、注意事项

(1)治疗室内应保持清洁安静,光线充足。

(2)患者一般取坐位或半坐卧位。

(3)水槽或雾化罐中切忌加温水或热水。

(4)若连续使用,中间需间隔 30 分钟。

(5)每次使用完毕,应将雾化管、雾化罐和口含嘴等用含氯消毒液浸泡消毒后备用。

任务实施

一、中药超声雾化吸入疗法操作流程

流程	操作步骤		操作内容	注意事项
操作前	资讯	获取情境	提炼出操作技术	
	分析	制订操作计划	制订计划:核对→介绍→解释→评估→准备→雾化→整理→评价→记录	

续表

流程	操作步骤		操作内容	注意事项
操作中	评估	核对医嘱	核对医嘱、床尾卡及手腕带	双人核对
		介绍、解释,与患者有效沟通	解释操作方法和目的,取得患者配合	
		评估患者是否适合进行操作	(1)患者排痰情况。 (2)患者临床表现、诊断及既往史。 (3)患者对雾化的认识、心理状态及配合程度	嘱患者排痰
		评估环境是否适合操作	温度、湿度、光线	
	准备	用物准备	治疗车或治疗盘,超声雾化器一套,药液,冷蒸馏水,水温计,纱布块和纸巾	
		操作者准备	七步洗手法洗手,戴口罩	
		环境准备	保持室内明亮,温湿度适宜	注意保暖
		再次核对	再次核对床尾卡、手腕带	
	操作	开始雾化	(1)在超声雾化器的水槽内加蒸馏水250 mL,液面高度约3 cm,以浸没雾化罐底为度。 (2)在雾化罐内放入药液,并稀释至30~50 mL,将罐盖旋紧放入水槽内,盖紧水槽盖。 (3)接通电源,先预热3分钟,再开雾化开关,此时药液呈雾状喷出。 (4)根据需要调节雾量,将口含嘴放入患者口中。 (5)随时观察患者,在使用过程中,如发现水槽内水温超过60 ℃,可调换冷蒸馏水。 (6)如发现雾化罐内液体过少而影响雾化时,应继续增加药量,由盖上的小孔注入;每次使用时间为15~20分钟。 (7)治疗完毕,先关雾化开关,再关电源开关,以免损坏电子管;将水槽内的水放掉,擦干待用	
操作后	整理	整理体位及床单位	协助患者取合理体位,整理床单位	
		清理用物	将用物消毒、归回原位,医疗垃圾分类处理	
	评价	询问患者的感觉	询问患者有无不适	
		评估目标	评估目标达到的程度	
		交代注意事项	交代注意事项	
	记录	操作者要求	操作者洗手、摘口罩	
		按要求记录	记录雾化药液名称、时间、疗效,并签名	

二、中药超声雾化吸入疗法工作简报

中药超声雾化吸入疗法工作简报如图 2-29 所示。

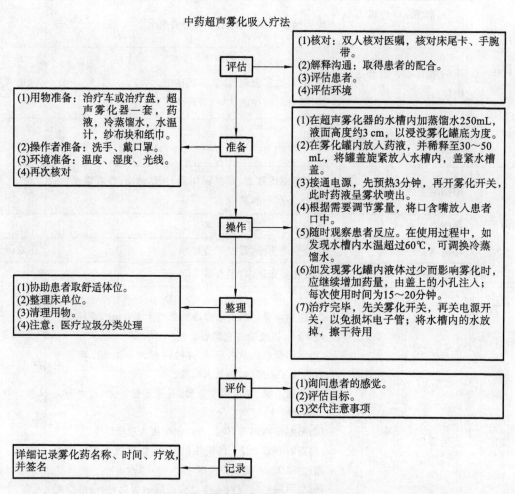

图 2-29　中药超声雾化吸入疗法工作简报

任务自我检测

一、任务能力检测

中药超声雾化吸入疗法评分标准

项　目	要　求	扣　分　细　则
素质要求（5分）	仪表大方,举止端庄,态度和蔼(3分)	每项不符合要求扣 2 分,扣完为止
	服装、鞋帽整齐,符合要求(2分)	服装及鞋帽不符合要求,各扣 1 分

项　　目		要　　求	扣 分 细 则
操作前准备（25分）	核对（5分）	核对医嘱（3分）	未（核对）报告床号、姓名、证候、治疗方法,出现一项扣1分,扣完为止
		遵照医嘱要求核对执行单（2分）	
	评估（10分）	核对床号、姓名、证候（2分）	未核对床尾卡、直接喊床号、未核对手腕带、诱导式提问,出现一项扣1分,扣完为止
		介绍（2分）	未解释操作方法和目的,出现一项扣2分,扣完为止
		评估患者（3分）	未评估患处排痰情况、未嘱患者排痰、未评估禁忌证,出现一项扣2分,扣完为止
		患者理解与配合（2分）	未征得患者同意、措辞不当、沟通生硬、面无表情,出现一项扣1分,扣完为止
		评估环境（1分）	未评估环境扣1分
	物品（5分）	治疗车或治疗盘,超声雾化器一套,药液,冷蒸馏水,水温计,纱布块和纸巾（5分）	缺一项扣2分
	护士（5分）	洗手（3分）	未洗手扣3分。洗手不符合要求扣1分
		戴口罩（2分）	不戴口罩扣2分。戴口罩不符合要求扣1分
操作中（45分）	核对（5分）	再次核对（2分）	未核对扣2分。核对不全,每项扣1分
		体位舒适合理（3分）	体位不舒适扣3分
	雾化（40分）	在超声雾化器的水槽内加蒸馏水及药液（5分）	加水、药液量适宜,水以浸没雾化罐底为度,药液按医嘱稀释,未达到一项扣3分,扣完为止
		接通电源,根据需要调节雾量,将口含嘴放入患者口中,开始雾化（5分）	未先预热再开雾化开关,未根据需要调节雾量,出现一项扣5分
		随时观察患者反应,控制水温,适时加药,计时（20分）	发现水槽内水温超过60 ℃未调换冷蒸馏水,发现雾化罐内液体过少时未加药,加药未由盖上的小孔注入,使用时间未控制在15～20分钟,以上出现一项扣5分
		治疗完毕,关闭开关,以免损坏电子管。将水槽内的水放掉,擦干待用（10分）	先关雾化开关、再关电源开关,顺序错误扣5分。未处理水槽扣5分

续表

项　　目		要　　求	扣 分 细 则
操作后 (17分)	整理 (7分)	合理安排体位(2分)	安排体位不合理扣2分
		整理床单位(2分)	未整理床单位扣2分。 整理床单位不到位扣1分
		处理用物(3分)	用物处理不符合要求扣2分。 未处理扣3分
	评价 (5分)	评价患者的感受及目标达到的程度(3分)	未评价扣3分。评价不符合要求扣2分。用语不 当扣1分
		注意事项及宣教(2分)	未交代注意事项及宣教扣2分。交代不全扣1分
	洗手, 记录 (5分)	七步洗手法(2分)	未洗手扣2分。洗手不符合要求(只口述而不做) 扣1分
		按要求记录、签名(3分)	未记录扣3分。记录内容不全扣1分。 只口述而不记扣2分。未签名扣2分
终末评价 (8分)		核对正确、准备充分、沟通自然。(2分) 雾化操作正确。(2分) 达到目的,患者感觉满意。(2分) 交代注意事项及宣教(2分)	每项不符合要求各扣2分
合　计			

二、任务自测题

中药超声雾化吸入需注意什么?

(郑敏娜)

任务十　贴 药 护 理

任务导入

　　患者,马奶奶,65岁。时常突然胸闷、气喘及呼吸困难,伴胸闷或咳嗽,夜间或清晨多发,发病时双肺可闻及散在或弥漫性哮鸣音,呼气相延长。医生诊断:哮喘。平时常备药物,今天是三伏第一天,马奶奶来进行穴位贴敷。

　　医嘱:三伏天穴位贴敷。

　　穴位选取:大椎、肺俞(双侧)、定喘(双侧)、肾俞(双侧)、脾俞(双侧)。

　　药物选取:白芥子、白芷各21 g,甘遂、元胡、细辛各12 g,百合、麦冬、五味子各10 g,人参6 g。

　　贴敷时间选取:三伏天当中的初伏、中伏及末伏,3次/年,每次2～4小时,3年为1个疗程。

　　如果你是当班护士,你该如何为马奶奶进行贴敷护理呢?

　　随着生活水平的提高,人们的健康意识逐渐增强,更加注重养生保健。穴位贴敷疗法是中医学中历史十分悠久且效果确切,临床中医界相关学者及医生所公认的一种外治方法。越来越多的人三伏天贴三伏贴,三九天贴三九贴。中药贴药护理是护士必须掌握的一项技能。

任务分析

贴药法是将药物贴于患者经穴部位或患处,用以治疗疾病的一种常用方法。其剂型有膏贴、饼贴、叶贴、皮贴、花贴、药膜贴等,其中临床上使用最多的是膏贴。膏药具有疏经通络、祛风逐湿、利气导滞、活血祛瘀、散结止痛、消肿拔毒等作用,又因应用方便,药效持久,便于收藏携带,临床上应用广泛。

一、适用范围

每种膏药都有其独特的药理作用和各自的适应证,临床各科疾病可选择应用。

二、禁忌证

对某种药物有皮肤过敏反应,易起丘疹、水疱的患者应慎用。

三、注意事项

(1)贴药时间依病情而定。肿疡初起以消散、退肿、化毒为原则,宜用厚型膏药,贴敷时间长;溃疡以提脓祛腐、排毒生肌为要,宜用薄型膏药,须每日更换,如脓液过多者,可每日换数次。

(2)烘烤膏药以柔软能揭开为度,以免过热烫伤皮肤或药膏外溢,掺有麝香等辛香药物时不宜久烤,以免失去药效。

(3)敷贴膏药时周围皮肤出现过敏反应,如皮肤发红、起疱、出疹、痛痒等时,应立即取下膏药,通知医生,协助处理。

(4)除去膏药后,应将皮肤擦拭干净。

四、制订计划

流程		主要步骤	特别强调
操作中	评估	核对,沟通,评估禁忌证,环境(注意保暖)	
	准备	用物准备	
	定穴	取合理体位,按医嘱定位	注意同身寸
	操作	开始治疗	密切观察患者有无不适
操作后	评价	评估目标达到的程度,交代注意事项	

任务实施

一、贴药护理操作流程

流程		操作步骤	操作内容	注意事项
操作前	资讯	获取情境	提炼出操作技术及穴位	
	分析	制订操作计划	制订计划:核对→介绍→解释→评估→准备→定穴→贴药→整理→评价→记录	

续表

流程	操作步骤	操作内容	注意事项
评估	核对医嘱	核对医嘱、床尾卡及手腕带	双人核对医嘱
	介绍、解释,与患者有效沟通	口头询问患者姓名,解释操作方法和目的,取得患者配合	避免诱导式提问、直接喊床号
	评估患者是否适合进行操作	(1)患者贴药部位的皮肤情况。 (2)患者临床表现、诊断及既往史。 (3)患者对贴药法的认识、心理状态及配合程度	
	评估环境是否适合操作	温度、湿度、光线	
准备	用物准备	治疗盘、膏药、酒精灯、火柴、剪刀、纱布、胶布(或绷带)、棉签	
	操作者准备	七步洗手法洗手,戴口罩	
	环境准备	保持室内明亮,温湿度适宜	注意保暖
	再次核对	再次核对床尾卡、手腕带	
定穴	取合理体位	取合理体位	
	按医嘱选择贴药穴位	按医嘱选择贴药穴位	
操作中	操作 开始贴药	1.贴敷的方法 (1)遵医嘱制备敷药贴。 制备敷药贴 (2)遵医嘱取穴。 (3)开始贴敷。 开始贴敷 (4)随时观察。 2.膏药的贴法 (1)清洁局部皮肤,毛发较密处用备皮刀刮去毛发。 (2)将备好的膏药剪去四角,再在酒精灯上烤化后揭开。 (3)稍等片刻,使膏药温度适宜,立即贴于患处	烘烤膏药以柔软能揭开为度,以免过热烫伤皮肤或药膏外溢

续表

流程	操作步骤		操作内容	注意事项
操作后	整理	整理体位及床单位	安排体位,协助患者整理衣着及床单位	
		清理用物	将用物归回原位,医疗垃圾分类处理	
	评价	询问患者的感觉	询问患者有无疼痛等不适	
		评估目标	评估目标达到的程度	
		交代注意事项	再次核对患者信息,交代注意事项	
	记录	操作者要求	操作者洗手、摘口罩	
		按要求记录	记录所贴膏药、部位、时间、反应等,并签名	

二、贴药护理工作简报

贴药护理工作简报如图 2-30 所示。

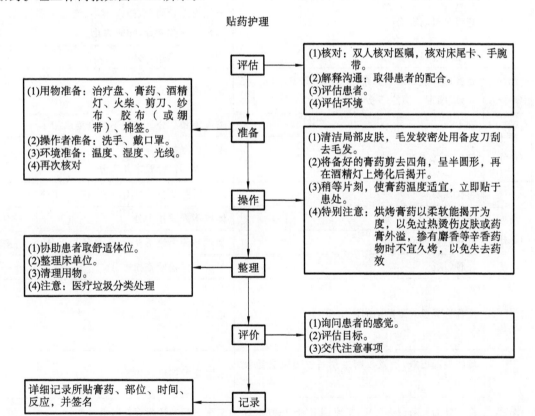

图 2-30 贴药护理工作简报

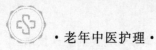

任务评价

一、任务能力检测

贴药护理评分标准

项　目		要　求	扣 分 细 则
素质要求 (5分)		仪表大方,举止端庄,态度和蔼(3分)	每项不符合要求扣2分,扣完为止
		服装、鞋帽整齐,符合要求(2分)	服装及鞋帽不符合要求,各扣1分
操作前准备 (25分)	核对 (5分)	核对医嘱(3分)	未(核对)报告床号、姓名、证候、治疗方法、穴位名称,各扣1分
		遵照医嘱要求核对执行单(2分)	
	评估 (10分)	核对床号、姓名、证候(2分)	未核对床尾卡、直接喊床号、未核对手腕带、诱导式提问,出现一项扣1分,扣完为止
		介绍(2分)	未解释操作方法和目的,各扣1分
		评估患者(3分)	未评估患处、禁忌证(对某种药物有皮肤过敏反应,易起丘疹、水疱的患者)各扣1.5分
		患者理解与配合(2分)	未征得患者同意、措辞不当、沟通生硬、面无表情,出现一项扣1分,扣完为止
		评估环境(1分)	未评估环境扣1分
	物品 (5分)	备齐治疗盘、膏药、酒精灯、火柴、剪刀、纱布、胶布(或绷带)、棉签(5分)	缺一项扣2分
	护士 (5分)	洗手(3分)	未洗手扣3分。洗手不符合要求扣1分
		戴口罩(2分)	不戴口罩扣2分。戴口罩不符合要求扣1分
操作中 (45分)	核对 (5分)	再次核对(2分)	未核对扣2分。核对不全每项扣1分
		体位舒适合理(1分)	体位不舒适扣1分
		暴露贴药部位(1分)	暴露贴药部位不充分、未暴露扣1分
		保暖(1分)	未采取保暖措施扣1分
	定位 (5分)	准确选择腧穴或贴药部位(5分)	定位错误,每处扣3分
	贴药 (30分)	清洁局部皮肤,毛发较密处用备皮刀刮去毛发(5分)	未清洁局部皮肤扣5分
		将备好的膏药剪去四角,呈半圆形,再在酒精灯上烤化后揭开(15分)	未将备好的膏药剪去四角扣5分。烘烤过度或不够扣10分
		稍等片刻,使膏药温度适宜,立即贴于患处(10分)	未稍等片刻,使膏药温度适宜,扣10分
	观察 (5分)	观察患者状态(3分)	未观察患者状态扣3分
		随时询问患者感受(2分)	未随时询问患者感受扣2分。询问用语不当扣1分

项目		要求	扣分细则
操作后（17分）	整理（7分）	合理安排体位（2分）	安排体位不合理扣2分
		整理床单位（2分）	未整理床单位扣2分。整理床单位不到位扣1分
		处理用物（3分）	用物处理不符合要求扣2分。未处理扣3分
	评价（5分）	评价患者的感受及目标达到的程度（3分）	未评价扣3分。评价不符合要求扣2分。用语不当扣1分
		注意事项及宣教（2分）	未交代注意事项及宣教扣2分。交代注意事项及宣教不全扣1分
	洗手，记录（5分）	七步洗手法（2分）	未洗手扣2分。洗手不符合要求（只口述而不做）扣1分
		按要求记录、签名（3分）	未记录扣3分。记录内容不全扣1分。只口述而不记扣2分。未签名扣2分
终末评价（8分）		核对正确、准备充分、沟通自然。（2分）贴药操作正确。（2分）达到目的，患者感觉满意。（2分）交代注意事项及宣教（2分）	每项不符合要求各扣2分
合计			

二、任务自测题

贴药护理需注意什么？

（郭强）

任务十一　中药保留灌肠

任务导入

患者，林爷爷，65岁，因蛋白尿、水肿、高血压、肾功能衰竭、贫血入院。

医生诊断：糖尿病肾病。

医嘱：中医护理联合中药保留灌肠。

中药灌肠方：生大黄25 g、蒲公英30 g、生槐花25 g、丹参25 g、生地黄25 g、桃仁12 g、红花15 g、煅牡蛎50 g、药用炭25 g，浸泡30分钟后，加水至500 mL，使用文火浓煎至100～200 mL，待药液温度降至39～41 ℃时予以保留灌肠。于每晚临睡前进行保留灌肠。10日为1个疗程。

如果你是当班护士，该如何为林爷爷进行中医护理联合中药保留灌肠？

中药保留灌肠临床应用广泛，是护士必须掌握的一项技能。要进行中药保留灌肠，需掌握中药保留灌肠的操作手法及相关理论知识。

任务分析

中药保留灌肠法是指将一定量的中药液,灌入直肠或结肠内,通过黏膜的吸收和物质交换,通里攻下,清热解毒,行气活血,以达到治疗的一种方法。其方法简便,吸收迅速,作用较快,还可以避免某些药物对胃黏膜的不良刺激。

一、适应证

不仅可以治疗结肠、直肠的局部病变,而且可以通过肠黏膜吸收治疗全身性疾病,如慢性结肠炎、慢性痢疾、带下病、慢性盆腔炎、盆腔包块及支气管哮喘等。

二、禁忌证

(1)人工肛门患者,肛门、直肠和结肠等手术或大便失禁的患者。
(2)严重内痔、糜烂性肠梗阻、肛管黏膜炎症、有活动性出血者。
(3)严重心衰、恶性高血压患者。
(4)孕妇禁用或遵医嘱。

三、注意事项

(1)中药保留灌肠前应先了解病变的部位,以便掌握灌肠时的卧位和肛管插入的深度。灌肠前让患者排空大便,必要时可先行清洁灌肠。

(2)药液温度应保持在39~41 ℃,过低可使肠蠕动加强,腹痛加剧,过高则引起肠黏膜烫伤或肠管扩张,产生强烈便意,致使药液在肠道内停留时间短、吸收少、效果差。

(3)为使药液能在肠道内尽量多保留一段时间,对所使用药物刺激性强的患者可选用较粗的导管,并且药液一次不应超过200 mL,可在晚间睡前灌肠,灌肠后不再下床活动,以提高疗效。

(4)操作过程中询问患者的感受,并嘱患者深呼吸,可减轻便意,延长药液的保留时间。如有不适,应立即停止灌肠并通知医生做好相应的处理。

(5)中药保留灌肠后,患者大便次数增加,需注意对肛周皮肤的观察及保护,必要时可局部涂抹油剂或膏剂。

(6)操作时注意保暖及保护患者隐私。

四、制订计划

流　　程		主 要 步 骤	注 意 事 项
评估		核对,沟通,评估禁忌证、环境	
准备		用物准备	遵医嘱配制药液
操作中	操作	(1)确定灌肠方法:直肠注入法、直肠滴注法。 (2)确定灌肠的卧位和肛管插入深度,一般视病情而定。如慢性痢疾,病变多在直肠和乙状结肠,宜采取左侧卧位,插入的深度以15~20 cm为宜,溃疡性结肠炎病变多在乙状结肠或降结肠,插入深度应达18~25 cm,阿米巴痢疾病变多在回盲部,应采取右侧卧位	在保留灌肠操作时,应严格掌握肛管插入的深度,并随时观察患者的反应。若患者出现大汗淋漓、面色苍白等表现,应立即停止灌肠
操作后	评价	评估目标达到的程度,交代注意事项	

任务实施

一、中药保留灌肠操作流程

流程	操作步骤		操作内容	注意事项
操作前	资讯	获取情境	提炼出操作技术	
	分析	制订操作计划	制订计划:核对→介绍→解释→评估→准备→灌肠→整理→评价→记录	
操作中	评估	核对医嘱	核对医嘱、床尾卡及手腕带	双人核对医嘱
		介绍、解释,与患者有效沟通	解释操作方法和目的,取得患者配合	避免诱导式提问、直接喊床号
		评估患者是否适合进行操作	(1)患者肛门情况。 (2)患者临床表现、诊断及既往史。 (3)患者对灌肠法的认识、心理状态及配合程度	
		评估环境是否适合操作	温度、湿度、光线	
	准备	用物准备	(1)直肠注入法:治疗盘、量杯、50 mL 注射器、弯盘内放消毒肛管(14~16 号)、温开水、水温计、液体石蜡、橡胶单、治疗巾、棉签、卫生纸、便盆、止血钳。 (2)直肠滴注法:治疗盘、灌肠筒或输液器一套、弯盘内放消毒肛管(14~16 号)、温开水、水温计、液体石蜡、橡胶单、治疗巾、棉签、卫生纸、便盆、止血钳、输液架等	遵医嘱准备汤液
		操作者准备	七步洗手法洗手,戴口罩	
		环境准备	保持室内明亮,温、湿度适宜	
		再次核对	再次核对床尾卡、手腕带	
	操作	开始灌肠	1. 直肠注入法 (1)用注射器抽取药液备用。 (2)摆好体位,根据病变部位取左侧或右侧卧位,臀下垫橡胶单和治疗巾,并用小枕抬高臀部 10 cm 左右,暴露肛门,注意保暖。 (3)润滑肛管前端,与注射器连接,排气后夹紧肛管,轻轻插入肛门 10~15 cm,松开止血钳缓缓推注药液,药液注完后再注入温开水 5~10 mL,用止血钳夹住肛管,轻轻拔出,放于弯盘中。 (4)用卫生纸轻轻揉擦肛门,嘱患者尽量保留药液,协助取舒适卧位	了解患者的病变部位,确定灌肠的卧位和肛管插入深度

续表

流程	操作步骤		操作内容	注意事项
操作中	操作	开始灌肠	2.直肠滴注法 (1)根据病情选择适宜体位,双膝屈曲,脱裤至膝部,臀部移至床沿,上腿弯曲,下腿伸直微弯,垫橡胶单与治疗巾于臀下,垫小枕于橡胶单下以抬高臀10 cm左右。 (2)检测药液温度,连接注洗器,抽取药液,连接肛管,润滑肛管前端,排气,夹紧肛管并放入清洁弯盘内,弯盘置于臀下,左手用卫生纸分开臀部以显露肛门,右手持血管钳夹肛管前端,轻轻插入15 cm。 (3)松开血管钳,缓慢注入药液。 (4)药液灌毕,夹紧肛管,分离注洗器,抽5~10 mL温开水从肛管缓缓注入(或直接将温开水10 mL倒入灌肠筒内滴入)。 (5)分离注洗器,抬高肛管,反折或捏紧肛管(封闭式灌入法直接关上开关,开放式灌入法则夹紧橡胶管),用卫生纸包住肛管前端,拔出肛管放于弯盘内。 (6)用卫生纸轻揉肛门片刻,待10~15分钟后取出小枕、橡胶单和治疗巾,嘱患者静卧1小时以上	(1)滴速视病情而定。 (2)液面距肛门不超过30 cm。 (3)灌注量不超过200 mL。 (4)注入时间宜在15~20分钟内
操作后	整理	整理体位及床单位	协助患者取舒适体位,整理床单位	
		清理用物	将用物消毒、归回原位,医疗垃圾分类处理	
	评价	询问患者的感觉	询问患者有无不适	
		评估目标	评估目标达到的程度	
		交代注意事项	交代注意事项	
	记录	操作者要求	操作者洗手、摘口罩	
		按要求记录	记录灌肠药液名称、时间、局部情况、疗效,并签名	

二、中药保留灌肠工作简报

中药保留灌肠之直肠注入法工作简报如图 2-31 所示。中药保留灌肠之直肠滴注法工作简报如图 2-32 所示。

中药保留灌肠之直肠注入法

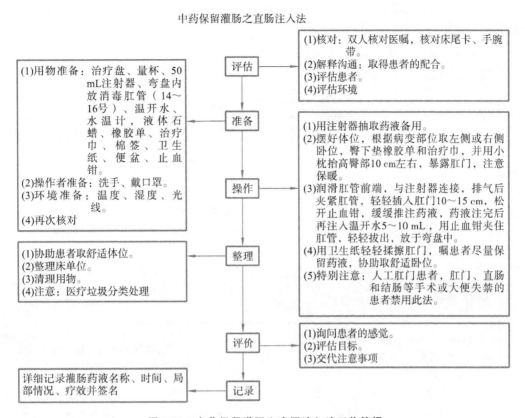

(1)用物准备：治疗盘、量杯、50 mL注射器、弯盘内放消毒肛管（14～16号）、温开水、水温计，液体石蜡、橡胶单、治疗巾、棉签、卫生纸、便盆、止血钳。
(2)操作者准备：洗手、戴口罩。
(3)环境准备：温度、湿度、光线。
(4)再次核对

评估 →
(1)核对：双人核对医嘱，核对床尾卡、手腕带。
(2)解释沟通：取得患者的配合。
(3)评估患者。
(4)评估环境

准备 →
(1)用注射器抽取药液备用。
(2)摆好体位，根据病变部位取左侧或右侧卧位，臀下垫橡胶单和治疗巾，并用小枕抬高臀部10 cm左右，暴露肛门，注意保暖。

操作 →
(3)润滑肛管前端，与注射器连接，排气后夹紧肛管，轻轻插入肛门10～15 cm，松开止血钳，缓缓推注药液，药液注完后再注入温开水5～10 mL，用止血钳夹住肛管，轻轻拔出，放于弯盘中。
(4)用卫生纸轻轻揉擦肛门，嘱患者尽量保留药液，协助取舒适卧位。
(5)特别注意：人工肛门患者，肛门、直肠和结肠等手术或大便失禁的患者禁用此法。

(1)协助患者取舒适体位。
(2)整理床单位。
(3)清理用物。
(4)注意：医疗垃圾分类处理

整理 →

评价 →
(1)询问患者的感觉。
(2)评估目标。
(3)交代注意事项

详细记录灌肠药液名称、时间、局部情况、疗效并签名

记录

图 2-31　中药保留灌肠之直肠注入法工作简报

中药保留灌肠之直肠滴注法

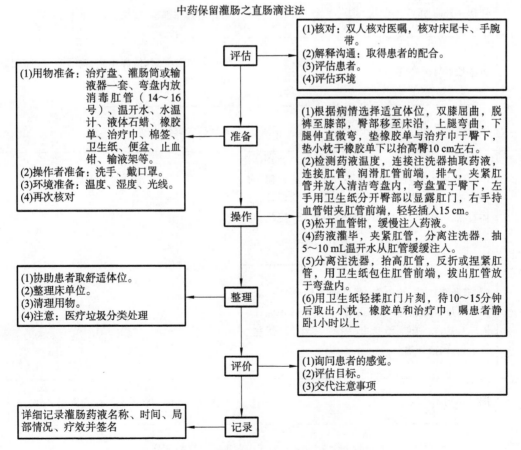

(1)用物准备：治疗盘、灌肠筒或输液器一套、弯盘内放消毒肛管（14～16号）、温开水、水温计、液体石蜡、橡胶单、治疗巾、棉签、卫生纸、便盆、止血钳、输液架等。
(2)操作者准备：洗手、戴口罩。
(3)环境准备：温度、湿度、光线。
(4)再次核对

评估 →
(1)核对：双人核对医嘱，核对床尾卡、手腕带。
(2)解释沟通：取得患者的配合。
(3)评估患者。
(4)评估环境

准备 →
(1)根据病情选择适宜体位，双膝屈曲，脱裤至膝部，臀部移至床沿，上腿弯曲，下腿伸直微弯，垫橡胶单与治疗巾于臀下，垫小枕于橡胶单下以抬高臀10 cm左右。
(2)检测药液温度，连接注洗器抽取药液，连接肛管，润滑肛管前端，排气，夹紧肛管并放入清洁弯盘内，弯盘置于臀下，左手用卫生纸分开臀部以显露肛门，右手持血管钳夹肛管前端，轻轻插入15 cm。

操作 →
(3)松开血管钳，缓慢注入药液。
(4)药液灌毕，夹紧肛管，分离注洗器，抽5～10 mL温开水从肛管缓缓注入。
(5)分离注洗器，抬高肛管，反折或捏紧肛管，用卫生纸包住肛管前端，拔出肛管放于弯盘内。
(6)用卫生纸轻揉肛门片刻，待10～15分钟后取出小枕、橡胶单和治疗巾，嘱患者静卧1小时以上

(1)协助患者取舒适体位。
(2)整理床单位。
(3)清理用物。
(4)注意：医疗垃圾分类处理

整理 →

评价 →
(1)询问患者的感觉。
(2)评估目标。
(3)交代注意事项

详细记录灌肠药液名称、时间、局部情况、疗效并签名

记录

图 2-32　中药保留灌肠之直肠滴注法工作简报

Note

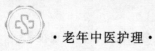

任务评价

一、任务能力检测

中药保留灌肠评分标准

项　目	要　求	扣 分 细 则
素质要求 (5分)	仪表大方,举止端庄,态度和蔼(3分)	每项不符合要求扣2分,扣完为止
	服装、鞋帽整齐,符合要求(2分)	服装及鞋帽不符合要求,各扣1分
操作前准备 (25分)	**核对(5分)** 核对医嘱(3分)	未(核对)报告床号、姓名、证候、治疗方法,出现一项扣1分,扣完为止
	遵照医嘱要求核对执行单(2分)	
	评估(10分) 核对床号、姓名、证候(2分)	未核对床尾卡、直接喊床号、未核对手腕带、诱导式提问,出现一项扣1分,扣完为止
	介绍(2分)	未解释操作方法和目的,各扣1分
	评估患者(3分)	未评估操作部位、禁忌证,各扣1.5分
	患者理解与配合(2分)	未征得患者同意、措辞不当、沟通生硬、面无表情,出现一项扣1分,扣完为止
	评估环境(1分)	未评估环境扣1分
	物品(5分) (1)直肠注入法:治疗盘、量杯、50 mL注射器、弯盘内放消毒肛管(14~16号)、温开水、水温计、液体石蜡、橡胶单、治疗巾、棉签、卫生纸、便盆、止血钳	缺一项扣1分
	(2)直肠滴注法:治疗盘、灌肠筒或输液器一套、弯盘内放消毒肛管(14~16号)、温开水、水温计、液体石蜡、橡胶单、治疗巾、棉签、卫生纸、便盆、止血钳、输液架等	
	护士(5分) 洗手(3分)	未洗手扣3分。洗手不符合要求扣1分
	戴口罩(2分)	不戴口罩扣2分。 戴口罩不符合要求扣1分

项 目			要 求	扣 分 细 则
核对 (5分)			再次核对(2分)	未核对扣2分。核对不全,每项扣1分
			体位舒适合理(3分)	体位不合理扣3分
操作中 (45分)	灌肠 (40分)	直肠注入法 (40分)	用注射器抽取药液备用(5分)	药液温度适宜、药液量适宜,未达到扣3分
			摆好体位,根据病变部位取卧位,臀下垫橡胶单和治疗巾,并用小枕抬高臀部10 cm左右以暴露肛门,注意保暖(10分)	卧位合理,臀下垫橡胶单和治疗巾,用小枕抬高臀部10 cm左右,注意保暖,以上未做到,一项扣5分,扣完为止
			润滑肛管前端,与注射器连接,排气后夹紧肛管,轻轻插入肛门10~15 cm,松开止血钳缓缓推注药液,药液注完后再注入温开水5~10 mL,用止血钳夹住肛管,轻轻拔出,放于弯盘中(20分)	润滑肛管前端,将肛管与注射器连接后排气并夹紧肛管,注入药液手法熟练轻柔,肛管插入肛门距离正确,药液注完后注入温开水,以上未做到,一项扣5分,扣完为止
			用卫生纸轻轻揉擦肛门,嘱患者尽量保留药液,协助取舒适卧位(5分)	揉擦肛门,嘱患者,协助卧位,以上未做到一项扣2分,扣完为止
		直肠滴注法 (40分)	根据病情选择适宜体位,垫橡胶单与治疗巾于臀下,垫小枕于橡胶单下以抬高臀10 cm左右(5分)	卧位不合理扣5分。臀下垫橡胶单,用小枕抬高臀部10 cm左右,注意保暖,以上未做到,一项扣2分,扣完为止
			检测药液温度,连接注洗器,抽取药液,连接肛管,润滑肛管前端,排气,夹紧肛管并放入清洁弯盘内,弯盘置于臀下,左手用卫生纸分开臀部以显露肛门,右手持血管钳夹肛管前端,轻轻插入15 cm(15分)	检测药液温度,润滑肛管前端,排气,夹紧肛管,放入清洁弯盘内,注入手法熟练轻柔,以上未做到,一项扣5分,扣完为止
			松开血管钳,缓慢注入药液(10分)	滴速视病情而定(口述),液面距肛门不超过30 cm,灌注量不超过200 mL,注入时间宜在15~20分钟内,以上未做到,一项扣3分,扣完为止
			药液灌毕,夹紧肛管,分离注洗器,抽5~10 mL温开水从肛管缓缓注入(5分)	肛管未夹紧,未注入温开水,出现一项扣3分,扣完为止
			分离注洗器,抬高肛管,反折或捏紧肛管,用卫生纸包住肛管前端,拔出肛管放于弯盘内。用卫生纸轻揉肛门片刻,待10~15分钟后取出小枕、橡胶单和治疗巾,嘱患者静卧1小时以上(5分)	肛管未捏紧,未轻揉肛门,未嘱患者,出现一项扣2分,扣完为止

项 目		要　　求	扣 分 细 则
操作后（17分）	整理（7分）	合理安排体位（2分）	安排体位不合理扣2分
		整理床单位（2分）	未整理床单位扣2分。整理床单位不到位扣1分
		处理用物（3分）	用物处理不符合要求扣2分。未处理扣3分
	评价（5分）	评价患者的感受及目标达到的程度（3分）	未评价扣3分。评价不符合要求扣2分。用语不当扣1分
		注意事项及宣教（2分）	未交代注意事项及宣教扣2分。交代不全扣1分
	洗手，记录（5分）	七步洗手法（2分）	未洗手扣2分。洗手不符合要求（只口述而不做）扣1分
		按要求记录、签名（3分）	未记录扣3分。记录内容不全扣1分。只口述而不记录扣2分。未签名扣2分
终末评价（8分）		核对正确、准备充分、沟通自然。（2分）灌肠操作正确。（2分）达到目的，患者感觉满意。（2分）交代注意事项及宣教（2分）	每项不符合要求各扣2分
合计			

二、任务自测题

中药保留灌肠应注意什么？

（王秀琴）

任务十二　耳穴埋籽护理技术

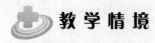 教 学 情 境

　　赵奶奶,68岁,丈夫去世6个月,女儿不在身边,一个人独居。近半年来虽未劳作,但疲劳感强烈,不安,全身不适,无精打采,反应迟缓,头痛,注意力不集中,入睡困难,时常觉醒、晨醒过早,于今晨来我院就诊。

　　医生诊断:失眠。

　　医嘱:耳穴埋籽。

　　取穴:神门、肝、胆、脾、胃、心、肾。

其女儿多年来一直生活在国外,来电询问母亲治疗情况,见医生未给予助睡眠类药物,心中不悦,嘱其母亲让医生开药。赵奶奶坚信耳穴埋籽会有治疗效果,准备进行耳穴埋籽治疗。

如果你是当班护士,现把医嘱交给你,你该如何处置?

提炼任务

如情境所述,患者为 68 岁老奶奶,医嘱为耳穴埋籽护理。就诊过程中患者家属不相信,不配合。

耳穴埋籽有很好的助睡眠效果,尤其针对老年人失眠,有很好的疗效。患者家属不理解,需对患者及家属进行适当宣教。耳穴埋籽技术临床上应用广泛,是护士必备的一项操作技能,应在掌握耳穴埋籽技术理论基础上,充分练习,熟练掌握此项护理技术。

任务导入

耳与经络和脏腑之间联系密切,在临床上可通过观察耳廓形态和色泽的改变来判断脏腑的病理变化,诊断疾病。可见,耳不仅与脏腑的生理活动有关,而且与病理改变也联系密切。所以,用毫针或其他方法刺激耳穴,可以调节全身各组织、器官以治疗各种疾病。

掌握此项技术,首先要找到技术的理论支撑和操作技术支撑,理论支撑有耳穴定位的方法、常见耳穴配布,操作技术支撑包括护理操作的要领及注意事项,而且在临床护理操作中,个别患者会出现胶布过敏等意外情况,这就要求同学们正确对意外情况进行处理。要完成此项操作,可将任务具体分解如下:

子任务一:会正确定位耳穴
子任务二:会耳穴埋籽

子任务一 会正确定位耳穴

任务分析

一、耳穴定位方法

耳廓(图 2-33)是外耳的组成部分,主要由弹性纤维软骨、软骨膜、韧带、退化了的耳肌,以及覆盖在最外层的皮下组织和皮肤所组成,耳廓皮下有极为丰富的神经分布。脊神经有来自颈丛的耳大神经和枕小神经,多分布在耳垂、耳轮、耳舟和对耳轮区。

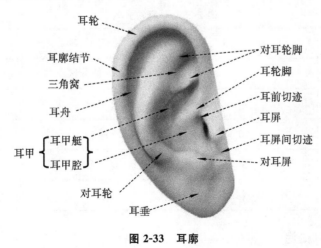

图 2-33 耳廓

（一）耳针刺激部位

耳针刺激部位如表 2-37 所示。

表 2-37　耳针刺激部位

名　称	解 剖 位 置	名　称	解 剖 位 置
耳轮	耳廓卷曲的游离部分	三角窝	对耳轮上、下脚与相应耳轮之间的三角形凹窝
耳轮脚	耳轮深入耳甲的部分	耳甲艇	耳轮脚以上的耳甲部
耳轮结节	耳轮后上部的膨大部分	耳甲腔	耳轮脚以下的耳甲部
对耳轮体	对耳轮下部呈上下走向的主体部分	屏上切迹	耳屏与耳轮之间的凹陷处
对耳轮上脚	对耳轮向上分支的部分	对耳屏	耳垂上方、与耳屏相对的瓣状隆起
对耳轮下脚	对耳轮向前分支的部分	屏间切迹	耳屏和对耳屏之间的凹陷处
轮屏切迹	对耳轮与对耳屏之间的凹陷处	轮屏切迹	对耳轮与对耳屏之间的凹陷处
耳舟	耳轮与对耳轮之间的凹陷		
耳轮背面	耳轮背部的平坦部分	对耳轮上脚沟	对耳轮上脚在耳背呈现的凹沟
耳舟隆起	耳舟在耳背呈现的隆起	对耳轮下脚沟	对耳轮下脚在耳背呈现的凹沟
耳轮脚沟	耳轮脚在耳背呈现的凹沟	下耳根	耳廓与头部相连的最下部
上耳根	耳廓与头部相连的最上部		

（二）耳穴的分布

耳穴在耳廓的分布有一定的规律，犹如一个倒置在子宫内的胎儿。具体分布规律：与面颊相应的穴位在耳垂；与上肢相应的穴位在耳舟；与躯干和下肢相应的穴位在对耳轮体部和对耳轮上、下脚；与腹腔相应的穴位在耳甲艇；与胸腔相应的耳穴在耳甲腔；与消化道相应的穴位在耳轮脚周围等。

（三）耳廓的分区

耳廓的分区如表 2-38 所示。

表 2-38　耳廓的分区

分　区	数　量	分　区	数　量
耳轮分区	12	对耳屏分区	4
耳舟分区	6	耳甲分区	18
对耳轮分区	13	耳垂分区	9
三角窝分区	5	耳背分区	5
耳屏分区	4		

（四）耳穴的部位和主治

耳穴的部位和主治如表 2-39 所示。

表 2-39 耳穴的部位和主治

部位	穴名	定位	主治
耳轮	耳中	在耳轮脚处,即耳轮 1 区	呃逆,荨麻疹,皮肤瘙痒,咯血
	耳尖	在耳廓向前对折的上部尖端处,即耳轮 6、7 区交界处	发热,高血压,急性结膜炎,腮腺炎,痛证,风疹
耳舟	风溪	在耳轮结节前方,指区与腕区之间,即耳舟 1、2 区交界处	荨麻疹,皮肤瘙痒,过敏性鼻炎,哮喘
对耳轮	坐骨神经	在对耳轮下脚的前 2/3 处,即对耳轮 6 区	坐骨神经痛,下肢瘫痪
	交感	在对耳轮下脚末端与耳轮内缘相交处,即对耳轮 6 区前端	胃肠痉挛、心绞痛、胆绞痛、肾绞痛、多汗、失眠
	腰骶椎	在腹区后方,即对耳轮 9 区	腰骶部疼痛
	颈椎	在颈区后方,即对耳轮 13 区	落枕,颈椎病
三角窝	神门	在三角窝后 1/3 的上部,即三角窝 4 区	失眠、多梦、各种痛证,咳嗽,哮喘,眩晕
	内生殖器	在三角窝前 1/3 的下部,即三角窝 2 区	痛经,月经不调,白带过多,功能性子宫出血,遗精,阳痿,早泄
耳屏	肾上腺	在耳屏游离缘下部尖端,即耳屏 2 区后缘处	低血压,风湿性关节炎,腮腺炎,间日疟,链霉素中毒性眩晕,哮喘,休克,鼻炎
对耳屏	皮质下	在对耳屏内侧面,即对耳屏 4 区	痛证,神经衰弱,假性近视,冠心病,心律失常
	缘中	在对耳屏游离缘上,对耳屏尖与轮屏切迹之中点处,即对耳屏 2、3、4 区交点处	遗尿,内耳眩晕症,功能性子宫出血
	脑干	在轮屏切迹处,即对耳屏 3、4 区之间	头痛,眩晕,假性近视
耳甲	胃	在耳轮脚消失处,即耳甲 4 区	胃炎,胃溃疡,失眠,牙痛,消化不良,恶心呕吐
	大肠	在耳轮脚及部分耳轮与 AB 线之间的中 1/3 处,即耳甲 7 区	腹泻,便秘,痢疾,咳嗽,痤疮
	肾	在对耳轮下脚下方后部,即耳甲 10 区	腰痛,耳鸣,神经衰弱,水肿,哮喘,月经不调
	肝	在耳甲艇的后下部,即耳甲 12 区	胁痛,眩晕,月经不调,假性近视
	脾	在 BD 线下方,耳甲腔的后上部,即耳甲 13 区	腹痛,腹胀,食欲不振,内脏下垂,失眠
	心	在耳甲腔正中凹陷处,即耳甲 15 区	心律不齐,心绞痛,无脉症,自汗,盗汗
	肺	在心、气管区周围处,即耳甲 14 区	咳喘,胸闷,痤疮,皮肤瘙痒,荨麻疹
	内分泌	屏间切迹内,耳甲腔的前下部,即耳甲 18 区	痛经,月经不调,更年期综合征,糖尿病
耳垂	眼	在耳垂正面中央部,即耳垂 5 区	假性近视,目赤肿痛,迎风流泪
	内耳	在耳垂正面后部,即耳垂 6 区	内耳眩晕症,耳鸣,听力减退
	面颊	在耳垂正面,眼区与内耳区之间,即耳垂 5、6 区交界处	周围性面瘫,三叉神经痛,痤疮,扁平疣
耳背	耳背沟	在对耳轮沟和对耳轮上、下脚沟处	高血压,皮肤瘙痒

二、老年人常见病耳穴选穴

老年人常见病治疗中常用耳穴如表 2-40 所示。

表 2-40　老年人常见病治疗中常用耳穴

病　症	主　穴	配　穴
胃痛	胃、脾、交感、神门	胰胆、肝
恶心、呕吐	胃、神门、交感、皮质下、耳中	—
心律失常	心、交感、神门	皮质下、内分泌
哮喘	肺、肾上腺、交感	神门、内分泌、气管、肾、大肠
失眠	神门、内分泌、心、皮质下	胃、脾、肝、肾、胰胆
头痛	神门、枕、颞、额、皮质下、颈椎	肝、肾、心、交感
坐骨神经痛	坐骨神经、神门	臀、胰胆、膀胱
荨麻疹	肺、肾上腺、风溪、耳中	神门、脾、肝
痤疮	耳尖、内分泌、肺、脾、肾上腺、面颊	心、大肠、神门
近视眼	眼、肝、脾、肾	屏间前、屏间后
内耳眩晕症	内耳、外耳、肾、肝、胰胆、脑干	枕、皮质下、神门、三焦
急性结膜炎	耳尖、眼、肝	屏间前、屏间后
晕车	胃、内耳、贲门、肾上腺	枕、脾、神门

任务实施

对耳穴神门、脾、心、肾进行定位。

（李桂梅）

子任务二　会耳穴埋籽

任务分析

耳穴埋籽法是用胶布将药籽准确地粘贴于耳穴处，给予适度的揉、按、捏、压，使局部产生酸、麻、胀、痛等刺激的反应，从而达到防治疾病目的的一种科学实用疗法。其作用为宣畅经络，疏通气血，宣肺化浊，利湿降脂，调整机体代谢及阴阳平衡。该疗法现被广泛地应用于临床各科，尤其在治疗黄褐斑、近视眼、肥胖、神经衰弱、记忆减退、抑郁症、焦虑症等方面有其独特的效果，又被称为"替代医学疗法"。

一般中医护理程序与基础护理技术中护理程序相似，操作过程中应严格执行无菌操作，保护患者的隐私等。中医护理很多操作需要在相应穴位上进行，因此需要进行穴位定位。

一、耳穴埋籽适应证

耳穴治疗适用于内、外、妇、儿、五官等各科的很多病证，包括以下几类疾病。

1.各种疼痛性病证　对头痛、偏头痛、三叉神经痛、肋间神经痛、带状疱疹、坐骨神经痛等神经性疼痛；扭伤、挫伤、落枕等外伤性疼痛；五官、颅脑、胸腹、四肢各种外科手术后的伤口痛及麻醉后的头痛、腰痛等均有较好的止痛作用。

2.各种炎症性病证　对急性结膜炎、中耳炎、牙周炎、咽喉炎、扁桃体炎、腮腺炎、气管炎、肠炎、盆腔炎、风湿性关节炎、面神经炎、末梢神经炎等，有一定的消炎止痛功效。

3.功能紊乱性病证　对眩晕症、心律失常、高血压、多汗症、肠功能紊乱、月经不调、遗尿、神经衰弱、癔症等具有良性调节作用，可促进病证的缓解和痊愈。

4.过敏与变态反应性病证　对过敏性鼻炎、哮喘、过敏性结肠炎、荨麻疹等患者，能消炎、脱敏、改善免疫功能。

5. 内分泌代谢疾病　对单纯性甲状腺肿、甲状腺功能亢进、绝经期综合征等,耳穴治疗有改善症状、减少药量等辅助治疗作用。

6. 部分传染性疾病　对细菌性痢疾、疟疾、扁平疣等,耳穴治疗能恢复和提高机体的免疫防御功能,以加速疾病的治愈。

7. 各种慢性病证　对腰腿痛、肩周炎、消化不良、肢体麻木等,耳穴治疗可以改善症状,减轻痛苦。

二、耳穴埋籽注意事项

(1)注意耳廓的消毒,防止感染。

(2)防止胶布潮湿和污染。对胶布过敏者,可用黏合纸代之。

(3)耳廓皮肤有炎症、湿疹、溃疡或冻伤者不宜采用。

(4)耳穴贴压期间应嘱患者每日自行按压数次,每次每穴 12 分钟。按压时,切勿搓,以免搓破皮肤,造成感染。

(5)对过度饥饿、疲劳、精神高度紧张、年老体弱者及孕妇按压宜轻,对急性疼痛性病证者宜重手法、强刺激。

三、过敏等紧急情况的处理

在进行耳穴埋籽操作时,可能会发生过敏,一旦发生,应立即停止治疗,也可用清水擦拭贴胶布部位,并令患者喝一杯温水,休息片刻。

四、确定一般中医护理程序

流程	操作步骤	注意事项
操作前	获取情境	提炼出具体任务如穴位、补泄手法等
	制订计划	操作计划应翔实

资讯

分析

Note

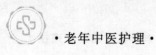

流程		操 作 步 骤	注 意 事 项
操作中	评估	核对医嘱 核对床尾卡 核对手腕带	应双人核对医嘱。 并核对床尾卡及手腕带
		介绍、解释,与患者有效沟通,取得患者的配合 与患者有效沟通	避免诱导式提问、直接喊床号,解释操作方法和目的,告知可能发生的情况,评估禁忌证,取得患者配合

流程		操 作 步 骤	注 意 事 项
操作中	评估	评估患者是否适合进行操作 评估患者	评估禁忌证,取得患者配合
		评估环境是否适合操作 评估环境	温度、湿度、光线适宜
	准备	用物准备	用物准备齐全
		操作者准备 操作者准备	七步洗手法洗手,戴口罩
		环境准备	关窗户,拉床帘
		再次核对 再次核对床尾卡 再次核对手腕带	

183

流程		操作步骤	注意事项
操作中	定穴	取合理体位	协助患者取舒适体位
		按医嘱选穴 选穴	注意同身寸
	操作	开始治疗	注意操作手法,并密切观察患者有无不适
操作后	整理	安排体位及整理床单位 安排体位 整理床单位	协助患者恢复舒适体位
		整理用物	将用物归回原位,医疗垃圾分类处理
	宣教	询问患者的自我感觉	
		评估目标达到的程度	
		交代注意事项、宣教等 健康宣教	

续表

流程		操作步骤	注意事项
操作后	记录	操作者洗手、摘口罩 洗手 按要求记录 记录	

任务实施

一、耳穴埋籽技术操作

流程		操作步骤	注意事项
操作前	资讯	获取情境	提炼出需要操作的具体穴位
	分析	制订操作计划	制订计划:核对→介绍→解释→评估→准备→定穴→操作→整理→宣教→记录
操作中		核对医嘱	双人核对医嘱并核对床尾卡及手腕带
		介绍、解释,与患者有效沟通	避免诱导式提问、直接喊床号,解释操作方法和目的,取得患者配合
	评估	评估患者及耳穴部位皮肤状况是否适合进行操作 评估患者	(1)患者临床表现、诊断及既往史。 (2)耳廓有无变色或局部压痛点,刺激区皮肤有无炎症或患有湿疹、溃疡、冻疮。 (3)患者心理状况及对此操作的信任度
		评估环境是否适合操作	温度、湿度、光线

Note

185

流程	操作步骤	注意事项
准备	用物准备 准备用物	治疗盘,皮肤消毒液,探穴棒,棉签,镊子,王不留行籽,胶布,弯盘
	操作者准备	七步洗手法洗手,戴口罩
	环境准备	保持室内明亮,温、湿度适宜,携用物至床旁
	再次核对	床尾卡、手腕带
操作中	定穴	取合理体位 按医嘱选穴:根据处方所列耳穴,在穴区用探穴棒探寻阳性反应点,做好标记,给耳廓进行消毒 寻找耳穴	
	操作	开始治疗:将事先准备好的耳穴贴贴于穴位处,并适当按揉,使之有发热、病感("得气")。随时询问患者感觉,并教患者自己按摩耳穴 埋籽 揉穴	

流程	操作步骤		注意事项
操作后	整理	安排体位及整理床单位	
		整理用物	将用物归回原位,医疗垃圾分类处理
	评价	询问患者的自我感觉	询问患者有无疼痛等不适
		评估目标达到的程度	
		交代注意事项、宣教等	
	记录	操作者洗手、摘口罩	
		按要求记录	记录所贴耳穴部位、时间并签名

二、耳穴埋籽工作简报

耳穴埋籽工作简报如图 2-34。

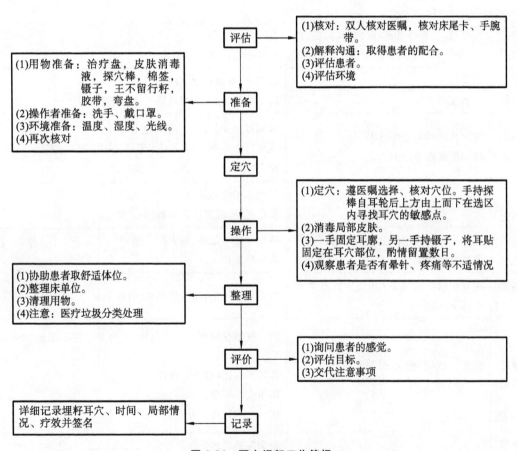

图 2-34　耳穴埋籽工作简报

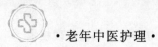

任务评价

一、任务能力检测

耳穴埋籽评分标准

项 目		要 求	扣分细则
素质要求 (5分)		仪表大方,举止端庄,态度和蔼(3分)	每项不符合要求各扣1分
		服装、鞋帽整齐,符合要求(2分)	服装及鞋帽不符合要求各扣1分
操作前准备 (25分)	护士 (6分)	核对医嘱(3分)	未(核对)报告床号、姓名、证候、治疗方法、穴位名称各扣2分,扣完为止
		遵照医嘱要求核对执行单(2分)	
	评估 (6分)	核对床号、姓名、证候(2分)	未核对床尾卡,直接喊床号,未核对手腕带,未解释操作方法和目的,未告知可能发生的情况(皮肤破损),未评估禁忌证(如凝血、妊娠),未征得患者同意,未评估耳部皮肤情况,未评估环境,各扣2分,扣完为止。
		介绍(2分)	
		评估患者(3分)	
		患者理解与配合(2分)	
		评估环境(1分)	
	物品 (10分)	治疗盘,皮肤消毒液,探穴棒,棉签,镊子,王不留行籽,胶布,弯盘(10分)	缺一种扣2分。一种不符合要求扣1分
	护士 (3分)	洗手(3分)	未洗手、不戴口罩,各扣2分。洗手不符合要求、戴口罩不符合要求扣1分
		戴口罩(2分)	
操作中 (45分)	核对 (8分)	再次核对相关信息(4分)	未核对扣4分。体位不舒适扣4分。沟通措辞不当,核对不全(床号、姓名、证候、方法、穴位),每项扣1分
		体位舒适合理(4分)	
	定穴 (10分)	术者一手持耳轮后上方(5分)	手法不正确扣2分。动作粗暴(过度扯拉耳廓)扣1分
		另一手持探穴棒由上而下在选区内找敏感点(5分)	选取方法不正确,每穴扣2分。动作粗暴扣1分
	消毒 (5分)	用皮肤消毒液擦拭(其范围视耳廓大小而定)(5分)	消毒范围过小,棉签过饱和,各扣1分
	埋籽 (15分)	埋籽方法正确(至少按压3个穴位)(15分)	消毒液擦拭耳廓后未充分晾干,埋籽手法不熟练(笨拙),各扣1分。耳贴不牢固(翘边),每穴扣2分。贴压穴位不准确,每穴位扣3分。少一个穴位扣5分
	观察 (2分)	患者是否有疼痛等不适情况(2分)	未询问患者感受扣2分。措辞不当扣1分
	宣教 (5分)	向患者交代有关注意事项(5分)	未告知患者注意事项扣5分。告知内容不全(埋籽时间及频次、自压手法、防水等),缺一项扣2分。未现场指导患者自压手法扣2分

续表

项 目		要 求	扣 分 细 则
操作后 (17分)	整理 (7分)	合理安排体位(2分)	未安置体位、未整理床单位各扣2分。
		整理床单位(2分)	整理床单位不到位扣1分
		处理用物(3分)	用物处理不符合要求扣2分。 未处理扣3分
	评价 (5分)	询问患者的自我感觉。(3分) 评价目标达到的程度(2分)	未询问患者感觉扣3分。 未评价目标达到的程度扣2分。 用语不当扣1分
	洗手，记录 (5分)	七步洗手法(每步点到为止)。(2分) 按要求记录、签名(3分)	未洗手扣2分。未记录扣3分。 洗手不符合要求,记录内容(日期、床号、姓名、病证、方法、穴位、评价、签名)不全,各扣1分。 只口述而不记录、未签名扣2分
终末评价 (8分)		选穴准确。(2分) 操作熟练、轻巧。(2分) 局部消毒合理。(2分) 体位舒适,患者感觉满意(2分)	每项不符合要求,各扣2分
合计			

二、任务自测题

1. 神门反射区在三角窝的(　　　)上部。

A. 后2/3　　　　B. 后1/3　　　　C. 前1/3　　　　D. 后1/3

2. 治疗失眠运用耳穴埋籽法时常用的穴位是(　　　)。

A. 神门　　　　B. 内分泌　　　　C. 心　　　　D. 皮质下

（王丹）

扫码看答案

Note

项目三　老年人的中医一般护理

教 学 情 境

　　刚毕业的你在家乡的一所中医院任职,而你分配到的科室是医院所开设的"养老科室"。"养老科室"是医院开设的养老机构,这是近几年逐渐兴起的一种新型养老模式,即"医养结合"模式,科室不仅为老年人提供基本的生活照料,也提供医疗卫生方面的服务。护士长要求你尽快了解科室的特点和内部环境,熟悉自己的工作内容和工作流程,你也希望自己能够早日融入科室,尽快胜任本职工作。

提 炼 任 务

　　如情境所述,养老科室所收住的都是老年人,作为本科室的一名护士,除了必要的基础护理知识和技术之外,还需要掌握老年人的生活起居、情志、饮食等方面的护理知识,以及各种老年常见病的中医护理方法。因此需要完成以下任务:

　　任务一:病情观察
　　任务二:老年人的生活起居护理
　　任务三:老年人的情志护理
　　任务四:老年人的中医饮食护理
　　任务五:老年常见病的中医一般护理

学 习 目 标

1.会进行相应的护理操作。
2.会正确处理操作过程中出现的突发状况。

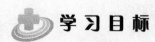

任 务 一　病 情 观 察

　　疾病对机体的损害达到一定程度时,机体必然会产生相应的反应,这些反应以一定的形式表现于外,即症状和体征。由于病因、病性和病位不同,所表现出来的症状和体征也不尽相同。
　　病情观察是指医护人员通过望、闻、问、切等方法及各种医疗仪器来获得患者资料,并结合现病史和既往史,做出综合判断的过程。老年人多发慢性病,病程长,恢复慢,护理人员可以通过病情观察判断疾病的发展情况,为老年人采取有效的护理措施。

任务导入

养老科室的王爷爷,70岁,一个月之前无明显诱因突发右侧肢体活动不利,伴头晕。无恶心、呕吐、无视物旋转,当时测量血压为186/100 mmHg,查头颅CT示双侧基底节及左侧小脑梗死灶及软化灶。住院经降压溶栓等治疗后病情好转。现精神一般,面色㿠白,气短乏力,自汗出,口舌歪斜,言语蹇涩或不语,饮食稍呛咳,右侧肢体乏力,偏身麻木,无法站立行走,无恶心、呕吐或四肢抽搐,胃纳可,二便调,睡眠欠佳。舌质暗淡,舌苔白腻,有齿痕,脉沉细。

医生诊断:中风(中经络,脉络瘀阻证)

现需要你对王爷爷进行病情观察,判断疾病转归并制订王爷爷在院期间的护理方案。为完成工作,需要了解病情观察的目的、原则和要求,熟悉病情观察的内容,掌握病情观察的方法。将本任务分解如下:

子任务一:病情观察的目的、原则和要求
子任务二:病情观察的内容
子任务三:病情观察的方法

子任务一 病情观察的目的、原则和要求

任务分析

病情观察是辨证施护的前提,也是护理人员的基本功之一。只有了解病情观察的目的、原则和要求,才能正确地进行病情观察,以明确患者的诊断以及确定后续的护理措施。

一、病情观察的目的

(一)为护理诊断和计划提供依据

护理人员可以通过观察疾病表现及其发展过程,进行综合分析,使辨病与辨证相结合,为之后采取有效的护理措施提供依据。病情观察是护理评估阶段的重要部分。

(二)判断疾病的传变趋向

疾病的传变与患者症状、体征表现有相应的关系。通过病情观察,可以预见到疾病的传变趋向,便于及早采取措施,防止病情恶化。

(三)了解用药反应和疗效

临床上在实施治疗或给药后,要进行细致的观察,了解患者有无药物过敏反应或药物毒性反应,反应程度如何,是否需要为此而中止使用该种治法或药物。

中医治疗疾病以服用中药为主,用药后常出现各种反应,如:服解表药后的周身汗出为表解之象;服攻下剂后的腹泻表示疗效明显。但如果超过一定限度,便会损害人体的正气,成为不良反应,如:大汗淋漓会使患者气随汗脱;泻下不止会伤津耗气等。尤其是药物的毒性反应,对机体是有害的。治疗后如病情好转,说明治疗有效,如病情加重或恶化,说明治疗无效,需要改变治疗方案或调整药物剂量。

(四)及时发现危重症或并发症

疾病在发展过程中,可能出现突变或并发症,这就要通过严密的病情观察及时发现,以便早期采取适当的措施,挽回逆势。例如,高热患者出现体温骤降、面色苍白、大汗淋漓、脉微欲绝等表现,是亡阳的证候,应及时抢救,患者可转危为安,否则会危及生命。

二、病情观察的原则

(一)运用中医基础理论指导病情观察

中医护理人员在病情观察时,应以中医基础理论为指导,以整体观念为原则,通过四诊等手段,收集

患者病情资料,及时、准确、细致地进行病情观察,掌握疾病变化规律,为辨证施护提供依据。

(二)掌握证候传变规律

1. 观察脏腑的变化　人体各脏腑具有一定的生理功能,脏腑和全身组织器官(如肌肉、皮毛、骨筋、脉以及五官、二阴等)之间都有一定的联系。只要了解脏腑的虚实变化,就能够掌握证候变化规律,这是指导病情观察的重要依据。

2. 观察经络的循行　人体是有机的整体,各脏腑在生理活动中保持协调统一主要是靠经络的沟通和联络作用实现的。经络不仅是外邪由表入里和脏腑之间病变相互影响的途径,也是脏腑与体表组织之间病变相互影响的途径。因此在临床护理工作中,可根据疾病症状出现的部位,结合经络循行部位及所联系的脏腑,进行病情观察,以明确诊断和确定护理措施。

三、病情观察的要求

(一)普同一等,护德高尚

在临床护理工作中,护理人员应为患者提供全面的技术服务,经常深入病房与其接触,以便观察病情,一旦发现危险症状,可立即组织人员进行抢救。

护理人员应做到一切从患者利益出发,树立高尚医德,全心全意为患者服务。

(二)内容全面,重点明确

在观察病情时,护理人员应在熟悉患者病情、治疗和护理的基础上,有重点、有目的地对疾病证候进行观察。对于不同患者,观察的侧重点也应该不同,如郁证患者,应重点观察其情绪变化,而眩晕患者,应重点观察其血压变化。

(三)准确细致,客观真实

对观察结果要及时进行细致、准确的记录。能用计量表示的要记录具体数量,如体温、尿量等;对不能量化的症状和体征,要客观、真实地进行描述,也可以从患者发作时的临床表现加以推断,不但要描述其症状,还要准确地记录其伴发症状及体征,必要时进行床头交接。在发现异常或危重情况时要及时通知有关人员。

(四)收集分析,获取资料

观察病情时,常会受到各种因素的干扰和影响,特别是患者或家属对病情的诉说,受主观因素影响很大,而倾听患者主诉是病情观察最主要的方法之一,不可忽视。护理人员要分清现病史和既往史,找到目前需解决的主要问题,并对患者的性格、疼痛耐受度、情志的变化等方面加以鉴别和分析。

还要注意到由于其他原因可能造成的假象,如患者进食后测量口腔温度时引起的误差,或服用某些药物后造成舌苔颜色的变化等,都要详加分析,反复印证,以获得正确的观察结果。

(五)归纳总结,准确判断

对病情观察所得到的结果,要全面综合分析才能得到正确的判断,切忌根据一时或局部的现象,武断地下结论。

任务实施

根据任务导入中案例的内容,掌握病情观察的相关知识。

项　目	内　容
确定观察的目的	判断王爷爷中风的发展趋势,并为制订王爷爷的日常护理计划提供依据
熟记病情观察的指导原则	以中医基础理论为指导,以整体观念为原则,通过望、闻、问、切等手段,收集王爷爷的病情资料

续表

项　目	内　容
掌握病情观察的要求	耐心细致,抓住重点,对观察结果记录要真实、准确。最后通过全面综合的分析,对病情进行准确的判断
对结果进行鉴别和分析	要注意王爷爷的性格、疼痛耐受度、情志等情况,以及观察过程中可能遇到的其他问题,去伪存真,反复验证
总结归纳,综合判断病情	综合各方面的观察结果,得到正确的判断并制订后续的护理计划

任务评价

一、任务能力检测

1. 为何要进行病情观察?

2. 如何通过舌象和脉象判断疾病的传变?

3. 简述病情观察的要求。

4. 简述病情观察的原则。

二、任务自测题

1. 下列病情观察的目的中哪项不妥?(　　　)

A. 为护理诊断和护理计划提供依据　　　　B. 判断疾病的发展趋向和转归

C. 及时了解用药反应和治疗效果　　　　　D. 及时发现危重症或并发症

E. 及时了解患者及家属的意见和建议

2. 中医的四种诊法为(　　　)。

A. 望触问切　　　　　　B. 视触叩听　　　　　　C. 望触叩听

D. 望闻问切　　　　　　E. 望闻叩听

3. 下列判断疾病传变趋向错误的是(　　　)。

A. 原有症状减轻说明病情向好的方向传变,反之为加重

B. 在原有症状基础上又出现新的症状,说明病情加重或恶化

C. 病情传变幅度大,常为恶化之兆

D. 舌质和脉象变化显著,常表示病情好转

E. 精力充沛,说明正气尚足,有能力抗御病邪,是佳象

4. 下列不属于病情突然加重的是(　　　)。

A. 体温突然大幅下降　　　B. 面色由红润转为苍白　　　C. 脉象由细数转为浮

D. 脉微欲绝　　　　　　　E. 大汗淋漓

5.《备急千金要方》的"大医精诚篇"中指出"凡大医治病,必先安神定志,无欲无求,先发大慈恻隐之心,誓愿普救含灵之苦",告知作为医护人员,对待患者应该做到(　　　)。

A. 一视同仁　　　B. 诚挚体贴　　　C. 冷嘲热讽　　　D. 区别对待　　　E. 不分贵贱

6. 下列哪项是正确的?(　　　)

A. 肝藏精,肾藏血　　　　　　　　　　B. 肝血与肾精互不影响

C. 若肾精不足,对肝没有影响　　　　　D. 肝属木,肾属水

E. 肝血不足就是贫血

7. 中医护理人员在病情观察时,下列哪项是错误的?(　　　)

A. 中医基础理论为指导

Note

193

B.以整体观和审证求因为原则

C.只通过望、闻、问、切收集患者病情资料

D.及时、准确、细致地进行病情观察

E.掌握疾病变化规律,为辨证施护提供依据

8.观察结果中有矛盾时,怎样做是不对的?(　　　)

A.更需要各方面的观察结果　　　　　　　　B.全面分析

C.去伪存真　　　　　　　　　　　　　　　D.综合判断

E.根据一时或局部的现象,武断地下结论

9.下面对于病情观察的要求不正确的是(　　　)。

A.普同一等,护德高尚　　　　　　　　　　B.内容全面,重点明确

C.准确细致,客观真实　　　　　　　　　　D.收集分析,获取资料

E.大体观察,粗略判断

(王智申)

扫码看答案

子任务二　病情观察的内容

任务分析

病情观察的内容包括患者的一般状况、主要症状以及舌象和脉象。

一、一般状况

知识链接1

一般状况包括患者神志、精神、呼吸、血压、二便等。疾病的发生和变化,常可从一般状况中反映出来。例如,中医十分注意观察情志状态及其变化,如果不是受情绪的影响,那么情志变化常常能反映机体正气的盛衰,所以观察一般状况在判断治疗效果和预后上有重要意义,而且一般状况常常是判断疾病证型的重要依据。不论其所患何病,当其证型相同时,总在一般状况的表现上有相同的地方。

二、主要症状

病证在发展到一定时期,必然会表现出一个或一组最突出、最令人痛苦的症状,而这些主要症状的好转或恶化,常常能反映病情好转或恶化。主要症状的改变,提示病证有质的改变。所以,围绕主要症状进行观察,应该成为病情观察的重点。

三、舌象和脉象

(一)舌象

舌象的变化能客观地反映正气盛衰、病邪深浅、邪气性质、病情进退,是判断疾病转归和预后的重要依据,也是病情观察的重要内容,对于临床护理措施的计划有十分重要的意义。观察舌的内容包括望舌质和望舌苔。正常舌象简称"淡红舌,薄白苔"。

1.望舌质　包括观察舌的神、色、形、态。舌的神是指其荣枯,凡舌质有光彩、荣润的为神,预后良好;如果舌质干枯,晦暗无光,是无神,为恶候,预后差。舌质正常情况为淡红色,润泽而鲜。舌形是指舌质老嫩、裂纹、芒刺、胖大等变化。舌态是指舌体的动态,常见病理舌态包括强硬、痿软、颤动、歪斜、吐弄、短缩等(图3-1)。

2.望舌苔

(1)望苔色:若见白苔,多为表证、热证。若见黄苔,多为热证、里证。若见黑苔,多为热极或寒湿证。

(2)望苔质:若见薄苔,为病邪在表,病情较轻;若见舌苔厚者,多为病邪人里,病情较重或内有饮食、痰饮积滞。苔面干燥,扪之无津,为糙苔,多见于热盛伤津或阴液亏损之证。舌面上有过多水分,扪之湿

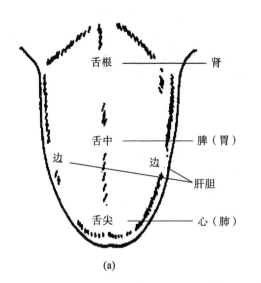

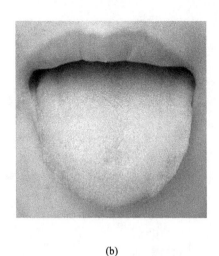

(a)   (b)

图 3-1　望舌

而滑,为滑苔,多因阳虚,痰饮水湿内停所致。腐苔是苔质颗粒疏松,形如豆腐渣堆积舌面,刮之易脱,多为阳热有余,蒸腾胃中浊邪上升而成,见于食积痰浊;腻苔是舌面上覆盖一层浊而滑腻的苔质,颗粒细腻致密,刮之难脱,多见于湿浊、痰饮、食积、湿热等。

(二)脉象

脉象是中医独特的诊疗疾病方法之一。通过观察脉象,可以为判断疾病的病位、性质及推断疾病的预后提供重要依据。如脉浮,病位多在表;脉沉,病位多在里;脉迟多主寒证;脉数多主热证;脉洪多主邪实;脉细微多主正虚;脉弦涩多主气滞血瘀证。

脉象的种类繁多,辨识主要依靠手指的感觉。中医文献中常常从脉位、脉数、脉形和脉势四个方面将脉象加以分析(图 3-2)。

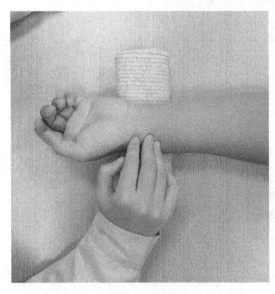

图 3-2　切脉

任务实施

根据任务导入中案例的内容,完成对王爷爷的观察。

Note

195

项　目	内　容
一般状况	(1)神志:有神 倦怠 萎靡 烦躁 恍惚 谵妄 嗜睡 昏睡 昏迷 其他: (2)面色:如常 红润 两颧潮红 白 苍白 萎黄 晦暗 青紫 无光泽 其他: (3)形体:正常 肥胖 消瘦 其他: (4)情绪:开朗 焦虑 易怒 恐惧 悲观 其他: (5)形态:正常 步履蹒跚 半身不遂 蜷卧 不得平卧 其他: (6)饮食:正常 纳呆 饥不欲食 食后作胀 多食 善饥 厌油腻 其他: (7)小便:正常 清长 短赤 浑浊 尿中带血 淋漓不尽 尿失禁 尿管 其他: (8)大便:正常 溏薄 秘结 柏油便 便中带血 完谷不化 大便失禁 其他: (9)听力:正常 下降 耳聋(右、左) (10)视力:正常 下降 失明(右、左) (11)体温: (12)脉搏: (13)呼吸: (14)血压:
主要症状	
舌象	(1)舌质:淡红 淡白 红绛 青紫 (2)舌形:老舌 嫩舌 胖大舌 瘦薄舌 裂纹舌 芒刺舌 齿痕舌 (3)舌态:正常舌 强硬舌 震颤舌 歪斜舌 短缩舌 吐弄舌 (4)舌苔:薄厚苔 润燥苔 腐腻苔 剥落苔 (5)苔色:白苔 黄苔 灰黑苔
脉象	浮 沉 迟 数 滑 涩 虚 实 长 短 洪 微 紧 缓 芤 弦 革 牢 濡 弱 细 散 伏 动 促 结 代 疾

任务评价

一、任务能力检测

1. 患者的一般情况包括哪些内容?

2. 简述患者的主要症状。

3. 舌诊的内容具体包括哪些?

4. 观察脉象要注意哪些要素?

二、任务自测题

1. 下列中医观察舌象的目的中哪项不对?(　　　)

A. 判断正气盛衰　　　　　　B. 辨别病位深浅　　　　　　C. 区别病邪性质

D. 推断病情进展　　　　　　E. 了解病位深浅

2. 望舌质重在辨(　　　)。

A. 正气的盛衰　　　　　　　B. 病邪的深浅　　　　　　　C. 疾病的性质

D. 津液的存亡　　　　　　　E. 病情之进退

3. 正常舌象是(　　　)。

A. 淡白舌、厚白苔　　　　　B. 淡红舌、薄白苔　　　　　C. 红绛舌、深黄苔

D.青紫舌、灰黑苔   E.鲜红舌、厚腻苔

4.气滞血瘀的病证可见( )。

A.革脉   B.虚脉   C.涩脉   D.疾脉   E.实脉

5.属于正常范围的脉象是( )。

A.大脉   B.滑脉   C.洪脉   D.实脉   E.数脉

(何亦宽)

扫码看答案

子任务三 病情观察的方法

任务分析

只有掌握病情观察的方法,才能做到及时发现患者的病情变化,防止并发症和急危重症的出现,使护理质量得到提高。

一、运用四诊

四诊指的是望、闻、问、切四种方法。护理人员在临床工作中应运用四诊有目的地对病情进行观察和分析,以收集病情变化资料,从而为制订护理计划,对疾病进行适宜的护理提供相应的依据。

（一）望诊

对患者全身和局部的病情如神态、身形、面色、舌象、皮肤及排泄物等有目的地进行观察,以发现其病情变化(图 3-3)。

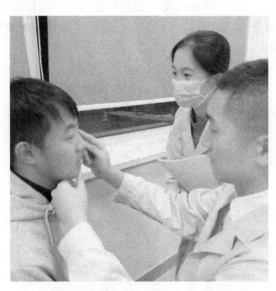

图 3-3 望诊

（二）闻诊

闻诊包括听声音和嗅气味。

（1）听声音:通过听觉观察患者的呼吸、咳嗽、语调等各种声响,来判断患者的正气盛衰和邪气性质情况。

（2）嗅气味:护理人员要注意患者身体的气味,包括口、鼻、身及汗等方面的气味,以及患者所居病室的气味。

（三）问诊

问诊是通过对患者本人或家属等人的询问,了解病情的一种方法。

问诊的内容包括患者的姓名、年龄、职业、住址、籍贯等一般情况,以及家族史、既往史,疾病发生的时间、原因、经过,生活习惯、饮食爱好、精神状况等。在病情观察时,通过问诊可以了解疾病的发生、发展、治疗经过,现在症状和其他与疾病有关的情况,以确定疾病的性质,制订护理计划和措施(图3-4)。

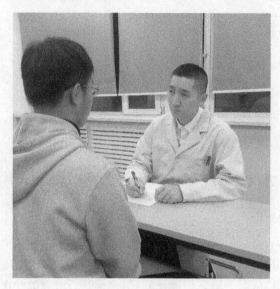

图 3-4 问诊

（四）切诊

切诊包括脉诊和按诊。

(1)脉诊:又称切脉,是指对患者身体某些特定部位的动脉进行切按以了解病情的一种方法。

(2)按诊:触按局部的异常变化,以推断疾病的部位、性质和病情的轻重等。包括按肌肤、按手足、按胸腹等,以测知寒热、软硬、压痛、痞块等异常变化(图3-5)。

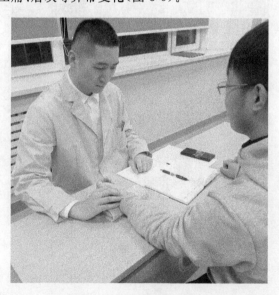

图 3-5 切诊

二、运用辨证

通过四诊获得病情资料,运用辨证方法分析,以便判断与确定疾病性质和部位,为辨证施护、制订护理措施等提供依据。

三、观察效果

在进行病情观察时,不仅要收集有关病情变化的资料,还应观察治疗与护理后的效果,以便验证所制订的护理计划正确与否,是否应该进行修改和补充,并对疾病的转归和预后有基本的判断。

任务实施

常见的中医护理入院评估单

科别:		床号:		住院号:		姓名:	
性别:		年龄:		籍贯:		职业:	
文化:		婚否:		联系电话:			

入院方式:步行　搀扶　轮椅　平车

入院时间:　　年　　月　　日　　时

记录时间:　　年　　月　　日　　时

过敏史:(食物　药物)无　有

家族史:无　有

吸烟史:无　有　　　　支/日	饮酒史:无　有　　　　毫升/年

体温:　　℃	脉搏:　　次/分	呼吸:　　次/分	血压:　　mmHg

末梢血糖:　　mmol/L

望诊

形体:正常　肥胖　消瘦　其他:

情绪:开朗　焦虑　易怒　恐惧　悲观　其他:

舌苔:薄白　薄黄　黄苔　白苔　腻腐　白腻　黄腻　黑苔　花剥　少苔　其他:

舌质:淡红　淡白　红绛　青紫　舌尖红　齿痕　裂纹　胖大　瘦小　其他:

望神:有神　倦怠　萎靡　烦躁　恍惚　谵妄　嗜睡　昏睡　昏迷　其他:

面色:如常　红润　两颧潮红　苍白　萎黄　晦暗　青紫　无光泽　其他:

形态:正常　步履蹒跚　半身不遂　蜷卧　不得平卧　其他:

皮肤色泽:正常　㿠白　红斑　发绀　潮红　干燥　甲错　其他:

皮肤完整性:完整　丘疹　出血点　破溃　痛疖　水肿　其他:

闻诊

声音:正常　音哑　失音　谵语　呃逆　呻吟　喘息　气粗　咳声无力　咳声重浊

气味:无　有　臭　腥臭　其他:

问诊

睡眠:正常　夜难入寐　夜梦纷纭　易醒　早醒　其他:　　　辅助用药:

饮食:正常　纳呆　饥不欲食　食后作胀　多食　善饥　厌油腻　其他:

小便:正常　清长　短赤　浑浊　尿中带血　淋漓不尽　尿失禁　尿管　其他:

大便:正常　溏薄　秘结　柏油便　便中带血　完谷不化　大便失禁　造口　其他:

汗:正常　无汗　有汗　自汗　盗汗　大汗　其他:

感知:疼痛　无疼痛　瘙痒　麻木　部位:　　　性质:　　　发作时间:

听力:正常　下降　耳聋　(右、左)

视力:正常　下降　失明　(右、左)

切诊

脉象:正常 浮 沉 迟 数 弦 滑 涩 洪 细 结 代 其他:
脘腹:正常 胀满 痛而喜按 痛而拒按 其他:

安全评估(存在的不安全因素):压疮 跌倒 坠床 其他:

经济情况:好 一般 拮据	住院费用:医保 农保 自费
家庭关系:和睦 紧张	对疾病知识的认知:了解 不了解

生活自理能力:可自理 需要协助 不能自理

病因:

病位:	病性:

辨证施护:

一般护理:

情志护理:

饮食护理:

给药护理:

责任护士:　　　　　　　护士长:

任务评价

一、任务能力检测

1.何为四诊合参?

2.简述望诊的内容。

3.简述问诊的内容。

4.简述切诊的内容。

二、任务自测题

1.中医的四种诊法为(　　　)。

A.望触问切　　　　　　　B.视触叩听　　　　　　　C.望触叩听

D.望闻问切　　　　　　　E.望闻叩听

2.下列哪项属神气不足的表现?(　　　)

A.精神不振　　　　　　　B.两目晦暗　　　　　　　C.面色无华

D.形体羸瘦　　　　　　　E.动作迟钝

3.下述哪项不属于四诊的内容?(　　　)

A.望色　　　　B.诊舌　　　　C.切脉　　　　D.诊病　　　　E.嗅气味

4.下列有关舌诊的注意事项哪项不对?(　　　)

A.饮食常使舌苔形色发生变化　　B.秋季舌苔多薄而腻　　C.老年人舌多现裂纹

D.小儿易患舌疾　　　　　　E.晨起舌苔多较厚

5.烂苹果样气味多见于(　　　)。

A. 水肿晚期   B. 脏腑败坏   C. 失血患者

D. 消渴重证   E. 瘟疫病

（张鲫）

任务二　老年人的生活起居护理

顺应自然规律、起居有常，能够提高生活质量，且有利于患者疾病的痊愈。

细致周到的生活起居护理，不仅能够使老年人心情愉悦，而且能够预防疾病的滋生和传变。对于患病的老年人来说，居于干净整洁的环境中能够提高治疗效果，促进疾病的恢复。

任务导入

养老科室的赵爷爷，75 岁，痴呆进行性加重 1 年余，记忆力衰退，反应迟钝，发音口齿不清。步态不稳，口流痰涎，双手震颤，纳少便溏，生活不能自理，舌质淡胖，舌边有齿痕，苔白腻，脉细滑。脑 CT 示脑萎缩。

医生诊断：呆证（痰瘀阻痹证）。

作为赵爷爷的责任护士，你需要给他的生活起居制订一份详细且规范的护理计划，保证赵爷爷在院期间得到良好的照顾。

为了老年人的身体健康，不但要保持其身体的清洁舒适和所居住环境的干净整洁，而且要使老年人的衣、食、住、行适应四时气候，做到起居有常，生活规律。患病的老年人在医院的生活起居则需要更加细致化和规范化的护理，因此将任务具体分解如下：

子任务一：顺应四时、起居有常的护理

子任务二：病室环境与患者自身的护理

子任务一　顺应四时、起居有常的护理

任务分析

我国历代医家都十分重视生活起居护理，认为懂得自然发展规律，适应四时气候，做到饮食有节，饮酒适度，起居有常，生活规律，才能延年益寿，更有利于疾病的痊愈。顺应四时、起居有常的护理主要包括以下两个方面。

一、顺应四时，调和阴阳

（一）顺应四时、调和阴阳的重要性

四季的阴阳变化是万物萌发、生长、收敛、闭藏的根本。顺应四时是一切生物维持生存的重要条件，人们按一年四季气候阴阳变化的规律和特点，调节人体，这与现代医学中生命产生的条件正是天地间物质与能量相互作用结果的看法一致。

（二）顺应四时的调护原则

《素问·四气调神大论》中提到的"春夏养阳，秋冬养阴"为四时调护的原则。

这是根据自然界和人体阴阳消长、气机升降、五脏盛衰在不同时间的特点而制订的四时调护原则。做好四时气候的护理，才能防止六淫之邪的侵袭。

二、起居有常，劳逸适度

1. 起居有常　住院患者的作息起居应根据季节不同进行适当调整。如夏季天气炎热，昼长夜短，应

Note

201

适当延长午休时间。冬季天气寒冷,昼短夜长,应早睡晚起。

2.劳逸适度 在病情允许的情况下,凡能下床活动的患者都要保持适度的活动。适度的活动能促使气血流畅,筋骨坚实,提神爽志,增强体魄及加强抗御外邪能力,尤其对脑力劳动者,适当的运动能消除大脑紧张状态。

任务实施

顺应四时、起居有常的具体护理方法

项 目		内 容
顺应四时护理		适应四季变化,"春夏养阳,秋冬养阴"
	春季	(1)保持环境干燥,病房要适当通风。护理人员帮助患者做到随时保持病房地面干燥,防止跌伤。如患者洗手、沐浴后,要及时除水。 (2)协助患者及时增减衣物,防止伤风感冒。 (3)保持饮食清淡,预防生病。可适当吃些辣椒,饮用五花茶、去湿茶等。 (4)适度运动,但阴湿大雾天气不宜晨练。 (5)调情志,潮湿天气易诱发抑郁症,很多人在潮湿的天气里无故感到疲劳,情绪烦闷抑郁,脾气也易变得焦躁。护理人员要多与患者沟通。 (6)保持良好的睡眠
	夏季	(1)饮食宜防止过分的生冷肥腻,以伤脾胃,同时饮些豆蔻热茶,多饮水,吃瓜果,以加强营养,同时对防暑降温有效。 (2)年老体弱患者起居纳凉时,注意不要贪凉而致病。 (3)保持情志调畅,如想着"冰雪在心",用自身的意念来克服外界的炎热,这样就心静自然凉了。 (4)保持良好的睡眠
	秋季	(1)情志上要保持安宁,收敛神气,使肺气清降,避免秋天肃杀之气的侵害。 (2)宜早睡早起,适当运动。 (3)初秋多见温燥之证,可食甘凉濡润之物,或用清凉生津之药,如生梨、甘蔗、蜂蜜等。深秋多有凉燥之证,可食胡桃、花生、松子等温润之品,或用甘温润燥之药
	冬季	(1)帮助患者做好保暖工作。如年老体弱者,大冷天不要早出,以避霜寒的侵犯。常晒太阳。 (2)指导患者保持情志舒畅,适当运动,劳逸结合。 (3)做到早睡晚起
起居有常护理		生活起居有常,避免过劳,适度休息,保证足够的睡眠。随着气候的变化增减衣服,注意保暖,作息起居也应根据季节不同进行适当调整。适度地下床进行康复运动,不勉强自己做剧烈的活动。保持心情愉悦

任务评价

一、任务能力检测

1.为什么要顺应四时进行护理?

2.四时的气候特点分别是什么?

3.如何根据季节调整作息时间?

二、任务自测题

1.夏季起居方面应遵循（　　）。

A.早卧早起　　　B.早卧晚起　　　C.晚卧早起　　　D.晚卧晚起　　　E.卧床休息

2.患者起居应遵循下列何原则来适应四时气候变化？（　　）

A.标本缓急　　　　　　　B.扶正祛邪　　　　　　　C.三因制宜

D.春夏养阳,秋冬养阴　　E.因人施护

3.下列叙述中,不正确的是（　　）。

A.夏季易感暑热,应经常开窗通风,保持室内空气流通

B.年老体弱者宜安排在室温偏高的阳面房间

C.阴虚证患者,室内的湿度宜偏低

D.青壮年患者宜安排在室温偏低的阴面房间

E.有眼病的患者,病室内的光线宜偏暗

4.冬季起居方面应遵循（　　）。

A.早卧早起　　　B.早卧晚起　　　C.晚卧早起　　　D.晚卧晚起　　　E.卧床不起

5.进补的最佳时机是（　　）。

A.立春　　　　　B.惊蛰　　　　　C.立秋　　　　　D.冬至　　　　　E.夏至

（王艳华）

扫码看答案

子任务二　病室环境与患者自身的护理

任务分析

整体护理中最基本、最重要的组成部分是为患者创造良好的病室环境以及做好患者自身的清洁、舒适与安全护理,对于老年患者来说,可避免血栓、压疮及各种感染的发生,为其痊愈起到良好的促进作用。

一、环境适宜

明代医家陈实功在《外科正宗》中指出:"先要洒扫患房洁净""冬要温床暖室,夏宜净几明窗"。六淫致病与季节气候、居处环境等有关,作为护理人员,对于病室环境需要做到以下几点要求。

（一）病室整洁,光线适宜

病室内陈设要力求简单,保持整洁。病室内除固定的患者必需用品外,其余物品均不应放置,保持地面、床单位的清洁、干燥,定时消毒。

一般病室内要求光线柔和,保持明亮,这样能使人感到舒适愉快。患者休息时应拉上窗帘,让患者更好地睡眠。

（二）病室安静,注意安全

病室安静有助于患者休养,噪声的刺激常使患者心烦意乱,故护理人员应设法消除嘈杂之声。病室环境安全是患者治疗、护理的必要保障。

（三）病室温度、湿度适宜

普通病室温度 18～22 ℃,阴虚证、热证患者 16～20 ℃,老年病房、新生儿病房及阳虚证、寒证患者以 20～26 ℃为宜。湿度在 50%～60%为宜,但应根据气候和不同证型进行调节。

（四）病床安置应辨证而定

寒证者,多畏寒怕风,宜安置在向阳温暖的病室内,使患者感到舒适;热证者多有恶热喜凉之求,可

Note

集中在阴面凉爽病室内,使患者感到凉爽、舒适、心静,利于养病。

二、生活护理

对患者来说,身体的清洁、舒适有利于人体新陈代谢后废物的排泄,能预防疾病滋生和传变,从而提高患者的生活质量,达到促进康复的目的。因此护理人员要掌握正确的生活护理方式。生活护理主要分为以下几种。

(一)口腔护理

口腔是食物进入消化道的重要通道,也是产生唾液的场所,容易滋生疾病。口腔护理的目的是保持患者口腔清洁、湿润、舒适,预防口腔疾病的发生及其传变;防止口臭、口垢,增进食欲,保持口腔正常功能。

(二)皮肤护理

《素问·五藏生成》篇曰:肺之合皮也,其荣毛也。

知识链接 2

皮肉是人体的外壁,起着保护的作用,长期卧床患者,由于疾病的影响,生活自理能力差,汗液常存留在皮肤上,与皮脂、皮屑、灰尘等结合黏附于皮肤表面,刺激皮肤,使其抵抗力降低,易致溃烂。因此,应加强卧床患者的皮肤护理。

(三)二便护理

《灵枢·病本》篇强调"大小便不通,治其标",即认为二便不通为许多疾病的当务之急。护理人员做好二便护理对于患者,尤其是生活不能自理、长期卧床的患者的身心健康有着至关重要的作用。

任务实施

病室环境与患者自身的具体护理方法

护理范围	护理方法	注意事项
病室环境	保持病室整洁,光线适宜;保持病室安静,注意患者安全;病室温度与湿度适宜;病床的位置要与病证相对应	春防风,夏防暑,长夏防湿,秋防燥,冬防寒
口腔	(1)含漱法:正常口腔漱口液为清水、金蒲散含漱剂、丁香漱口液、苦丁茶液等。口腔糜烂、口臭用甘草银花液、口疮灵漱口液、生理盐水、复方硼砂液、益口含漱液等。口舌咽喉肿痛时,用中西药制成的含漱消炎散、口洁净等,具有清热解毒、镇痛的疗效,有防治口腔疾病的作用。 (2)涂药法:在清洁口腔后对口疮部位涂上珠黄散、冰硼散、锡类散,达到清热解毒、止痛的目的。 (3)口服法:中药口服液在预防和治疗口腔溃疡中发挥着重要作用。选用生脉饮、金银花、甘草泡水代茶饮,同时服西咪替丁治疗,疗效明显。 (4)其他方法:随着中药在口腔护理中应用的增多,中医手段在预防和治疗口腔溃疡中的使用也日趋增多,且效果良好。例如吴茱萸末调醋敷于双足心可治疗口腔溃疡,选用王不留行籽行耳穴贴压,可治疗口舌生疮等 口腔护理	各种中医手段和中药在口腔护理中的应用越来越广泛,口腔护理已不单纯是治疗或预防的手段,而且为患者提供了舒适清新的口腔环境

续表

护理范围		护 理 方 法	注 意 事 项
皮肤	完整皮肤	(1)按时翻身：每2小时翻身1次，并且记录。翻身后，患者之前受压的部位不能再受压。帮助患者翻身时要注意减少皮肤擦伤的机会。仰卧、侧卧交替进行。翻身后给予患者感到舒适、平稳的体位。 (2)保持床单平整、清洁、干燥。 (3)保持皮肤清洁，每天用温水擦洗身体2次。大小便后污染的臀部要及时擦洗干净。同时做到每2小时用红花酒精按摩受压部位1次，或用红外线照射，每次5～10分钟。 (4)定时检查受压部位，观察皮肤颜色及血液循环情况，在骶尾部或足跟部垫气圈或气垫。 皮肤护理	
	皮肤疮疡	(1)全身治疗：分气滞血瘀、蕴毒腐溃、气血两虚而施治。日服汤药2次。 (2)局部处理：初起外涂红花油等；溃后清除坏死组织，对脓腔切开引流，清热解毒，提毒化腐，生肌收口。 (3)心理护理：护理人员必须有高度的责任心和同情心，耐心倾听患者陈述，为其解释病情，用成功病例唤起其战胜疾病的信心，建立良好的医患关系，使患者配合治疗，从而收到更好的疗效。 (4)其他：保持受压部位清洁、干燥，行动不便者需定时翻身，避免局部长时间受压。更换衣物时，避免因用力过度而造成皮肤损害	护理溃疡创面时，换药后一定要保证患部周围干燥、卫生。首先清除局部坏死组织，清除干净后以纯中药透皮提引式疗法进行治疗，将脓液和毒素提引于体外，缓解分泌物对组织的损害，使患部组织有体液持续性更新的条件，使创面或创腔有新肉生长的湿性环境，发挥驱邪不伤正的作用

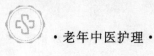
续表

护理范围		护 理 方 法	注 意 事 项
大便	大便滑脱	大便滑脱不禁,为临床恶候,乃脏大虚信号。无论气虚下陷魄门失约,或脾肾阳虚,关门不利,皆可出现大便失禁,均提示预后不良,见于瘫痪、肛周直肠疾病、昏迷等患者。 肛门护理:肛门括约肌松弛致失禁的护理。此类患者均为高龄患者和意识障碍者。对此采用医用棉条塞肛法,人为控制粪便定时排出,减少其对肛周皮肤的污染。具体方法如下。 (1)患者取左侧卧位,清洁肛周皮肤,给肛门和医用棉条顶端涂少许液体石蜡或植物油,左手分开臀部以暴露肛门,右手将医用棉条轻轻推入肛门约 4 cm,4~8 小时更换 1 次。 (2)要注意观察、触诊腹部,若有腹胀,应及时取出医用棉条,待排气、排便后再更换医用棉条填塞。 (3)医用棉条吸收力强,能防止渗漏,起到堵塞、吸收作用	大便滑脱是患者发生压疮的首要危险因素。最具有预防性的措施是必要的皮肤清洗、减轻受压、变换体位、加强营养等
	便秘	便秘指大便秘结、数日不下。老年人和体虚之人出现,多提示虚秘,腹多无苦楚;若伴气短乏力则为气虚便秘的征兆;如果兼面青恶寒,小便清长,则为阳虚冷秘;若见口干、便干、咽干,为阴虚便秘。心慌、甲白、面萎为血虚便秘	二便护理方法中包含情志护理与饮食护理,本章暂不总结
小便	尿液观察	(1)血尿:小便夹血,又称"溲血""溺血"及"血淋",前二者为无痛性血尿,后者为疼痛性血尿。无痛性血尿多为远端脏腑病变,疼痛性血尿则多为近端脏腑疾病。老年人出现无痛性血尿往往为泌尿系肿瘤的信号。 (2)乳糜尿:尿后有白色黏液状物排出,尿浊而浑,也称"白浊"。 (3)尿多而清:一般为脏虚,见于腰酸畏寒肢冷者,为肾虚、下元不固的标志。现代医学还注意到尿多、腰酸、眼皮浮肿,为慢性肾炎或肾盂肾炎复发的表现。 (4)尿多而稠:味甜或脂尿,为消渴病的信号。 (5)气尿:尿有大量气泡,古书记载为消渴病的凶兆。 (6)尿少先兆:非为肺病即为肾病。 (7)尿闭:为气大虚之尿闭,气无以化,最为凶候。 (8)小便失禁:为疾病入脏的危证,如中风、昏迷、脱证。 (9)尿少伴恶心、呕吐、瘙痒、头眩为关格的征兆,是脾肾阳衰、浊毒不化、清浊相干的恶候,慢性肾炎尿毒症见之,预后不良	
	癃闭护理	癃闭是指排尿困难,甚至小便闭塞不通的一种疾病。其中以小便不畅、点滴而短少、病热较缓者称"癃";以小便闭塞、点滴不出、病热较急者为"闭"。临床多合称为癃闭。护理措施如下。 (1)导尿术:需留置导尿管者,应保持阴部清洁及导尿管不被污染,按时做膀胱冲洗。留置导尿管的时间一般不超过 1 周。 (2)运动护理:脾肾虚弱者应注意锻炼身体,劳逸结合。 (3)其他护理:可用各种温热疗法,如艾灸关元、气海、肾俞;用热水袋或将半斤食盐炒热,装入布袋熨脐部、少腹部,同时配合膀胱区按摩,促使排尿。必要时可用滴水声等诱导疗法助其排尿	

护理范围		护理方法	注意事项
小便	尿失禁护理	尿失禁是指患者不能控制排尿,致使尿液淋漓不尽,不自主外溢,或在咳嗽、打喷嚏等腹压增加时有少量尿液外溢。护理措施如下。 (1)排尿护理:持续进行膀胱功能训练,安排排尿时间,定时使用便器,建立规则的排尿习惯,促进排尿功能的恢复。初始白天每隔1~2小时使用便器1次,夜间每隔4小时使用便器1次。以后逐渐延长间隔时间,以促进排尿功能恢复。使用便器时,用手按压膀胱,协助排尿。 (2)运动护理:锻炼肌肉力量。患者取立位、坐位或卧位,试做排尿动作,先慢慢收缩肛门,再收缩阴道、尿道,产生盆底肌上提的感觉,在肛门、阴道、尿道收缩时,大腿和腹部肌肉保持放松,每次缩紧不少于3秒,然后缓慢放松,每次10秒左右,连续10遍,以不觉疲乏为宜,每日进行5~10次。同时训练间断排尿,即在每次排尿时停顿或减缓尿流,以及在任何"尿失禁诱发动作"如咳嗽、弯腰等之前收缩盆底肌,从而抑制不稳定的膀胱收缩,减轻排尿紧迫感程度及减少其频率和溢尿量。鼓励患者做抬腿运动或下床走动,以增强腹部肌肉张力。 (3)皮肤护理:保持皮肤清洁干燥,经常清洗会阴部皮肤,勤换衣物等。 (4)外部引流:必要时应用接尿装置接取尿液。女患者可用女式尿壶紧贴外阴部接取尿液;男患者可用尿壶接尿,也可用阴茎套连接集尿袋,接取尿液。每天要清洗会阴部和阴茎,并暴露于空气中。 (5)留置导尿管:对长期尿失禁的患者,可采用留置导尿管,定时放尿,避免尿液浸渍皮肤,发生压疮	

任务评价

一、任务能力检测

1.怎样的病室环境才有利于患者的康复?

2.患者自身的护理包括哪几个方面?

3.皮肤无破溃、无疮疡应该如何护理?

4.什么是大便滑脱和便秘?

5.便秘分为哪些证型?

6.什么是癃闭和尿失禁?

二、任务自测题

1.室内温度偏高适合于下列哪类患者?(　　　)

A.肝阳上亢　　　　B.实热证　　　　　　C.阳虚　　　　　　　　D.阴虚　　　　　　E.青壮年

2.下列叙述中,不正确的是(　　　)。

A.夏季易感暑热,应经常开窗通风,保持室内空气流通

B.年老体弱者宜安排在室温偏高的阳面房间

C.阴虚证患者,室内的湿度宜偏低

D.青壮年患者宜安排在室温偏低的阴面房间

Note

E.有眼病的患者,病室内的光线宜偏暗

3.养生学中常人宜选择的睡眠姿势为( )。

A.仰卧位　　　　B.俯卧位　　　　C.左侧卧位　　　　D.右侧卧位　　　　E.自由卧位

(王智申)

扫码看答案

任务三　老年人的情志护理

　　老年人由于生理功能下降,且对家庭、生活事件等因素极其敏感,容易导致情绪波动,引起各种不良反应,从而使老年人对疾病的抵抗力下降,容易生病且不宜康复。

　　中医学历来重视情志在疾病发生发展过程中的影响及作用。病因学说中认为情感变化过于持久或强烈,都是疾病产生的重要原因。因此护理人员应设法消除老年人紧张、恐惧、忧虑、愤怒等情志因素刺激,以提高老年人对疾病的抵抗力和康复能力。

任务导入

　　养老科室的李奶奶,75岁,反复头昏6年余,近日由于与家人发生矛盾,出现持续性头昏,伴头顶部胀痛,并感恶心伴呕吐2次,均为胃液。饮食明显减少,并出现夜间失眠,情绪不宁,今日测量血压为170/100 mmHg,既往有高血压病史,曾口服降压药物(具体患者叙述不详)近两个月后自行停药。现神清,二便可,夜不能寐。舌质红,苔黄腻,脉洪大。

　　医生诊断:眩晕(肝火上扰证)。

　　作为护理人员,你需要在日常护理过程中给予李奶奶关怀和温暖,设身处地为她着想,并设法消除其愤怒的情绪,帮助李奶奶和她的家属认识到情志对人体健康的影响,使患者和家属能自觉地调和情志,积极配合治疗,使机体早日康复。因此你需要掌握有关老年人情志护理的基础知识,故将任务具体分解如下。

　　子任务一:情志护理的原则

　　子任务二:情志护理的基本方法

子任务一　情志护理的原则

任务分析

　　中医学很早就开始重视人的精神活动和思想变化,这些因素在《素问》中归纳为五志。之后人们又把五志衍化为七情。在正常情况下,七情仅是精神活动的外在表现,并不成为致病因素,但是如果长期过度的精神刺激,则可以引起人体阴阳失调,气血紊乱,经络脏腑功能失常而发生疾病。临床上老年人由于不良情绪导致疾病发生或病情加重的现象很多,因此日常护理过程中要注重患者情志的变化。

一、情志护理的概念

　　情志护理是以中医基础理论为指导,以良好的护患关系为桥梁,应用科学的方法,改善和消除患者不良情绪状态,从而达到治疗疾病目的的一种方法。

　　情志护理主要是通过护理人员的语言、表情、姿势、态度、行为及气质等来影响和改善患者的情绪,解除其顾虑和烦恼,使患者能在最佳心理状态下接受治疗和护理,达到早日康复的目的。

二、情志护理的基本原则

(一)诚挚体贴

　　患者常常会产生各种心理反应,如依赖性增强,猜疑心加重,主观感觉异常,情绪容易波动,出现焦

Note

虑、恐惧等情绪。此时,患者迫切需要医护人员给予关怀和温暖,设身处地为其着想。护理人员应当处处体谅患者的心情,以仁慈之心爱护患者,以济世救人作为自己行为的准则。

(二)一视同仁

患者在医护人员面前,只有疾病的轻重缓急之分,没有贫富贵贱之别。治病不分贫富贵贱和职位高低,不分年龄大小和性别差异,无论长相美丑,都一视同仁,给予精心治疗和护理。

(三)因人施护

《灵枢·寿夭刚柔》指出:人之生也,有刚有柔,有弱有强,有短有长,有阴有阳。

由于患者来自社会各个领域,每个患者先天禀赋、后天培养、所处自然社会环境、生活方式等不同,造成个体独特的心理和行为,因此临床患者各自的需要不同,对待疾病的反应也不同,即使在同一环境中患同一疾病也会产生不同的情绪变化。患者的年龄、性别、体质、生活习惯、经济条件、文化程度、阅历、信仰以及情感、意志、需要、兴趣、能力、性格和气质不同,加之疾病的性质和病程长短各异,他们的心理状态势必各不相同。

三、预防七情致病的方法

喜、怒、忧、思、悲、恐、惊七情概括了复杂情感过程的基本状态、情绪等心理活动。情志致病,主要是影响内脏,为气机的功能紊乱、气血运行失常所致,因此属内伤疾病范围。要预防七情致病,需要保持健康、乐观的情绪,心胸宽广,善于化解烦恼;避免情绪的过度兴奋或压抑,即避免七情过极。也可选择适宜的运动方式调节情志,适度运动,舒缓身心,增强脏腑的功能活动,达到增强体质和改善偏颇体质的目的。

同时护理人员应指导患者根据四季不同选择适宜的运动方式,例如春季运动宜在空气新鲜的户外进行;夏季运动选择清晨或傍晚进行;秋季运动可选择散步、慢跑、爬山、打球、做操等;冬季运动应避免在早晨、大风、大雪、大雾中进行,可进行室内锻炼,选择散步、打拳、做操等。

任务实施

七情致病以及具体的预防方法如下。

(1)喜、怒为七情之首,喜贵于调和,而怒宜于戒除。然而,过度的喜又会伤神耗气,使心神涣散、神不守舍。怒是致病的魁首,对人体健康危害极大。人借气以充身,发怒则伤气,从而伤身,所以前人在养身防病中,总结了戒怒与制怒的基本方法,一是以理制怒,即以理性克服情志上的冲动,使怒气不至过极。二是以"耐"养性,即要有豁达的胸怀,高尚的情操,良好的涵养,遇事能够忍耐而不急躁化怒,但在怒已生而又不可遏之时,应当及时发泄和吐露,以免郁遏而生疾。

(2)惊恐对人体也有较大的危害。惊则气乱,恐则气下,惊恐可以导致心神失宁,肾气不固。大惊卒恐对人体的危害更大,它可以使人体的气机逆乱,气血失常,阴阳散败,从而发生大病,甚至危及生命。由此可见,惊恐是情志致病的重要因素之一,在养生防病中应当注意预防和避免。防惊杜恐的方法,一是有意识地锻炼自己,培养勇敢、坚强的性格,以预防惊恐致病;二是避免接触易导致惊恐的因素和环境,以杜绝惊恐的发生。

(3)忧郁、伤悲是对人体有害的另一种情绪。它能够损神伤气,削弱机体的抗病能力,从而导致病邪侵入,因此要在日常生活工作中,注意培养和保持开朗的性格和乐观的精神,用乐观战胜忧伤的情绪。

(4)思虑是七情之一,适度的思,能够强心健脑。过度的思虑,不但会耗伤心神,而且会导致脾胃功能失调。《类修要诀·养生要诀》提出:少思虑以养其神。即告诫人们思虑劳心必须有节,不可过度。节思的方法,一是讲究科学用脑,用运动调剂心神和脑力,通过控制用脑时间等方法来调节。二是以理制思,切实减少不必要的思虑。

Note

任务评价

一、任务能力检测

1.什么是情志护理？

2.情志护理的原则是什么？

3.预防七情致病的方法有哪些？

二、任务自测题

1.七情过极，可采用以情胜情法。若思伤脾，应（　　　）。

A.以忧胜之 　　　B.以喜胜之 　　　C.以悲胜之 　　　D.以怒胜之 　　　E.以恐胜之

2.七情过极，可采用以情胜情法。若喜伤心，应（　　　）。

A.以思胜之 　　　B.以怒胜之 　　　C.以喜胜之 　　　D.以惊胜之 　　　E.以恐胜之

3.七情过极，可采用以情胜情法。若恐伤肾，应（　　　）。

A.以喜胜之 　　　B.以怒胜之 　　　C.以思胜之 　　　D.以悲胜之 　　　E.以惊胜之

（王智申）

扫码看答案

子任务二　情志护理的基本方法

任务分析

情志变化可以直接影响人体脏腑功能，加强情志护理，对疾病的预防和康复具有重要意义。情志护理方法有多种，可根据患者情况选择适合的方法，以取得较好的效果。

一、情志护理的目的

（一）预防疾病发生

人的精神情志受到外界不良刺激，使脏腑气血失调后，就会产生疾病。对患者进行情志疏导，消除各种不良的情志刺激，可预防疾病的发生。如高血压患者若能避免大怒，则可降低中风的发病率。

（二）促进疾病康复

在疾病过程中，情志的异常变化往往会影响病势的发展与变化。护理人员在治疗护理疾病的同时，对患者进行适当的心理调护，可改善其不良心境，促进疾病的康复。

二、情志护理的意义

七情活动与脏腑气血有着密切关系。如果七情太过，失去制约，则会成为致病因素，使气机紊乱，脏腑阴阳气血失调，从而导致疾病的发生。

人体是统一的整体，病气伤及一脏则累及他脏。情志的异常波动，可导致机体发病或使原有疾病复发、加重或急剧恶化。现代生理学、心理学研究证实，情志活动与直接控制人体生命活动和物质代谢的大脑边缘系统有密切的关系，高兴、欢欣、愉快等积极的情绪能提高整个神经系统的张力，提高脑力、体力、机体的耐受力，使各个器官功能协调一致，增强人的抗病能力。

三、情志护理的基本方法

（一）说理开导法

通过正面的说理，使患者认识到情志对人体健康的影响，从而使患者能自觉地调和情志，积极配合治疗,使机体早日康复。要针对患者不同的症结,做到有的放矢,动之以情,晓之以理,喻之以理,明之以法,从而改变患者的身心状态。

(二)释疑解惑法

释疑解惑是指根据患者存在的心理疑虑,通过一定的方法,解除患者对事物的误解、疑惑,使其去掉思想包袱,增强战胜疾病的信心。

(三)移情疗法

移情疗法又称转移法,即通过一定的方法和措施转移或改变患者的情绪和意志,以解脱不良情绪的方法。

移情的方法很多,应用时应根据不同患者的心理、局部环境和条件等,采取不同的措施。主要包括琴棋书画移情法、运动移情法、升华超脱法、发泄解郁法、以情胜情法、顺情从欲法、暗示疗法等。

任务实施

根据任务导入中案例的内容,完成对李奶奶的情志护理方案。

护理程序	项 目	内 容
护理评估	生命体征、意识、神志、肢体活动、语言表达等	呼吸、脉搏尚可,意识清楚,情绪不宁,头昏头痛,苔黄,脉洪大
	生活方式、睡眠状况、二便等	不思饮食,夜不能寐
	心理社会状况	急躁易怒,情志抑郁
辨证施护	眩晕(肝火上扰证)	肝为刚脏,易郁结化火,肝阳化风,风火上扰则眩晕
情志护理	说理开导法 发泄解郁法 运动移情法 (酌情选择)	情志不畅、肝气不舒是致病原因,故调理气机,使七情和合是本证护理的关键。要对患者关心体贴,了解其心理活动,予以劝导,尽量使之心情舒畅

任务评价

一、任务能力检测

1. 情志护理对于患者有什么样的好处?
2. 简述情志护理与脏腑气血津液的关系。
3. 情志护理的方式有哪些?

二、任务自测题

1. 采用一定的措施,分散患者对所患疾病的注意力,使其注意力从病转移到其他的人或物上。这种情志护理方法是( )。

A. 顺情从欲　　　B. 以情胜情　　　C. 说理开导　　　D. 移情疗法　　　E. 释疑解惑

2. 对于口吃、紧张以及焦虑的患者,宜采取下列哪种心理康复护理法?( )

A. 惩罚护理法　　　B. 厌恶法　　　C. 奖励法　　　D. 满足法　　　E. 移情法

扫码看答案

(张骞)

任务四　老年人的中医饮食护理

　　饮食是维持人体生命活动必不可少的物质基础,能增强体质,抵御外邪,防止疾病的发生。不同的饮食对于人体而言可能会起到不同的作用。

　　老年人机体代谢减慢,吸收能力差,味觉、嗅觉减退,食欲下降;部分老年人因牙齿松动或缺失,咀嚼功能差,饮食的品种受限,导致营养不均衡,极容易引起疾病的发生。因此日常护理工作中合理运用饮食调护,能够提高老年人对各种疾病的抵抗力,也能对老年慢性疾病和重病的恢复起到事半功倍之效。

任务导入

　　养老科室的范奶奶,68岁,最近身上的伤口反复溃烂。查体:空腹血糖22.5 mmol/L(正常值3.9～6.1 mmol/L),餐后2小时血糖27.5 mmol/L(正常值3.9～7.8 mmol/L),尿糖(＋＋＋)。平日喜食肥肉和甜食,饭量大,餐后2～3小时即感到饥饿,体重明显减轻,易口渴,饮水量大,尿频,神清,舌红苔黄,脉弦滑。

　　医生诊断:消渴病(肝胃郁热证)。

　　消渴病属于慢性病,合理的饮食调配对于病情的控制有很大的作用,因此护理人员需要掌握有关饮食护理方面的内容,并告知范奶奶和她的家属在用药、饮食等方面的注意事项。将任务具体分解如下:

　　子任务一:饮食的性味与功效

　　子任务二:饮食护理的原则与意义

　　子任务三:饮食的种类与宜忌

　　子任务四:饮食护理的要求和方法

子任务一　饮食的性味与功效

任务分析

　　大多数食物同中草药一样,都具有寒、热、温、凉之性,辛、甘、酸、苦、咸之味,即食物的"四性五味"。在日常的中医饮食护理中,必须根据患者的体质、疾病的性质不同,合理地选择食物进行配膳,做到寒热协调,五味不偏,这样有利于疾病的康复。

　　如若按照功效划分,可将常见的饮食进行如下分类。

一、清补类食物

　　一般均具有寒凉性质,如鸡蛋、豆腐、粳米、高粱米、小米、大麦、薏苡仁、绿豆、赤小豆、梨、甘蔗、莲子、海带、菠菜、白菜、冰糖等。

　　这类寒凉性食物,常用于热性病证的调护,具有清补功效。

二、温补类食物

　　一般均具有温热性质,如羊肉、狗肉、鲤鱼、糯米、黄米、小麦、桂圆肉、荔枝、花生、胡萝卜、茄子、红糖等。

　　这类温热性食物,具有温中、补阳、散寒等功效。

三、平补类食物

　　所谓"平",是指这类食物既没有寒凉之偏性,也没有热之偏性,其性较平和,如牛奶、猪肉、黑鱼、蚕蛹、扁豆、芝麻、山药、香菇、黄花菜、黑木耳、竹笋等。

这类平补食物常用于各种疾病的恢复期,具有补益、和中等功效,一般人也宜食用。

四、辛散类食物

一般具有辛温或辛热的性味,如生姜、干姜、葱白、香菜、大蒜、葱、花椒、淡豆豉、茴香、苏叶、薤白、白酒等食物。

这类食物可用于各种阴寒之证,具有发散、行气之功效。

五、清热类食物

一般具有苦寒、甘寒性味,如苦瓜、冬瓜、西瓜、芹菜、绿茶、葫芦、荸荠、莴苣等。

常用于实热证的调护,具有清热、泻火、解毒等功效。

任务实施

饮食的四性五味

饮食的四性五味	内　容
饮食的四性 (寒,热,温,凉(平))	寒性食物:性寒,味苦,具有清热、泻火或解毒的作用,适用于热证。但寒性食物易损阳气,故阳气不足、脾胃虚弱者应该慎用。如鸭蛋、鹅蛋、鸡蛋、小米、大麦、薏苡仁等
	热性食物:性温热,味甘、辛,具有温中祛寒、益火通阳的作用,适用于实寒证。但是热性食物多辛香燥烈,容易助火伤津,凡热证、阴虚火旺者应忌用。如狗肉、葱、韭菜、姜、蒜、葱白、香菜、白酒等
饮食的四性 (寒,热,温,凉(平))	温性食物:性温,味甘,具有温中、散寒、通阳、补气的作用,适用于阳气虚弱的虚寒证或实寒证较轻者。此类食物比热性食物温平,但也具有一定的助火、伤津、耗液作用,因此热证、阴虚火旺者应慎用。如糯米、羊肉、鸡肉、鲤鱼、龙眼肉、荔枝、红糖等
	凉性食物:性凉,味甘,具有清热、养阴的作用,适用于热性病证的初期、痢疾等。如小麦、鸭蛋、豆腐、海带、菠菜、白菜、西瓜、梨、萝卜、绿茶、柠檬等
	平性食物:性平,味甘。这类食物没有寒凉温热之偏性,其性味较平和,为日常生活的基本饮食。如玉米、红薯、牛奶、猪肉、山药、香菇、黑木耳、黄花菜等
食物的五味 (辛,甘,酸,苦,咸(淡))	辛味:具有能散能行的特点,即行气、行血、散风寒、散风热的作用。如萝卜、洋葱行气,黑木耳行血,生姜散寒,淡豆豉散风热
	甘味:具有能补能缓的特点,即补虚和中、缓急止痛的作用。如山药补气,大枣补血,甘蔗补阴,狗肉补阳
	酸味:具有能收能涩的特点,如乌梅涩肠止泻
	苦味:具有能泄能燥的特点,即泻下、清热、通泄、燥湿的作用。如苦瓜清热
	咸味:具有能下能软的特点,即泻下、软坚的作用。如海蜇消积润肠
	淡味:具有渗利水湿的作用。如冬瓜利水渗湿
	 酸入肝　　苦入心　　甘入脾 辛入肺　　咸入肾

任务评价

一、任务能力检测

1. 饮食的四性与五味分别指什么？

2. 热性食物适用于什么证？忌用于什么证？

3. 按照饮食的性味可以将食物分为哪几类？

二、任务自测题

1. 属于温补类食物的是(　　)。

A. 糯米　　　　　B. 大蒜　　　　　C. 苦瓜　　　　　D. 绿豆　　　　　E. 牛奶

2. 属于平补类食物的是(　　)。

A. 苦瓜　　　　　B. 糯米　　　　　C. 苦瓜　　　　　D. 大蒜　　　　　E. 牛奶

(王艳华)

子任务二　饮食护理的意义与原则

任务分析

饮食护理是在中医基础理论指导下，根据患者病情需要，给予适宜的饮食，达到治疗疾病和防病健身目的的一种护理方法。

一、饮食护理的意义

中医历来有"药食同源"之说。这是因为药性和食性都有"四气"和"五味"的相同内容。某些食物本是药物，既可食用，又可药用。凡是食性与药性相顺应，食物能增强药物的作用；食性与药性相反，食物便会降低药物的作用。

在治疗疾病过程中，运用正确的中医整体观念和辨证施食理论，进行营养和膳食方面的指导和调护，有利于疾病的治疗。

二、饮食护理的基本原则

食物有性味之偏，疾病有阴阳之偏。根据所患疾病性质的不同，日常的饮食护理应做到五味相宜，寒热协调。饮食护理必须遵循以下原则。

(一)"三因"制宜，灵活选食

"三因"制宜，即因时、因地、因人不同而采用适宜患者需要的饮食，达到治病防病的目的。因为时有春、夏、秋、冬四季不同；地有东、南、西、北之分；人有肥、瘦、盛、弱之别，所以饮食也应因时、因地、因人制宜。

1. 因时制宜　春季宜食用辛凉疏散的食物；夏季气候炎热，阳热偏盛，应多食寒凉、滋润属性的食物，如绿豆、苦瓜；秋季宜食用平补或温补的食物，以散寒扶正；冬季气候寒冷，阴寒偏盛，应多食温热属性的食物，如羊肉、狗肉等。

2. 因地制宜　东南地区气温偏高，湿气重，宜食清淡、渗湿食物；西北地区气温偏低，燥气盛，宜食温热、生津、润燥食物。成都、重庆等地由于湿气较重，人们多食辣椒、花椒以利除湿。

3. 因人制宜　儿童身体娇嫩，宜用性平、易消化食物。老年人气血、阴阳虚弱，宜进补气助阳或养血滋阴之品。体质属寒者，宜食热性食物；体质属热者，宜食凉性食物，忌热性食物以及辛辣、烟酒等；体质过敏的人，不宜吃海鲜腥发之物。

总之,食物的寒热属性和配伍,与患者个体情况相宜才有益于健康,否则容易诱发疾病。

(二)审证求因,协调配食

疾病的原因错综复杂,要做到合理调配饮食,必须审证求因。如便秘一证,因有气虚、津亏、燥实的不同,其治疗应有补气、生津、泻下的区别,饮食也应有所区分,如气虚便秘宜用胡桃粥,津亏便秘宜用鸭梨粥,燥实便秘宜用牵牛子粥等。只有审证求因,协调配食,才能达到治病求本的目的。

任务实施

合理地制订饮食护理方案,具体如下。

1. 遵循整体观念

(1)人本身是一个有机整体(五味对应五脏)。

(2)人和自然社会是一个整体(四气对应四季)。

(3)饮食要与五脏及自然气候等相适应。

2. 辨证施食

(1)疾病:寒热虚实。

(2)食物:寒热补泻。

(3)原则:食物的性味应逆于疾病性质。

任务评价

一、任务能力检测

1.什么是饮食护理?

2.饮食护理对患者有什么好处?

3.什么是饮食护理的"三因制宜"?

4.饮食护理的原则是什么?

二、任务自测题

1.夏季不宜多食的食物是( )。

A.冬瓜 B.番茄 C.乌梅 D.绿豆 E.羊肉

2.下列哪类食物冬季不宜食用?( )

A.狗肉 B.牛肉 C.鸡蛋 D.苦瓜 E.鳖

(李丽)

扫码看答案

子任务三 饮食的种类与宜忌

任务分析

一、饮食的种类

食物的种类很多,用于调补的食物主要有汤羹、饮料、膏滋、糖果、粥食、散粉、菜肴、米面等,具体分类如下。

(一)汤羹类

将水和食物一同煎煮或蒸、炖而成。可根据食物的滋味、性能加入适当的佐料。汤羹有汤和羹之分,汤是其中稀薄者,羹是其中较稠厚者。汤羹主要有补益滋养或清润功能,如山药羊肉汤能补益脾肾,鲤鱼枣汤能补脾养血,冬葵鸡蛋汤能清热润燥,银耳羹能滋养肺胃之阴。

Note

215

（二）粥食类

一般将粳米、糯米、粟米、玉米、大麦、小麦等富含淀粉的粮食和某些果实、蔬菜或肉类，一同加水煮成，为半流质食品。若加入的食物有渣不宜同煮，可先煎熬取汁液，再与粮食同煮。粥食可加糖或盐等调味。粥因加用的原料多样，所以其配方有补、泄和温热、寒凉等多种不同的功效，如薏苡仁粥、羊肉粥、茴香粥、芹菜粥、荷叶粥等。粥食有广泛的适用范围，许多疾病，不论虚实、寒热，大都可以找到相应的粥类配方。

（三）米饭、面食类

米饭、面食类包括以粳米、糯米、小麦、豆类等富含淀粉的食物为主要原料，加入其他食物或药物而制成的各种米饭、糕点等，此类花样品种较多。

（四）糖果类

以白糖、冰糖、红糖、饴糖等作为主要原料，加水煎炼成半固体状，再掺入其他食物的汁液浸膏或粗粉，搅拌均匀后，继续煎至挑起呈丝状而不粘手为止，将糖倒在平滑的容器上，待稍冷时用刀分割成块状，供嚼食或噙含，如梨膏糖、薄荷糖、芝麻糖、胡桃糖等。

（五）膏滋类

膏滋又称煎膏。一般选取滋养补益性食物加水煎煮，取汁液浓缩至一定稠度，然后加入炼制过的蜂蜜或白糖、冰糖，再浓缩至呈半固体状，临用时以沸水化服。主要有滋养补虚、润燥生津、润肺止咳等功效，如桑葚膏、川贝雪梨膏等。

（六）散粉类

散粉是将食物晒干、烘干或炒干后研磨而成的细粉末，所用食物多为富含淀粉、蛋白质的谷物和干果，亦可加入适宜的药物。用时以沸水调均食用，或以温开水、米汤送下。

（七）菜肴类

菜肴是具有食疗作用的荤素菜肴的总称。种类繁多，从其调制加工方法来看，有蒸、煎、烩、炒、煮、炸、炖等多种，菜肴类一般都要加入调味佐料。由于所用食材和菜肴品种不同，因而作用也不尽相同。

（八）饮料类

古代常用的饮料类除汤饮外，还有酒、茶、露等。酒剂是将有药效的食物或药物加酒浸泡过滤后制成；茶类为单独用茶叶或与某些食物、药物混合制成；若将菜果草木花叶等含水之物，取其鲜品，蒸馏得水，则为露。

二、饮食的适宜与禁忌

（一）饮食与药物

食物和药物都有四气五味之性，故在临床功效主治上亦有协同和相悖的不同。协同者有辅助加强治疗作用，如：赤小豆配鲤鱼可增强利水作用；鱼、蟹加苏叶可解毒去腥等。相悖相克者可削弱药物的疗效，如人参忌萝卜、茯苓忌醋等。

一般在服药期间，凡属生冷、油腻、腥类及不易消化，特别是刺激性食物，均应避免为宜。

（二）饮食与疾病

一定要根据患者的病证类型来选择不同属性的食物。例如，寒证应忌生冷瓜果等凉性食物，宜食温性暖性食物；热证应忌辛辣等热性食物，宜食凉性食物等。同时，临床要注意患者脾胃功能，如脾胃受纳运化能力较弱者，不能强迫多食。

知识链接3

任务实施

根据任务导入中案例的内容，完成对范奶奶的饮食护理方案。

护理方案	项　目	内　容
护理评估	生命体征、意识、神志、肢体活动、语言表达等	心率、脉搏、呼吸尚可,意识清楚
	饮食、睡眠状况、二便等	消谷善饥,睡眠可,小便频数,大便不调,苔黄,脉滑有力
	心理社会状况	良好
辨证论治	消渴病(中消)肝胃郁热证	长期过食肥甘之品,损伤脾胃,致脾胃运化失职,积热内蕴,化燥伤津,消谷耗液,发为消渴
饮食选择	开郁清热类食物	苦瓜、黄瓜、银耳、洋葱、菠菜、薏苡仁、藕、芹菜、豌豆、胡萝卜、大蒜等
饮食禁忌	含糖类、淀粉类食物和高胆固醇食物	各种糖、蜜饯、水果罐头、汽水、果汁、果酱、冰激凌、动物脂肪、酒以及各类无糖食物(含淀粉)等
注意事项	制订饮食方案,合理搭配能量比例,供给充足的营养,严格控制摄入量	

任务评价

一、任务能力检测

1.食物与药物的四气五味分别是什么?

2.高血压、冠心病患者的饮食应注意什么?

3.怎样根据患者的病证类型选择食物?

4.肠道病患者的饮食应注意什么?

二、任务自测题

1.具有平肝息风、行气止痛功效的老年病药膳是(　　)。

A.天麻鱼头汤　　　B.明矾拌橄榄　　　C.紫苏粥　　　　　D.三蛇酒　　　　　E.生姜羊肉汤

2.实热病证的饮食调护应选用下列哪类食物?(　　)

A.温补类食物　　　B.清热类食物　　　C.辛散类食物　　　D.平补类食物　　　E.行气类食物

3.各种疾病恢复期的饮食调护应选用下列哪类食物?(　　)

A.温补类食物　　　B.清热类食物　　　C.辛散类食物　　　D.平补类食物　　　E.行气类食物

（王艳华）

扫码看答案

子任务四　饮食护理的要求和方法

任务分析

一、饮食护理的基本要求

临床食物的选择要根据患者具体病情灵活取舍,合理搭配饮食。要遵循因人制宜、辨证施食等原则,要平衡膳食、顾护脾胃。同时,饮食宜有节,宜随和,宜卫生,宜清淡,谨和五味,合理烹制。

有效的饮食护理可以预防疾病的发生,对已患病者可起到增强体质、治疗疾病和缓解症状的作用,从而促进患者身心康复。

Note

二、顺应四时调饮食

顺应四时调整饮食可固本培元,防止邪气的侵袭,预防疾病的发生以及确保疾病早日康复。

(一)春季

春天气温回暖,阳气逐渐旺盛,人体之阳气也顺应自然,呈现向上、向外舒发的现象。在这一时期,饮食调养对保持身体健康、预防疾病很有帮助。

春季为人体五脏之一的肝脏当令之时,宜适当食用辛温升散的食品,而生冷黏杂之物则应少食,以免伤害脾胃。气温逐渐升高后,细菌、病毒等微生物也开始繁殖,活动力增强,容易侵犯人体而致病,所以在饮食上应摄取足够的维生素和矿物质。

(二)夏季

"暑热伤气",人体消化机能下降,故宜吃清淡、苦寒、易消化的食物,清泄暑热,以燥其湿,从而健脾,增进食欲。

味酸的食物能收能涩,夏季汗多易伤阴,食酸能敛汗,能止泄泻,同时也有生津止渴、健胃消食、凉血平肝、清热解毒、降低血压之功。勿过饱过饥;重视健脾养胃,促进消化吸收功能。

(三)秋季

秋季饮食以"甘平为主",即多吃有清肝作用的食物,少食酸性食物。

秋季多吃酸,则克脾,引起五脏不调,而多食甘平类的食物,则可以增强脾的活动,使肝脾活动协调。如豆芽菜、菠菜、菜花等。秋季是胃肠道疾病的好发季节,此时应注意饮食卫生。此外,立秋之后,不宜贪凉饮冷,以免损伤脾胃。

(四)冬季

冬季阴盛阳衰,是素体虚弱者进补的较好时机。即以食物之性,补机体之虚,纠阴阳之偏。

气虚者,表现为乏力、气短懒言、头晕、出虚汗、小便清长,可用人参炖鸡汤;血虚者,表现为面色萎黄、头晕眼花、手足发麻,可以吃红枣、桂圆、动物的血制品和肝脏;阴虚者可吃甲鱼和淡菜等;阳虚者可进食鸡肉、羊肉、狗肉等温中补虚、和血暖身。

三、中医饮食的四性疗法

食物的性能各有不同,有相互协同作用,亦有相互克制作用。

食物性能相同者,食之无消,并可加强其调养作用。食物性能相克情况有两种:一是利用食物之间性能相克,对人体有益;另一种情况是食物之间性能各不相同,发生矛盾,影响人体健康。应注意合理的饮食调配,避免性能矛盾情况的发生。

中医饮食的四性疗法为寒者热之,热者寒之,虚者补之,实者泻之。

(1)寒证:感受寒邪的实寒证宜选温热性食物;虚寒证宜选温补性食物;无论实寒还是虚寒均忌寒凉生冷之品。

(2)热证:感受热邪的实热证宜选寒凉性食物;阳盛阴虚的虚热证宜选滋阴性食物;无论实热还是虚热均忌辛辣、温热之品。

(3)虚证:阴阳亏虚补益阴阳;阳虚者忌寒凉,宜选温补类食物;阴虚者忌温热,宜选淡薄润类食物;气血亏虚者则需补益气血。补益的原则是虚多少补多少,虚什么补什么。

(4)实证:外感病实证无论风寒证还是风热证,均宜选辛散类食物;而内伤病实证的痰壅水停证、食积瘀血证等,宜选疏利消导、活血化瘀类食物。

任务实施

饮食护理的具体要求如下。

1.饮食宜有节 饮食应适量为宜,饥饱失常均可发生疾病。饮食有节,定时定量,使脾胃运化功能处于常态,是保证身体健康的基本条件。

2.饮食宜随和 人体营养来源于各类食物,所需的营养成分亦多样化,若对饮食有所偏嗜或偏废,导致体内各种营养成分比例失调,容易发生疾病。

3.饮食宜卫生 饮食不洁或食有毒食物,可引起胃肠疾病和食物中毒,导致腹痛、吐泻,甚至严重中毒,危及生命。因此,必须注意饮食卫生。

4.饮食宜清淡 清淡饮食,一般指以五谷杂粮为主食,以豆类、蔬菜、瘦肉、少量的植物油和动物脂肪为副食的膳食。动物性食品是人体蛋白质和脂肪的主要来源,但也不是摄入越多越好。

5.谨和五味 "谨和五味"是指饮食五味要适当调配,以满足人体对各种营养素的需要。

6.合理烹制 合理的烹调方法,能防止食物中营养成分的损失,增强食欲,有利于胃肠的吸收。

任务评价

一、任务能力检测

1.饮食护理的基本要求是什么?

2.顺应四时调整饮食对于患者的意义是什么?

3.简述中医饮食的四性疗法。

4.简述秋季饮食调护。

二、任务自测题

1.肺病患者,应忌食下列哪味食物?（   ）

A.酸　　　　　　B.苦　　　　　　C.甘　　　　　　D.辛　　　　　　E.咸

2.哪类患者应忌食酸味食物?（   ）

A.心病　　　　　B.脾病　　　　　C.肝病　　　　　D.肾病　　　　　E.肺病

3.哪类患者应忌食苦味食物?（   ）

A.心病　　　　　B.脾病　　　　　C.肝病　　　　　D.肾病　　　　　E.肺病

4.肾病患者应忌食下列哪味食物?（   ）

A.酸　　　　　　B.苦　　　　　　C.甘　　　　　　D.辛　　　　　　E.咸

5.心病患者应忌食下列哪味食物?（   ）

A.酸　　　　　　B.苦　　　　　　C.甘　　　　　　D.辛　　　　　　E.咸

（王艳华）

扫码看答案

任务五　老年常见病的中医一般护理

老年病是指人在老年期所患的与自身衰老有关的疾病,包括老年特有的疾病(如老年性痴呆、老年性精神病、脑动脉硬化以及由此引起的缺血性脑卒中等),老年常见的疾病(如高血压病、冠心病、糖尿病、老年性关节退行性变等),以及青中老年皆可发生的疾病。

在掌握老年各系统常见疾病的相关理论知识基础上,学会应用中医的一般护理方法对患者实施整体护理,可减轻患者的痛苦,促进患者的康复。

任务导入

在养老科室的老年人多患有老年常见的慢性疾病,你作为科室的护士,在系统学习了中医一般护理

Note

方法后,也需要掌握各种老年常见病的中医护理方法,明确各类疾病护理措施的不同,并要学会针对不同的老年疾病制订相应的中医护理计划。

任务分析

老年常见病的种类繁多,多为慢性病,起病隐匿,发病缓慢,经常多种疾病共同存在,且易发生并发症、后遗症和各种心理问题,从而导致老年人的生活质量下降。良好的护理方案和护理措施会对病情起到一定的积极作用,能够改善老年人的心态,帮助老年人重拾信心,使其积极配合治疗,有利于疾病的康复。

不同的老年疾病在生活起居、情志和饮食护理方面均有不同,需要护理人员根据患者自身的情况制订和调整护理计划,且需要在护理过程中密切观察病情,以防止病情加重或并发症的发生。

任务实施

老年常见病的中医一般护理

老年常见病	中医一般护理
呆病、癫证 (阿尔茨海默症)	阿尔茨海默症(呆病、癫证)是一种中枢神经退行性疾病,发生于老年前期和老年期,病因尚不明确,临床上以认知功能障碍、失用、失语、人格和行为改变等全面性痴呆表现为特征。 阿尔茨海默症的中医一般护理如下。 (1)生活起居护理:对于轻度症状的老年人要督促其自己料理生活,鼓励其多参加社会活动,培养和训练老年人的生活自理能力,保障老年人生活上的需求。对卧床不起的患者,必须给予日常护理,如口腔清洁、定时洗澡、勤换衣服等,出现大小便失禁要及时处理,防止压疮和血栓的形成。对中、重度患者要处处留意安全,最好随时有人陪护。 (2)情志护理:要尊重患者,对于其发生的一些性格变化和精神症状要理解、宽容,用诚恳、耐心的态度对待患者,尽量满足其合理的需求,切忌伤害患者的情感和自尊心。 (3)饮食护理:尽量保持老年人平时的饮食习惯,一日三餐应定时定量,选择营养丰富、清淡平和的食物,荤素搭配合理,食物温度适中,进食需缓慢,不可催促。缺乏食欲者保证其吃饱吃好,暴饮暴食者需限制食量
眩晕(原发性高血压)	原发性高血压(眩晕)是以动脉收缩压和动脉舒张压增高为主要特征的全身性疾病,病因尚不明确,目前认为是多基因遗传所致。原发性高血压患者的收缩压与舒张压数值相差较大,其中以收缩压升高为主,原因是老年人器官退行性变,动脉硬化明显,几乎成为无弹性管道。常见的临床症状是头晕、头痛、颈项板紧、疲劳、心悸等。 老年人原发性高血压的中医一般护理如下。 (1)生活起居护理:初期可建议进行适当的体育活动,不宜长期静坐或卧床。症状较多或有并发症的老年人应卧床休息,避免过度兴奋,保证足够的睡眠。避免寒冷刺激,外出注意保暖,室温不宜过低。保持大便通畅。避免剧烈运动和用力咳嗽。不要用过热的水洗澡。 (2)情志护理:了解老年人的性格特征,给予指导,训练自控能力,了解有无引起心理紧张的社会因素,尽可能减轻老年人的心理压力,避免情绪激动、噪声刺激和引起精神过度兴奋的活动。 (3)饮食护理:以清淡、温和的食物为宜,多吃富含维生素和蛋白质的食物,适当控制钠盐和动物脂肪的摄入,避免高胆固醇食物,着重控制食量和总热量,禁烟忌酒

老年常见病	中医一般护理
胸痹证(冠心病)	冠心病(胸痹证)是由于冠状动脉粥样硬化导致动脉管腔狭窄或者闭塞,造成心肌缺氧、缺血或坏死所致的心脏病,典型症状为胸闷、有窒息感、胸痛。 老年人冠心病的中医一般护理如下。 (1)生活起居护理:起床宜缓不宜急,洗漱宜用温水,血压正常或者偏高时睡觉应垫高腿部,保持室内环境安静、空气清新,保持大便通畅,遵守作息时间,适当锻炼且时间不宜过长。遵医嘱按时服药,随身常备硝酸甘油等扩张冠状动脉的药物。 发病急性期要完全卧床休息,避免不必要的翻动,限制探视,避免情绪波动。卧床时间较长的老年人要注意预防血栓、压疮和便秘的发生。 (2)情志护理:注意控制情绪,不要激动,保持舒畅愉快的心情,消除紧张恐惧的心理,避免惊吓和过度劳累,防止诱发心绞痛和心肌梗死。 (3)饮食护理:要吃易消化并且防止血管硬化作用的食物,如紫菜、山楂、黑木耳、香菇、荷叶等,每天保持必需的热量和营养,少食多餐,避免因过饱而加重心脏负担,禁烟忌酒,少吃动物内脏、巧克力等含胆固醇高的食物,同时心功能不全或者高血压患者应限制钠盐的摄入,同时要计量摄水量和尿量
消渴病(糖尿病)	糖尿病(消渴病)是由于胰岛素分泌缺陷导致血糖升高的代谢性疾病,是由遗传和环境因素相互作用而引起的临床综合征。临床表现为"三多一少",即多饮、多食、多尿和消瘦。老年糖尿病按其发病时间可分为老年期起病的糖尿病(几乎均为2型糖尿病)和青壮年起病而延续至老年期者(多数为2型糖尿病,有极少数为1型糖尿病)。 老年人糖尿病的中医一般护理如下。 (1)生活起居护理:鼓励老年人每天适当运动,促进糖代谢,平时注意个人卫生,内衣质地要柔软,透气性要好,鞋袜不宜过紧,每日用温水洗脚,预防足部并发症。保持大便通畅以防用力排便导致眼部病变,预防各种感染。帮助老年人遵医嘱用药,熟悉老年人所用口服降糖药的种类、药名、剂量、服药的时间和药物不良反应,不可随意更改剂量或者停药。对接受胰岛素治疗的老年人,一般情况由护士进行注射,且协助老年人记录每天的饮食量、运动量、胰岛素用量,或口服降糖药的名称、用量,以及血糖或尿糖检查结果等,做好老年人的健康管理。 (2)情志护理:紧张的心理可导致胰高血糖素的分泌增加,进一步使血糖升高,因此要让老年人保持良好的情绪,积极配合治疗。 (3)饮食护理:严格按糖尿病饮食进餐,要选择低糖、高蛋白、高维生素的食物,如白菜、豆芽菜、黄瓜、芹菜、西红柿、瘦肉、奶类、鱼类、蛋类、豆制品等。进餐要定时定量。主食以粗粮为主,如糙米、玉米、豆类等粗纤维食物,细粮为辅。限制食用糖、水果、甜食及高胆固醇、高脂肪、高淀粉等食物

Note

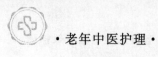

老年常见病	中医一般护理
便秘	老年人便秘主要是由于食量和体力活动减少,胃肠道分泌的消化液减少,肠道蠕动减弱,腹腔肌肉乏力等因素引起。临床表现为排便次数减少同时排便困难,粪便干结。 老年人便秘的中医一般护理如下。 (1)生活起居护理:养成定时排便的习惯,即便无便意也要按时如厕,排便时注意力集中,不看书或手机。在身体允许的情况下进行适量运动,避免久坐久卧,增强腹肌力量,每天起床前和睡前用手顺时针按摩腹部,促进肠胃蠕动。对于无自理能力的患者要帮助其进行被动运动。 (2)情志护理:便秘患者常会出现痛苦、烦躁、焦虑、紧张等负面情绪,护理人员应尽快找出便秘原因,帮助其采取排便措施,同时做好安慰工作,解除老年人的心理压力,使其心情舒畅。 (3)饮食护理:多吃富含纤维素的食物,如藕、鸭梨、香蕉等,适当增加脂类食物的摄入,如花生油、芝麻油等,增加饮水量。避免过度煎炒和辛辣刺激,忌烟酒、寒凉生冷之物
中风(缺血性脑卒中)	老年人患缺血性脑卒中主要是由于脑部动脉粥样硬化引起血管内膜损伤,导致脑动脉管腔狭窄,脑组织缺血、缺氧和坏死引起的脑血管疾病。临床表现为猝然昏倒、不省人事、半身不遂、言语障碍、智力障碍等。 缺血性脑卒中的中医一般护理如下。 (1)生活起居护理:生活作息规律,注意患侧肢体的保暖和功能位置,加强口腔、眼部、皮肤的护理,对于生活不能自理的患者,定时翻身拍背,卧床时头偏向一侧以免发生窒息。预防压疮的发生,保持大小便通畅,密切观察病情变化。如有异常,及时通知医生。 (2)情志护理:中风患者多心火暴盛,且由于语言沟通障碍,常会出现急躁、发怒或焦虑等情绪。护理人员应经常进行精神安慰,鼓励患者不宜过急,帮助患者树立战胜疾病的信心。 (3)饮食护理:除糖尿病、高血压和其他需饮食控制的疾病外,原则上中风患者的饮食没有特殊忌口。注意营养均衡,宜清淡
不寐(失眠症)	随着年龄的增长,中枢神经系统会发生退行性改变,松果体功能逐渐减退,褪黑素分泌减少,睡眠调节功能下降,出现睡眠节律紊乱和夜间片段睡眠等症状。临床表现为入睡困难,或睡而不酣,或时睡时醒,或醒后不能再睡,甚或彻夜不眠等现象。 老年人失眠症的中医一般护理如下。 (1)生活起居护理:病室环境安静舒适,保持空气新鲜,温湿度适宜,养成规律的作息时间,保持良好的睡前卫生习惯,睡前可用热水泡脚,睡眠环境安静,光线尽量暗淡,采取正确的睡眠姿势。睡前不做有强度的运动,不看紧张的电视节目和电影。对入睡确有困难的顽固失眠患者,可选用小剂量的药物。 (2)情志护理:耐心引导患者正确对待失眠,告知老年人需要睡眠的时间少是正常的生理现象,不必过于紧张。注意倾听老年人的诉说,解决老年人的不安,调整老年人的情绪,使之保持轻松愉悦的心情。 (3)饮食护理:一般情况下失眠患者的饮食无特殊忌口,但老年人晚饭不宜吃得太饱,避免进食油腻及糯米类的食物,晚饭后不要饮太多的水。睡前勿饮浓茶、咖啡,勿进食。睡前可饮一杯牛奶促进睡眠

老年常见病	中医一般护理
骨痿/骨痹（骨质疏松）	年龄增长会造成体内多种激素浓度发生改变,激素的变化会使成骨细胞活性降低,破骨细胞活性增强,导致骨转换增加,骨量丢失。临床症状有腰背酸痛、双膝酸软、下肢无力等。 老年人骨质疏松的中医一般护理如下。 (1)生活起居护理:增加户外活动和适当的负重锻炼,减少骨质丢失,注意活动时保护关节与颈腰椎,预防骨折的发生。避免剧烈活动和过量的负重运动,注意防护,避免跌倒。保持每天足量的阳光照射,避免睡过软的床铺,以木板床为宜。 (2)情志护理:由于治疗时间长,疗效慢,生活自理能力受限等因素,患者可能有悲观或烦躁易怒等负面情绪,护理人员应帮助其纠正失衡的心理状态,鼓励其参加社交活动,适当娱乐,使情绪放松以减轻疼痛。 (3)饮食护理:主食以米面杂粮为主,粗细合理搭配,副食则要多吃含钙和维生素 D 的食物,如虾、奶、鱼、豆制品、鸡蛋、燕麦、坚果、各类绿叶蔬菜及水果等。避免进食含磷量高的食物(如红烧肉)、各类饮料等,减少烟酒和咖啡的摄入量

任务评价

一、任务能力检测

1.简述呆证的情志护理。
2.简述中风的生活起居护理。
3.简述脾胃虚寒证的饮食护理。

二、任务自测题

1.以下食物不适合便秘患者食用的是(　　　)。

A.辣椒　　　　B.芝麻油　　　　C.香蕉　　　　D.苹果　　　　E.米饭

2.以下适合失眠症患者睡前做的是(　　　)。

A.喝咖啡　　　B.看恐怖片　　　C.大量饮水　　　D.跑步　　　　E.泡脚

(王智申)

扫码看答案

Note

223

主要参考文献

ZHUYAOCANKAOWENXIAN

[1] 刘虹,候英慧,罗园珍.中医护理学[M].北京:中国协和医科大学出版社,2013.

[2] 简亚平.中医护理学[M].大连:大连理工大学出版社,2013.

[3] 刘革新.中医护理学[M].北京:人民卫生出版社,2006.

[4] 张玫,韩丽沙.中医护理学[M].北京:北京医科大学出版社,2000.

[5] 梁丽英.中医学[M].西安:第四军医大学出版社,2011.

[6] 陈文松.中医护理学[M].2版.北京:人民卫生出版社,2011.

[7] 贾春华.中医护理学[M].2版.北京:人民卫生出版社,2010.

[8] 简亚平.中医护理基本技术[M].北京:人民卫生出版社,2010.

[9] 张毅敏,苏盛柱.中医护理技术[M].长沙:中南大学出版社,2006.

[10] 赵毅,王诗忠.推拿手法学[M].上海:上海科学技术出版社,2009.

[11] 吴霞.实用中医护理学[M].北京:中国中医药出版社,2004.

[12] 徐桂华,刘虹.中医护理学基础[M].北京:中国中医药出版社,2012.

[13] 印会河.中医基础理论[M].上海:上海科学技术出版社,1984.

[14] 梁传荣.实用中医护理常规与操作技能[M].北京:军事医学科学出版社,2008.

[15] 中华中医药学会.中医护理常规技术操作规程[M].北京:中国中医药出版社,2006.

[16] 孙秋华.中医护理学[M].4版.北京:人民卫生出版社,2017.

[17] 徐桂华,张先庚.中医临床护理学[M].2版.北京:人民卫生出版社,2017.

[18] 孙广仁.中医基础理论[M].北京:中国中医药出版社,2017.

[19] 王飞.中医老年病学[M].北京:中国中医药出版社,2017.

[20] 万启南,杜义斌,李晓.中医老年病学[M].北京:科学出版社,2017.

[21] 于普林.老年医学[M].2版.北京:人民卫生出版社,2017.